ПИТАНИЕ,
ПРОДЛЕВАЮЩЕЕ ЖИЗНЬ

**Рецепты читателей
с комментариями
специалистов**

© Profit Medien GmbH

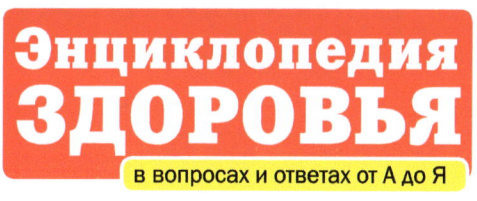

ЭНЦИКЛОПЕДИЯ ЗДОРОВЬЯ

в вопросах и ответах от А до Я

ПИТАНИЕ, ПРОДЛЕВАЮЩЕЕ ЖИЗНЬ

**Рецепты читателей
с комментариями
специалистов**

Питание, продлевающее жизнь

В наше время, да еще в нашей стране достаточно сложно что-нибудь советовать людям пенсионного возраста. Особенно давать советы по питанию. Ведь доходы их не вписываются ни в какие рамки приличия… Но тем не менее это очень важный вопрос, не зависящий от уровня дохода.

Организация правильного питания пожилых имеет свои особенности в силу возрастных изменений, имеющихся в их организме, а также определенного образа жизни, когда снижается физическая активность, практически прекращается социальная деятельность и т. п.

Питание пожилых должно учитывать различные моменты. Я остановлюсь на наиболее важных.

> ➔ Задачей современной ГЕРОНТОЛОГИИ (науке о пожилых) является не только непосредственное влияние на улучшение здоровья и качество жизни людей пожилого и старческого возраста, но и профилактика процессов старения у средневозрастной категории людей.

Возрастные особенности пищеварительной системы

С возрастом у человека происходят изменения всей пищеварительной системы, начиная с ротовой полости. В ротовой полости происходит нарушение прикуса, уменьшается объем, ослабевает жевательная мускулатура, слюнные железы снижают секрецию, происходит потеря зубов. Пищевод искривляется, что может проявляться некоторым нарушением прохождения пищи. Атрофические процессы затрагивают все отделы пищеварительной системы. Это приводит к снижению ферментативной активности, а значит, переваривающей способности и способности к усвоению пищи. Желчный пузырь увеличивается в объеме и снижается его сократительная способность, преобладают процессы застоя. Сократительная способность кишечника также падает. В микрофлоре кишечника уменьшается количество молочно-кислых бактерий и увеличивается количество гнилостной микрофлоры.

В связи с этим пища пожилых должна подвергаться такой кулинарной обработке, чтобы легко жевалась. Она должна стимулировать деятельность желез, отток желчи, перистальтику кишечника и улучшать состав микрофлоры. В силу снижения объема питания и снижения усвояемости пищевых веществ пища пожилого человека должна быть очень качественной и содержать в малых объемах много полезных биологически активных веществ.

Двигательная активность пожилого человека снижена, и калорийность его рациона этому должна соответствовать. Основной обмен с возрастом уменьшается к 70 годам практически на 1/3.

Ниже приводится одна из ориентировочных **формул для определения фактических суточных энерготрат.**

$$E = 46 \times m \times B \times \Phi$$

где:

E — суточные энерготраты обследуемого,

46 — постоянный коэффициент (ккал/кг массы тела),

m — масса тела (кг),

B — коэффициент, зависящий от возраста (от 20 до 30 лет — 1,0; от 31 до 40 лет — 0,97; от 41 до 50 лет — 0,94; от 51 до 60 лет — 0,86; от 61 до 70 лет — 0,79; старше 70 лет — 0,69),

Ф — коэффициент, зависящий от степени физической нагрузки (легкая работа — 0,90; средняя — 1,0; тяжелая — 1,17; очень тяжелая — 1,34).

Давайте вместе рассчитаем суточные энерготраты для 68-летнего человека с массой тела 61 кг, выполняющего легкую физическую работу:

$$E = 46 \times 61 \times 0,79 \times 0,90 = 1995 \text{ ккал}$$

Определяем энергетическую ценность пищевого рациона

Энергетическую ценность пищевого рациона или отдельных его блюд можно рассчитать с помощью таблиц химического состава и энергетической ценности пищевых продуктов. Но примерную энергетическую ценность пищевого рациона возможно определить и более простым методом.

Энергетическая емкость обычной порции:

- первого (овощного) блюда (весом 500-600 г) колеблется от **200 ккал** до **300 ккал**;
- мясных, молочных, крупяных супов — **400 ккал**;
- большинства вторых мясных блюд с гарниром — **500-600 ккал и выше**;
- рыбных блюд — **не более 500 ккал**;
- овощных блюд (в зависимости от содержания в них жира) — **200-400 ккал**;
- третьих блюд — **100-150 ккал**.

Белок в питании пожилых

Потребление белка в достаточном количестве очень важно для пожилого человека, потому что с возрастом уменьшается мышечная масса. Кроме того, белок влияет на поддержание необходимого уровня иммунитета, он входит в состав всех ферментов и гормонов. Но важен состав белковой пищи. Он должен удовлетворять потребности в незаменимых аминокислотах, которые в организме не синтезируются. А вот избытка аминокислоты триптофана следует избегать, ею богато мясо. Потребление мяса в старческом возрасте должно быть сведено к минимуму — 2 раза в неделю, или может быть вовсе исключено при равноценной замене другими продуктами — источниками белка.

В белках растительных продуктов содержатся незаменимые аминокислоты, но в незначительном количестве и нерациональном составе. Многочисленные исследования показали, что аминокислотный состав соевого белка является наиболее совершенным из всех растительных белков. Кроме того, соя не только не содержит в своем составе холестерина, но и по данным некоторых исследователей ежедневное потребление соевого белка в количестве 30-50 г снижает уровень холестерина в сыворотке крови более чем на 9%. Соевые продукты, имеющие пониженное содержание углеводов, могут способствовать снижению массы тела вследствие их низкой энергетической ценности.

• •

БЛЮДА ИЗ СОИ

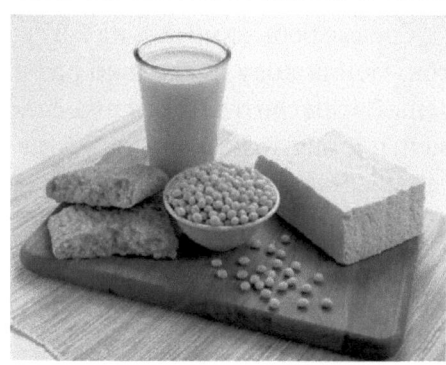

Соевый паштет с орехами

- *1 кг сои,*
- *200 г орехов,*
- *1/4 стакана соевого масла,*
- *мускатный орех,*
- *имбирь,*
- *красный молотый перец.*

Сою замачивают за 2 суток до приготовления, воду меняют 3 раза в день. Соевые бобы варятся около 1,5 часа, после чего воду заменяют и сою вновь варят примерно 2 часа. Второй бульон от сои можно использовать в супы. Сою протирают через дуршлаг, перемалывают в мясорубке или блендере. Фарш размешивают, добавляют в него масло и специи по вкусу, за-

тем сдабривают орехами, разделанными в виде крупной крошки.

Суп на соевом молоке капустный

- *0,5 л соевого молока,*
- *250 г капусты,*
- *1 ст. ложка муки,*
- *1 ст. ложка сливочного масла,*
- *40 г моркови,*
- *зелень, соль.*

Свежую капусту мелко покрошить и варить с морковью до мягкости в небольшом количестве воды. Муку поджарить на сливочном масле. Влить в горячий суп молоко, добавить муку, зелень, перемешать и дать настояться.

Суп на соевом молоке гречневый

- *7 стаканов соевого молока,*
- *1/2 стакана гречневой крупы,*
- *2 ч. ложки сахара,*
- *1 ст. ложка сливочного масла,*
- *соль.*

Гречу сварить до полуготовности, постепенно влить кипящее молоко и хорошо перемешать, чтобы не было комков. Варить 15 минут. Перед подачей добавить сахар, соль, масло. Подать с гренками из ржаного хлеба.

Суп на соевом молоке картофельный

- *2 л соевого молока,*
- *800 г картофеля,*
- *2 ст. ложки сливочного масла,*
- *2 яйца, соль.*

Очищенный картофель нарезать, сварить в подсоленной воде, откинуть на дуршлаг. Вскипятить соевое молоко, положить в него картофель и снова вскипятить. Отдельно развести 1 стакан соевого молока с яичными желтками, взбить, добавить в суп, посолить, положить сливочное масло.

Соус с сыром и зеленью укропа

- *100 г тертого сыра,*
- *0,5 л воды, соль по вкусу,*
- *2 ст. ложки рубленой зелени укропа.*

Сыр залить горячей соленой водой, довести до кипения. Закрыть кастрюлю крышкой и настаивать 20-25 минут. Добавить рубленую зелень укропа.

Соус из сои

- *500 г соевых бобов,*
- *100 г соевого масла,*
- *2-3 г сушеного имбиря,*
- *5 звездочек бадьяна,*
- *5 г куркумы,*
- *1/2 ч. ложки красного горького молотого перца,*
- *5 горошков душистого перца, зерна кориандра,*
- *5 головок лука,*
- *2-3 бутона гвоздики.*

Соевые бобы замочить на 2-3 суток, меняя воду несколько раз в день. Затем слить воду, залить свежей, поставить на огонь на 1,5 часа, снова слить воду, залить свежую и варить до готовности. Мягкие бобы растереть в миске, протереть их через дуршлаг, перемолоть в мясорубке или блендере. Если масса получится слишком густой, прибавить стакан бульона, в котором варили бобы. Все специи перемолоть в муку, добавить их в пюре и растереть. Готовый соус можно подавать как самостоятельное блюдо, а также заправлять им салаты, соусы, супы. По вкусу можно прибавить 100-150 г растительного масла.

□ *МАЙОНЕЗ СОЕВЫЙ. В соевую сметану, молоко или густо разведенные сливки добавить по своему вкусу горчицу, лимонный сок, соевый соус, соль и специи. Хорошенько взбить — и майонез готов. Им можно поливать всевозможные салаты.*

БЛЮДА ИЗ РЫБЫ

➔ Хороший источник белка — рыба. В отличие от мяса, этот продукт должен присутствовать в рационе пожилого человека не менее 3-х раз в неделю. Вид блюда выбирайте в зависимости от состояния желудочно-кишечного тракта, но, конечно, в большей степени это обычно зависит от состояния жевательного аппарата.

Котлеты рыбные паровые

- *150-200 г рыбы,*
- *25 г хлеба,*
- *½ яйца,*
- *1 ч. ложка сливочного масла,*
- *2 картофелины,*
- *1 морковь,*
- *2 ст. ложки молока,*
- *зелень по вкусу.*

Нежирные сорта рыбы (судак, треску, окунь, щуку) разделать на филе, пропустить через мясорубку, добавить сырое яйцо, молоко, размоченный в воде белый хлеб (тоже пропустить через мясорубку). Все это вымешать, взбить и разделить на 2 равные части, придав форму котлеты. Котлеты положить на паровую решетку, поместить в посуду с небольшим количеством воды, накрыть крышкой и варить до готовности. Подавать с картофельно-морковным пюре, полить растопленным сливочным маслом и посыпать зеленью.

Рыба, запеченная в пергаменте

- *1 кг рыбы,*
- *2 луковицы,*
- *3 ст. ложки раст. масла,*
- *2 ст. ложки сливочного масла,*
- *2 ст. ложки муки.*

Подготовленную рыбу нарезать порционными кусками, сложить в керамическую или эмалированную посуду, посыпать солью, перцем и тонко нашинкованным репчатым луком. Сбрызнуть растительным маслом и выдержать на холоде 1-2 часа. Нарезать пергаментную бумагу для завертывания кусков рыбы, смазать ее тонким слоем сливочного масла. Тщательно завернуть каждый кусок рыбы. Смазать растительным маслом противень или большую сковороду, выложить на нее рыбу в пергаменте, поставить в духовой шкаф и запекать до тех пор, пока бумага не подрумянится. На гарнир подать отварной картофель и отдельно хрен.

Рыба с овощами по-болгарски

Нарезать рыбу кусками поперек волокон и уложить в кастрюлю на нашинкованные лук, морковь, коренья. Залить небольшим количеством горячей воды, добавить перец, лавровый лист. Варить 5-7 минут, затем снять с огня и настаивать в теплом месте 20 минут. Перемешать и подавать с зеленью.

Треска, запеченная в соусе бешамель

- 125 г филе трески,
- 10 г растительного масла,
- 5 г пшеничной муки,
- 3/4 стакана молока.

Филе трески отварить в подсоленной воде 2-3 минуты, выложить на сковороду, залить соусом бешамель и запечь в духовке. Подавать с салатом из помидоров, огурцов и зеленого консервированного горошка.

❑ СОУС БЕШАМЕЛЬ. 100 мл молока, 10 г пшеничной муки, соль. Муку подсушить, развести (растереть) в столовой ложке холодного молока, потом, помешивая, влить туда горячее остальное молоко и проварить, непрерывно помешивая. Процедить.

Рулет картофельный, фаршированный рыбой, под соусом бешамель из сметаны

- 200 г картофеля,
- 100 г филе рыбы,
- 20 г репчатого лука,
- 5 г масла,
- 5 г пшеничной муки,
- 20 г сметаны,
- зелень, долька лимона.

Очищенный картофель сварить в паровой кастрюле, протереть в горячем виде, оформить лепешкой и выложить на влажную салфетку. Приготовить фарш из отваренного и нарезанного филе рыбы и мелко нарезанного пассерованного репчатого лука, выложить его на лепешку и оформить в виде рулета. Рулет приправить сметанным соусом и запечь в духовом шкафу. При подаче к столу посыпать мелко нарезанной зеленью сельдерея и украсить долькой лимона.

Рыба, тушенная в горшочке

- 1 кг рыбного филе,
- 1 стакан воды,
- 1 стакан сухого вина,
- 2-4 луковицы,
- 4-5 ст. ложек растительного масла,
- 4-5 вареных белых грибов,
- 1 головка чеснока,

- *соль и перец по вкусу,*
- *зелень петрушки и укропа.*

Рыбу разрезать на куски, посолить, поджарить на растительном масле. Репчатый лук нашинковать и также обжарить на сковороде вместе с мелко нарубленными грибами. Разложить грибы с луком в горшочки. Сверху уложить куски рыбы, растертый с солью чеснок, перец, залить водой с вином и тушить под крышкой в хорошо разогретой духовке до готовности. Подавать в горшочках. Во время тушения горшочки периодически встряхивать.

• •

Жиры полезные и вредные

То, что можно было в молодости, совсем не позволительно в старости (если уж быть точным, то об этом надо позаботиться уже после 50-55 лет): сало и масло кусками уже вашему организму трудно переварить без последствий. Поэтому содержание жира в пищевом рационе пожилых и старых людей нужно ограничивать до 20-30% от общей энергетической ценности, оно не должно превышать 77 г/сутки, при этом потребление животных жиров снижается до 2/3 от общего их количества. При избыточном потреблении жиров более 40% из них откладываются в органах и тканях человека.

> ➔ **Суточная потребность в жирах для мужчин в возрасте до 60 лет составляет 77 г, старше 60 лет — 65 г.**
>
> **Суточная потребность в жирах для женщин в возрасте до 60 лет составляет 66 г, старше 60 лет — 57 г.**

ХОЛЕСТЕРИН ДЕРЖИТЕ ПОД ПРИСМОТРОМ

Очень важно в пожилом возрасте, да и людям среднего возраста в качестве профилактики болезней сосудов и сердца ограничивать поступление холестерина с пищей до 200-300 мг/сутки. Наиболее богаты холестерином такие продукты питания, как печень, красная рыба, икра, морепродукты, мозги. В таблице я привожу еще некоторые цифры, касающиеся содержания холестерина в продуктах.

Содержание холестерина в 100 г пищевых продуктов

Наименование продукта	Количество холестерина (мг)
Желток куриного яйца	1700.0
Курица	500.0
Масло сливочное	300.0
Сало свиное	200.0
Молоко коровье	100.0-50.0
Говядина	75.0
Сливки	75.0
Сметана	75.0

Еще совсем недавно в лечебном питании при атеросклерозе, гипертонической болезни, заболеваниях печени, желчнокаменной болезни ограничивали, вплоть до исключения, количество сливочного масла. Сейчас же доказано, что сливочное масло можно употреблять при этих заболеваниях, равно как и сливки, сметану и другие молочные продукты, содержащие жир. В этих продуктах высокий уровень содержания холестерина биологически сбалансирован в несколько раз большим содержанием лецитина, очень важного вещества для нормального протекания жирового обмена. То же можно сказать и про жирную рыбу и морепродукты.

В настоящее время повышение холестерина в крови трактуется по-разному у людей молодого и пожилого возраста. Доказано стабильное содержание холестерина у пожилых в мембранах клеток, мозговой ткани и при низких значениях холестерина в плазме крови. Однако из-за риска развития онкологических заболеваний у людей старших возрастных групп не рекомендуется длительно удерживать в плазме крови концентрацию холестерина ниже 3,5 ммоль/л.

ЛИПОТРОПНЫЕ ВЕЩЕСТВА

Очень важно в любом возрасте, а уж в среднем и далее, иметь правильный обмен веществ (а это и углеводный, и белковый, и жировой). Поэтому в рацион питания пожилого человека необходимо включать продукты, нормализующие жировой обмен. В первую очередь это продукты, богатые липотропными веществами. К ним относятся: метионин, холин, фосфолипиды, в частности лецитин.

> ➜ **Суточная потребность в фосфолипидах для пожилых людей составляет не менее 5 г, что соответствует их содержанию, например, в 150-200 г нежирного мяса.**

■ **Фосфолипиды**, например, входят в состав клеточных мембран, участвуют в транспорте жиров. Дефицит фосфолипидов приводит к нарушению липохолестеринового обмена. В продуктах питания (творог, салат, зеленый горошек, сливки, нежирное мясо) фосфолипиды представлены главным образом лецитином, который способствует расщеплению и выведению из организма избыточного количества холестерина.

■ **Метионина** больше всего в соевой муке, белке и желтке куриного яйца, постной говядине, печени, нежирном твороге, рыбе.

■ **Холина** больше всего содержится в желтке куриного яйца, соевой муке. Хорошим источником являются печень, почки, творог, сыр, нерафинированные растительные масла, бобовые, некоторые овощи (капуста, шпинат).

. . . .

БЛЮДА ИЗ КАПУСТЫ

Салат из брокколи со стручковой фасолью

- *300 г брокколи,*
- *2 ст. ложки уксуса,*
- *1 апельсин,*

- *300 г стручковой фасоли,*
- *25 г очищенного миндаля,*
- *2-3 ст. ложки лимонного сока,*
- *1 луковица,*
- *сахар, черный молотый перец и соль по вкусу.*

Капусту очистить, обрезать жесткие стебли, разделить на соцветия и отварить вместе со стручковой фасолью до полуготовности (около 5 минут) в соленой воде с уксусом. Остудить в дуршлаге и обсушить. Апельсины очистить, разделить на дольки и снять прозрачные пленки. Нарезанный миндаль обжарить до золотисто-коричневого цвета. В лимонный сок добавить очищенный и мелко нарезанный лук, по вкусу приправить солью, сахаром и перцем. В салатнице разложить в форме венка соцветия брокколи, выложить фасоль, посредине— дольки апельсина. Оставшиеся нежные листики брокколи нарубить, перемешать с миндалем и посыпать салат. Сверху полить соусом из лимонного сока.

Суфле из брокколи с сыром

- *250 г брокколи,*
- *100 г измельченных грибов,*
- *150 мл молока,*
- *75 г сыра чеддер,*
- *2 ст. ложки сыра пармезан,*
- *25 г сливочного масла или маргарина,*
- *1 ч. ложка горчицы,*
- *1 ст. ложка муки,*
- *3-4 яйца,*
- *черный молотый перец,*
- *соль по вкусу.*

❑ *Вообще, как мне кажется, здесь можно брать любой сыр, какой нравится или имеется, а остроты добавить при помощи специй.*

Соцветия брокколи разделить и варить в кипящей воде 2-3 минуты, нарезать крупными кусками. Грибы поджарить на растительном масле. Смешать грибы и брокколи. Спассеровать муку со сливочным маслом. Добавить приправы, горчицу и сыр, а затем по одному яичные желтки. Белки взбить до густой плотной массы. В соус положить 2 ст. ложки белков, взбить, затем добавить остальные белки и перемешать. Вылить полученную массу в сковороду поверх овощей и выпекать в духовке при 200°C 35-40 минут, пока суфле не поднимется и не подрумянится.

Брюссельская капуста со сливками и каштанами

- *1 кг очищенной брюссельской капусты,*
- *200 мл нежирных сливок или молока,*
- *200 г жареных или вареных каштанов,*
- *30 г сливочного масла или маргарина,*

- *30 г муки,*
- *1 ст. ложка винного уксуса,*
- *1 щепотка молотого мускатного ореха,*
- *перец, соль по вкусу.*

Брюссельскую капусту отварить в течение 5-8 минут в кипящей соленой воде, пока она не станет слегка мягкой, затем полностью слить воду и обсушить. Растопить сливочное масло на сковороде и пассеровать муку около 1 минуты. Постепенно добавить сливки и довести до кипения, помешивая время от времени. Тушить на очень слабом огне 1 минуту. Добавить мускатный орех, винный уксус и приправить по вкусу. Мелко нарубить или растереть капусту и смешать с белым соусом. Переложить в блюдо и посыпать крупно нарезанными каштанами.

Брюссельская капуста с сельдереем в молочном соусе

- *500 г брюссельской капусты,*
- *25 г сельдерея,*
- *1 ст. ложка муки,*
- *1/2 стакана молока,*
- *2 ст. ложки сливочного масла.*

Промытые кочешки брюссельской капусты варить в подсоленном кипятке на сильном огне в открытой кастрюле 10 минут. В отдельной посуде приготовить соус: растопить масло, всыпать мелко нарезанные стебли сельдерея без зелени и слегка прожарить (2-3 минуты). Затем всыпать муку, снова прожарить и постепенно влить горячее молоко и 1/2 стакана отвара. Полученный соус проварить в течение нескольких минут, после чего выложить в него брюссельскую капусту и посолить. При желании капусту можно посыпать сверху сухарями, сбрызнуть маслом и зарумянить в духовке.

Суп с кольраби

- *200 г кольраби,*
- *1 картофелина,*
- *1 репа,*
- *1 морковь,*
- *1 корень петрушки,*
- *1 луковица,*
- *1 ст. ложка муки,*
- *по 3-5 горошин черного и душистого перца,*
- *соль по вкусу.*

Вскипятить воду, положить в нее шинкованный лук и корень петрушки, нарезанный кубиками картофель, добавить кольраби, морковь и репу, натертые на мелкой терке. Варить, пока овощи не станут мягкими. Заправить суп мукой, разведенной в стакане теплой воды. Когда мука заварится, снять суп с огня, добавить пряности и дать настояться 15 минут.

Салат с капустой и черной смородиной

- *200 г свежей белокочанной капусты,*
- *150 г яблок,*
- *150 г черной смородины,*
- *50 г лука-порея,*
- *50 г растительного масла,*
- *сок 2,5 лимона,*
- *1 ст. ложка сахара,*
- *листовой салат,*
- *зелень, черный молотый перец, соль по вкусу.*

Капусту, яблоки и лук-порей нарезать соломкой. Черную смородину вымыть и обсушить. Подготовленные продукты уложить слоями в салатницу на листья салата и украсить зеленью. Салатную заправку, приготовленную из растительного масла, лимонного сока, сахара, перца и соли, подать отдельно в соуснике.

Квашеная кольраби

- *2 кг кольраби,*
- *40 г соли,*
- *30 г сахара.*

Кольраби очистить, вымыть, измельчить и смешать с солью и сахаром. Разложить по большим банкам, сверху положить гнет, можно подлить соленый раствор (на 1 л воды 15 г соли) так, чтобы капуста была затоплена. Банки поставить на 4-8 дней в место с температурой 20°C, затем их надо переставить в место с температурой 15 °C и оставить кольраби заквашиваться на 4-6 недель.

• •

■ **Инозит.** «Витамин юности». Лучшим пищевым источником считается масло из семян кунжута. Содержится также в говяжьем сердце, цельных крупах, сое, бобах, грейпфрутах, яйцах, икре и молоках рыб. Очень высокое содержание в пшеничных отрубях и пшеничных зародышах.

■ **Лецитин.** Богаты им яичные желтки, икра, печень. Источником лецитина являются также нерафинированные растительные масла, в том числе облепиховое, а также молочные жиры. В жирах сливок и сметаны его больше, чем в сливочном масле. Источником лецитина могут также служить соя, горох, орехи, семена подсолнечника.

■ **Омега-3 ПНЖК** (полиненасыщенные жирные кислоты). Основной источник — льняное, рыжиковое масло и рыбий жир. В подсолнечном, кукурузном и арахисовом маслах преобладают омега-6 ПНЖК, повышающие склеивание тромбоцитов и являющиеся антагонистами омега -3 кислот. Поэтому, как вы понимаете, в рационе должны преобладать масла — источники омега-3 кислот.

БЛЮДА ИЗ ТВОРОГА

Творожно-морковная масса

- *250 г творога,*
- *2-3 моркови,*
- *2 ст. ложки сметаны,*
- *2 яичных желтка,*
- *2 ст. ложки меда,*
- *10-12 очищенных орехов,*
- *щепотка ванилина,*
- *100 мл сливок,*
- *орехи, молотая корица.*

Творог смешать с яичными желтками, сметаной. Очищенную сырую или вареную морковь натереть на терке, смешать с медом, корицей (или тертой цедрой), рублеными орехами. В посуду положить слоями творог и морковную массу. Подавать с фруктовым соусом.

Творог с редисом, сыром и зеленью

- *200 г жирного творога,*
- *20 средних редисок,*
- *100 г сыра,*
- *2 ст. ложки мелко нарубленной зелени укропа,*
- *3 ст. ложки сметаны,*
- *тмин на кончике ножа.*

Творог пастеризованный и сыр протереть, смешать с порубленной редиской, зеленью укропа, тмином. При подаче полить сметаной.

Творог с яблоками и изюмом

- *300 г творога,*
- *3 яблока,*
- *1 ст. ложка изюма,*
- *корица на кончике ножа,*
- *2 яйца,*
- *1 ст. ложка сливочного масла.*

Яблоки очистить, удалить семена, натереть на мелкой терке. Творог протереть, смешать с яблочным пюре, промытым изюмом, добавить корицу, яйца, все тщательно перемешать. Массу выложить в смазанную маслом форму, запекать в течение 15-20 минут.

Творог с фруктами

- *250 г жирного творога,*
- *150 г фруктов или ягод (абрикосы, сливы, земляника, малина),*
- *3 ст. ложки сливок 35% или сметаны,*
- *лимонная корка.*

К пропущенному через мясорубку или протертому сквозь сито творогу добавить тертую лимонную корку и перемешать. Затем добавить взбитые сливки, плоды, выложить в посуду, украсить взбитыми сливками и фруктами. Свежие фрукты можно заменить вареньем, стерилизованными фруктами (компот). Вместо сливок можно взять сметану.

Запеканка творожная с цветной капустой

- *100 г жирного творога,*
- *2 яйца,*
- *100 г сыра,*
- *200 г цветной капусты,*
- *1 ч. ложка сливочного масла.*

Цветную капусту мелко порубить, смешать с протертым творогом, добавить мелко нарезанный сыр, яйца и взбить массу до однородной консистенции. Подготовленную смесь уложить в смазанную маслом форму, поместить в духовку на 20-25 минут. Запеканку подавать горячей.

Диетические котлеты из крапивы с творогом

Отобранные свежие листья крапивы залить на 1-2 минуты кипятком, измельчить и перемешать с творогом. Приготовленные котлеты посыпать сухарями (можно и не посыпать), смочить во взбитой яичной смеси, выпечь и подать с медом или вареньем. На 10 ст. ложек измельченной крапивы берут 2 ст. ложки творога и 2-3 яйца. Соль по вкусу.

БЛЮДА С ЗЕЛЕНЫМ САЛАТОМ

Салат из латука

- *200 г латук-салата,*
- *1 ст. ложка раст. масла,*
- *1 зубок чеснока,*
- *1 лимон,*
- *1 ч. ложка сахара,*
- *полстакана воды.*

Листья салата перебрать, промыть по одному, дать стечь воде. Нарвать их кусочками, сложить в салатницу и слегка сбрызнуть растительным маслом. Растолочь чеснок с солью. Лимон ошпарить, мелко нарезать вместе с кожурой, зерна вынуть. Сахар размешать в воде, добавить туда лимон. Смешать лимонную заправку с чесноком и залить ею салат.

Салат из латука с огурцами

- *2 кочана латук-салата,*
- *200 г огурцов,*
- *50 мл растительного масла,*

- уксус,
- зелень петрушки, зелень укропа,
- соль по вкусу.

Листья салата вымыть и нарезать полосками. Огурцы очистить и нарезать кружками. Все смешать, посолить, полить маслом и посыпать нарезанными петрушкой и укропом.

Латук с укропом

- 600 г латук-салата,
- 100 г сметаны,
- 2 ст. ложки нарубленного укропа,
- соль по вкусу.

Латук-салат перебрать, промыть, не срезая корешков, отварить в кипящей подсоленной воде в течение 10 минут. Откинуть на дуршлаг, облить холодной водой и слега обсушить. Нарезать на части, посыпать солью, перемешать, полить сметаной и посыпать укропом.

БЛЮДА С ЗЕЛЕНЫМ ГОРОШКОМ

Суп с зеленым консервированным горошком

- 1 стакан консервированного зеленого горошка,
- 2 средние картофелины,
- 40 г сливочного масла,
- 1 луковица,
- 1/2 стакана сливок,
- 1/2 стакана отвара от зеленого консервированного горошка,
- 0,5 л воды,
- 1 л молока,
- соль.

Очищенный картофель нарезать кубиками, залить горячей водой и варить до готовности. Затем положить консервированный зеленый горошек, сливочное масло, рубленый репчатый лук, соль, довести до кипения и дать настояться 10-15 минут.

БЛЮДА С ПОСТНОЙ ГОВЯДИНОЙ

Говяжья вырезка на пару

- 800 г говяжьей вырезки,
- 100 г шпика,
- 2 ст. ложки раст. масла,
- 200 г жареных грибов или 200 г зеленого горошка,
- 2 корня моркови,
- 2 корня петрушки,
- 1 репа,
- 1 луковица,
- соль, перец по вкусу.

Мясо хорошо отбить, нашпиговать шпиком. На дно кастрюли налить растительное масло, а на него — мясо, мелко нарезанные коренья, лук, дольки репы, жареные грибы. Кастрюлю плотно накрыть крышкой. Во вторую кастрюлю, значительно большую по объему, чем первая, налить воду, довести ее до кипения, поставить в нее кастрюлю с мясом и варить 2-2,5 часа, постоянно доливая выкипающую жидкость. Готовую говядину выложить на блюдо, нарезать на ломтики, положить вокруг овощи, с которыми она варилась.

Телятина отварная с овощами

- *600 г телятины,*
- *600-800 г овощей (морковь, козелец, кольраби, цветная капуста, сельдерей, зеленый горошек, пряности),*
- *3 ст. ложки растительного масла,*
- *соль, пряности, имбирь, зелень.*

Мясо положить в кипящую подсоленную воду, добавить пряности и коренья и варить на медленном огне 1-1,5 часа. Готовую теляти-

---

❑ *СКОРЦОНЕРА*

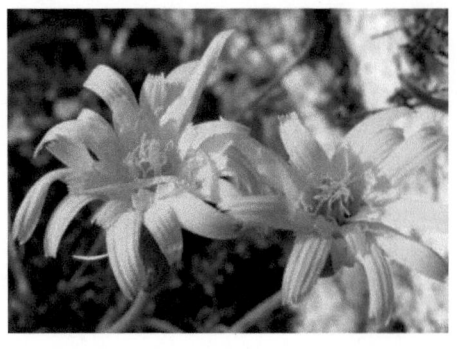

У этого растения есть еще несколько названий: черный корень, сладкий корень, козелец, змеедушник, черная морковь, сладкий испанский корень.

Это растение с недавних пор полюбили наши дачники, они его выращивают и используют как овощное. Ведь ученые утверждают, что в черном корне очень много калия, магния, железа, фосфора. В растении есть инулин, поэтому оно полезно диабетикам. Основные витамины, которые есть в корне и листьях — С, Е, В1, В2, РР, бета-каротин, в нем большой набор биологически активных веществ.

Корень с приятным сладковатым вкусом легко усваивается организмом. Используется как в свежем, так и в сушеном виде: для заправки супов, в отваренном или поджаренном виде.

Если с корня удалить кожуру, вымочить его в воде, а потом, порезав, поджарить в масле, обсыпав сухарями, вы получите очень вкусное блюдо. Молодые листья также пригодны в пищу, их можно добавлять в салаты.

ну вынуть, нарезать ломтиками вдоль волокон, положить на подогретое блюдо вместе с тушеными на масле овощами. Овощи уложить горкой между ломтиками мяса. Украсить дольками лимона, огурца или помидора, зеленью.

Говядина, запеченная в молочном соусе с картофелем

- *100 г отварной говядины,*
- *180 г картофеля,*
- *120 г соуса,*
- *10 г сыра.*

Отварное мясо, нарезанное небольшими кусочками (2-3 на порцию), выложить на сковороду, смазанную маслом, обложить ломтиками нарезанного вареного картофеля, залить молочным соусом, сверху посыпать натертым неострым сыром и запечь в духовке.

Бефстроганов из отварного мяса

- *100 г отварной говядины,*
- *50 г соуса.*

С мяса срезать сухожилия и жир, отварить его, нарезать продолговатыми кусочками по 5-8 г, положить в кастрюлю, залить молочным или сметанным соусом, посолить, перемешать и варить под крышкой при слабом кипении 10 минут. Подать вместе с со-усом, посыпав мелко нарезанной зеленью.

Голубцы ленивые

- *По 500 г мяса и капусты,*
- *50 г лука,*
- *100 г риса,*
- *3 яйца,*
- *30 г масла растительного,*
- *40 г пасты томатной,*
- *100 г сметаны,*
- *700 мл воды.*

Мясо отварить, пропустить через мясорубку, капусту натереть на овощной терке, лук мелко нарезать. Все соединить, добавить отваренный до полуготовности рис, немного соли, сырое яйцо, масло растительное. Тщательно перемешать, переложить в неглубокую кастрюлю, залить томатной пастой, разведенной горячей водой, и тушить 30 минут. В конце тушения добавить сметану.

Запеканка мясная с капустой

- *200 г мяса,*
- *400 г капусты,*
- *50 г макарон,*
- *1 яйцо,*
- *20 г масла сливочного,*
- *1 головка лука,*
- *40 г сыра.*

Отварное мясо пропустить через мясорубку. Отдельно отварить макароны и нашинкованную капусту. Смешать мясо с макаронами и капустой, добавить пассированный на сливочном масле репчатый лук и сырое яйцо, все перемешать.

Выложить массу в смазанную маслом форму или на сковороду, посыпать сверху тертым сыром и запечь в духовке.

БЛЮДА ИЗ ПЕЧЕНИ

Печень, тушенная с овощами

- *100 г печени,*
- *по 20 г моркови и капусты,*
- *10 г лука,*
- *5 г сливочного масла.*

Печень очистить от пленок и нарезать небольшими кусочками. Вымытые и очищенные морковь и капусту, репчатый лук нашинковать соломкой. На смазанную маслом сковороду уложить кусочки печени, поверх нее — слой нашинкованных овощей, посыпать солью, влить молоко. Тушить в умеренно жаркой духовке 30-35 минут.

Паштет из печени

- *600 г печени,*
- *120 г моркови,*
- *80 г лука,*
- *60 г масла сливочного.*

Печень отварить, вынуть и протушить вместе с репчатым луком и морковью в небольшом количестве воды до мягкости. Когда остынет, вместе с морковью и луком несколько раз пропустить через мясорубку, посолить, добавить взбитое сливочное масло. Печеночную массу сформовать в виде рулета, охладить.

БЛЮДА ИЗ ЯИЦ

➡ Конечно, у любого пожилого человека уже есть свои любимые блюда, рецепты. А уж омлетов за свою жизнь каждый из нас наверняка перепробовал множество. Но предлагаю в копилку своих любимых «яичниц» добавить несколько не только вкусных, но и полезных.

Омлет с зеленым луком

- *6 яиц,*
- *2 ст. ложки лука зеленого,*
- *2 ст. ложки молока,*
- *2 ст. ложки сливочного масла,*
- *соль.*

Яйца в кастрюле слегка взбить с молоком, смешать с мелко нарезанным зеленым луком, посолить и жарить, как натуральный омлет.

Омлет с овощами

- 4 яйца,
- 3 ст. ложки молока или сливок,
- 150 г овощей (зеленый горошек, морковь, цветная капуста и др.),
- соль,
- 1 ст. ложка зелени петрушки или укропа.

Желтки разболтать, подлить сливки, добавить соль и размешать, затем ввести взбитые белки, влить слоем толщиной 1-1,5 см на сковороду с растопленным маслом и запекать в духовом шкафу на слабом жару, пока яйца не загустеют и не примут желтовато-коричневатый оттенок. Перед подачей в середину омлета положить вареные или тушеные овощи, посыпанные укропом или зеленью петрушки, омлет свернуть пополам или на три части и выложить в мелкую посуду.

Омлет с различными овощами

- Овощи любые (кроме картофеля),
- 6 яиц,
- 3-4 моркови,
- 1 стакан зеленого горошка,
- 25 г свиного жира,
- соль.

Яйца взбить и посолить. Зеленый горошек отварить в воде. Отварную морковь нарезать ломти-ками и смешать с горошком. Распустить жир в сковороде, добавить овощи и жарить несколько минут, затем залить их взбитыми яйцами и выпекать в духовке.

Омлет с овощами и творогом

- 6 яиц,
- 1,5 стакана молока,
- 1 ст. ложка сливочного масла,
- 1/2 кочана капусты,
- 100 г творога, соль,
- 1/2 стакана рубленых листьев мать-и-мачехи.

Яйца взбить, добавить рубленые листья мать-и-мачехи, молоко, протертый творог, все тщательно перемешать. На противень уложить капусту, нашинкованную соломкой, и вылить подготовленную смесь. Запекать 20-25 минут. Готовый омлет полить маслом.

Омлет со стручками сладкого перца

- 5 стручков сладкого перца,
- 2 ст. ложки сливочного масла,
- 8 яиц,
- соль.

Хорошо промытый перец очистить от семян и плодоножки, нарезать соломкой, обжарить, добавить взбитые яйца, соль и жарить до готовности. Подавать горячим.

Потребление углеводов

Что у нас происходит обычно с питанием людей старших возрастных групп — сильно увеличивается доля углеводов, это то, что обычно «по зубам»: каши, хлеб, тушеные овощи. В норме это должно быть 55-60% от общей энергетической емкости пищевого рациона. При этом содержание сложных по структуре полисахаридов, например, таких как крахмал, нужно увеличивать, а количество легкоусвояемых углеводов, главным образом сахара, снижать до 30-35 г/сутки.

Чтобы легче ориентироваться в количестве съеденных углеводов, скажу, что 1 ч. ложка сахара содержит 9 г легкоусвояемых углеводов, кусочек сахара-рафинада — 7 г, одна конфета-карамель — 10 г.

> ➜ **Суточная потребность в углеводах для мужчин в возрасте до 60 лет составляет 335 г, старше 60 лет — 280 г, для женщин соответственно 284 г и 242 г.**

Основным источником «правильных» углеводов для пожилых людей должны быть не просто каши, а каши из **цельнозерновых круп** (греча, овсяная, пшено) и овощи. Если вес тела избыточный, то употребление каш нужно ограничивать до 1 раза в день. Лучше утром. Самое оптимальное — готовить каши с добавлением овощей.

Замачивание крупы при приготовлении каши, особенно для таких возрастных групп, является очень важным этапом кулинарной обработки. При длительном замачивании (например, на ночь) происходит уже частичное «переваривание» некоторых веществ, содержащихся в зернах, особенно в оболочке, которые и молодому-то организму трудно переварить. А уж при сниженной секреции многих ферментов у пожилых людей это еще более сложно сделать. Так что не ленитесь — замачивайте крупу на ночь, тем более что эта операция не требует особых усилий, а пользы от нее масса. Можно особо не «ферментировать» пшено, гречу и бурый рис. Но, как вы понимаете, если зерно разбухнет, то время варки сократится значительно, и полезные вещества сохранятся. «Эх, была бы русская печка», — скажете вы. И будете правы. Ведь в ней каша, поставленная с вечера, к утру становится не просто готовой, а еще и весьма полезной… Но мы будем готовить полезную кашу на том, что у нас под рукой. Итак, варим кашу.

КАШИ С ОВОЩАМИ

Перловая каша с кабачками и помидорами

- *1,5 стакана перловой крупы,*
- *1 л воды,*
- *500 г кабачков,*
- *3 красных помидора,*
- *2 луковицы,*
- *4 ст. ложки растительного масла,*
- *соль,*
- *2 ст. ложки рубленой зелени укропа.*

Замоченную перловую крупу отварить в подсоленной воде. Лук мелко порубить. Кабачки очистить от кожицы и семян. В кастрюлю с кашей положить подготовленные кабачки, лук, дольки помидоров, растительное масло и прогревать 7-10 минут. При подаче кашу посыпать рубленой зеленью укропа.

Перловая или ячневая каша с грибами

- *1,5 стакана крупы,*
- *1 морковь,*
- *2 головки репчатого лука,*
- *50 г сушеных или 400 г свежих грибов,*
- *растительное масло,*
- *соль,*
- *зелень — свежая или сушеная.*

Грибы (сушеные) замочить на 2-4 часа, отварить в небольшом количестве воды, вынуть, нарезать соломкой и обжарить на сковороде в растительном масле вместе с нашинкованным луком и натертой на крупной терке морковью. Сварить вязкую крутую кашу и соединить вместе с грибами, посыпать зеленью и потомить под крышкой около 5 минут. Оставшийся грибной отвар можно будет использовать впоследствии для приготовления соуса или супа либо второго блюда — например, потушить в отваре картофель с луком. Можно вместо перловой или ячневой крупы использовать гречку.

Пшенная каша с морковью

- *1 стакан пшенной крупы,*
- *3 моркови,*
- *3 стакана воды,*
- *4 ст. ложки сливочного масла.*

Пшенную крупу перебрать, промыть и замочить на 2-3 часа в холодной воде. Замоченную крупу, не сливая воду, поставить на огонь, довести до кипения, проварить 5-6 минут на минимальном огне, положить нашинкованную соломкой морковь, снова довести до кипения и оставить для настаивания с закрытой крышкой на 20-30 минут. Подавать кашу со сливочным маслом.

Пшенная каша с морковью и яблоками

- *1,5 стакана пшена,*
- *4 стакана воды,*
- *3 средних яблока,*
- *4 ст. ложки натертой на крупной терке сырой моркови,*
- *4 ст. ложки сливочного масла,*
- *4 ст. ложки меда.*

Замоченную крупу залить горячей водой, варить на медленном огне 5-10 минут. Закрыть крышкой и дать настояться 20-25 минут. Затем добавить нарезанные ломтиками яблоки, натертую на крупной терке морковь, мед. Кашу подогреть и подавать со сливочным маслом.

Пшенная (или рисовая) каша с тыквой

Мелко нарезать мякоть тыквы (1 кг), залить водой и варить на медленном огне 15-20 минут. Добавить 3 стакана замоченного на ночь пшена (или 1 стакан риса), 1 стакан кипятка, немного посолить и варить, помешивая, до загустения. За некоторое время до окончания варки можно поло-

жить 1/2 стакана изюма или мелко нарезанной кураги. В тарелке уже можно добавить сливочное (в пост — любое растительное) масло или нарубленную зелень, но тогда сухофрукты не нужны.

Пшенная каша с черносливом

Чернослив заранее запарить горячей водой. Настоем залить подготовленную (промытую и прокаленную в духовке) крупу на ночь из расчета 1:4. Если не хватит настоя от чернослива, добавить горячую воду. Утром кашу сварить на рассекателе пламени и поставить упревать, положив в нее чернослив и масло.

Пшенная каша с крапивой

- *1 стакан пшенной крупы,*
- *2 стакана нарубленных листьев крапивы,*
- *4 стакана воды,*
- *3 ст. ложки сливочного масла,*
- *соль по вкусу.*

Пшенную крупу замочить, довести до кипения, варить 5-6 минут. Крапиву перебрать, промыть, ошпарить, нарезать, положить в кашу, снова довести ее до кипения, закрыть крышкой и дать настояться 15-20 минут. В готовую кашу добавить сливочное масло, нарезанные листья крапивы, перемешать.

Морковь, тушенная с черносливом

- *150 г моркови,*
- *30 г чернослива,*
- *30 г сметанного соуса или сметаны,*
- *8 г сливочного масла.*

Нарезанную соломкой очищенную морковь залить небольшим количеством кипящей воды и тушить до полуготовности. Промытый чернослив припустить с небольшим количеством воды, удалить косточки, нашинковать, соединить с морковью, добавить сахар, сливочное масло, перемешать. Массу выложить в смазанную маслом сковороду, залить сметанным соусом или сметаной и тушить в духовке до готовности.

➜ Яблоко заслуживает отдельного разговора. Это едва ли не самый полезный фрукт средней полосы. Если организм (а такое часто бывает с возрастом) плохо переносит сырые яблоки, готовьте их в составе других блюд. Очень полезно во всех отношениях печеное яблоко. Здесь вашей кулинарной фантазии тоже есть где разгуляться. Можно с джемом, с творогом, с изюмом и т.д.

Морковь, тушенная с яблоками

- *150 г моркови,*
- *70 г яблок,*
- *8 г сливочного масла,*
- *сахар или соль по вкусу.*

Нарезанную кубиками морковь тушить со сливочным маслом в небольшом количестве воды. За 10-12 минут до готовности добавить нарезанное дольками яблоко, сахар, соль, перемешать и тушить до полной готовности.

Зразы морковные с творогом запеченные

- *150 г моркови,*
- *50 г творога,*
- *15 г крупы манной,*
- *30 мл молока,*
- *1/2 яйца,*
- *5 г сливочного масла,*
- *5 г муки,*
- *3 г сахара.*

К нашинкованной моркови, припущенной до готовности в молоке, добавить манную крупу, перемешать и варить 10 минут. Когда морковь слегка остынет, добавить в нее яйцо, посолить, перемешать. Из морковной массы сформовать небольшие лепешки, на середину каждой положить протертый творог, смешанный с сахаром и яйцом, края лепешек соединить, придать им овальную форму, обвалять в муке и запечь в духовке. Перед подачей на стол полить растопленным маслом.

Морковь и корень сельдерея (тушеные)

- 6-7 морковок,
- 3-4 корня сельдерея,
- 3 ст. ложки растительного масла,
- 1 ст. ложка рубленой зелени,
- 1/3 стакана воды.

Морковь и сельдерей нарезать тонкими ломтиками, положить в посуду, влить масло, воду и тушить при закрытой крышке 6-7 минут, время от времени встряхивая кастрюлю, чтобы овощи не пригорели. Перед подачей посыпать рубленой зеленью.

Овощи тушеные

Нарезать капусту (покрупнее), морковь, коренья, свеклу (помельче). Добавить зеленый горошек, дольки кабачка и ошпаренного кипятком баклажана, кочешки цветной капусты, разрезанные пополам помидоры, измельченный чеснок. Все это сложить в кастрюлю, залить горячей водой и сбрызнуть растительным маслом. Тушить в духовке на умеренном огне до готовности. Время от времени встря-

хивать кастрюлю, чтобы овощи не прикипели ко дну. Подавать с зеленью.

Рагу из летних овощей

- 1 небольшой кабачок,
- 1 баклажан,
- горсть свежих грибов,
- 2 стручка сладкого перца,
- 2 головки репчатого лука,
- 1-2 помидора,
- растительное масло,
- соль, чеснок, зелень.

Перец нарезать соломкой, помидоры и кабачок — кубиками, лук — кольцами или половинками колец. Баклажаны крупно нарезать, посыпать солью, дать полежать 30 минут, затем вымыть в холодной воде, чтобы удалить горечь, отжать и нарезать на кусочки. Овощи слегка обжарить по отдельности (кроме помидоров) и класть слоями в глубокую сковороду или кастрюлю с толстым дном: баклажаны — перец — лук — кабачки. Затем добавить нарезанные помидоры, часть зелени петрушки и тушить под крышкой при слабом кипении 20-30 минут. Отделить от овощей часть сока, в который добавить соль и толченый чеснок, влить полученный соус в овощи и подавать как в горячем, так и в холодном виде, либо с вареным картофелем.

Рагу овощное с фруктами

- *По 40 г моркови, кабачков, брюквы и яблок,*
- *20 г чернослива,*
- *10 г изюма,*
- *10 г масла сливочного,*
- *75 г сметанного соуса.*

Нарезанные кубиками морковь и брюкву припустить со сливочным маслом в небольшом количестве воды, добавить нарезанные кубиками очищенные кабачки, изюм и чернослив без косточек, залить сметанным соусом и тушить 20 минут. Затем всыпать дольки очищенных яблок и тушить еще 5 минут.

Салат из тыквы с яблоками и свекольным соком

- *100 г тыквы,*
- *1 яблоко,*
- *50 г свеклы,*
- *2 ч. ложки лимонного сока,*
- *1 ст. ложка сахарной пудры.*

Тонко нашинковать тыкву и яблоки. Из сырой свеклы, натертой на мелкой терке, отжать сок. Тыкву и яблоки заправить соком свеклы и соком лимона, добавить сахар, все перемешать. Перед подачей на стол посыпать сахарной пудрой.

● ●

Пищевые волокна

Важной составляющей, относящейся к углеводам, являются пищевые волокна. Не секрет, что с возрастом кишечник становится вялым, усвоение и прохождение пищи по нему затрудняется, часто в связи с дисбактериозом развивается гнилостная микрофлора. Здесь не последнюю роль играют лекарства, которые мы употребляем в больших количествах и зачастую без надобности. Но и без лекарств кишечник с возрастом требует большего внимание к себе. И не только в качестве клизм и слабительных — это уже на крайний случай. Нам надо заботиться о его нормальной работе, о сохранении полезной микрофлоры, которая очень важна для поддержания иммунитета и нашего здоровья в целом. В этом-то и призваны помочь отруби, любые. Также фрукты, богатые пектинами. Если вы обращали внимание на фрукты или ягоды, при варке варенья из которых или при перетирании с сахаром образовывалось желе, то это как раз и есть тот самый пектин — он и способствует образованию желе.

Наиболее доступны из пищевых волокон пшеничные отруби, которые полезно добавлять в тесто при выпечке оладьев, булочек, хлеба (зерновой хлеб, хлеб с отрубями и т.п.), в фарш при приготовлении котлет, биточков, в каши (овсяную, гречневую) и запеканки

> ➜ Количество отрубей подбирается индивидуально, с учетом их послабляющего действия. Начинать надо с 1-2 ч. ложек отрубей на каждый прием пищи.

из них. Но чтобы отруби нормально усваивались организмом, их надо обязательно запаривать кипятком на 2-3 часа, проще всего — в термосе, иначе после временного положительного эффекта может появиться совсем обратный — отрицательный — с ухудшением пищеварения, с возникновением метеоризма у пожилого человека.

БЛЮДА С ОТРУБЯМИ

Биточки паровые с отрубями

- *Мясо говяжье — 160 г,*
- *молоко — 40 мл,*
- *отруби пшеничные — 30 г,*
- *масло сливочное — 8 г,*
- *1 яйцо.*

В мясной фарш добавить молоко, яйцо, пшеничные отруби, перемешать, сформировать биточки и отварить их на пару.

Сдобная лепешка с отрубями

- *Сметана — 50 г,*
- *сыр — 20 г,*
- *1 яйцо,*
- *сахар — 10 г,*
- *отруби пшеничные — 30 г.*

Сметану вскипятить, добавить отруби, перемешать, охладить, добавить тертый сыр, яйцо, сахар. Все тщательно вымесить, разделать на лепешки, выпекать в духовом шкафу.

Гречневая каша с отрубями и луком

- *Крупа гречневая — 80 г,*
- *отруби пшеничные — 50 г,*
- *лук репчатый — 60 г,*
- *масло сливочное — 20 г.*

Рассыпчатую гречневую кашу смешать с обжаренным луком. Пшеничные отруби обжарить до красноватого цвета, не пережаривая. При подаче на стол соединить кашу с отрубями.

Я уже упомянула **пектины**, которые в большом количестве содержатся в печеных яблоках, цитрусовых, крыжовнике, красной смородине. Они являются эффективными и безопасными средствами детоксикации организма, препятствуют развитию онкологических заболеваний, снижают концентрацию холестерина и липопротеидов низкой плотности. Чтобы обеспечить потребность организма в пектинах, нужно съедать ежедневно не менее 0,5 кг фруктов и ягод либо 0,8 кг овощей. Попадая в пищеварительный тракт, пектины связывают ионы свинца, ртути, кобальта, стронция, образуя при этом нерастворимые соединения, которые не всасываются в кишечнике и выводятся из организма.

БЛЮДА ИЗ ЯБЛОК

Крем яблочный задунайский

- *4-5 яблок,*
- *100 г сахара,*
- *50 г миндаля,*
- *150 г сливок.*

Яблоки очистить от кожицы, нарезать и припустить в небольшом количестве воды или запечь. Затем протереть, соединить с сахаром, добавить взбитые сливки, продолжая взбивать до загустения, и охладить на льду. Выложить в виде пирамиды на блюдо и украсить нарезанным миндалем. Отдельно можно подать взбитые сливки.

Мусс из яблок

- *700 г яблок,*
- *1/2 стакана сахара,*
- *2 ст. ложки желатина,*
- *2 стакана воды,*
- *1 ст. ложка лимонного сока.*

Со свежих яблок снять кожицу, которую залить водой и поставить варить. Когда кожица хорошо уварится, процедить отвар через сито, добавить сахар, все размешать и ввести заранее замоченный желатин. Затем отвар поставить на плиту и, помешивая, варить до растворения желатина. Очищенные от кожицы и залитые водой (чтобы не темнели) яблоки натереть на терке и сразу же опустить в немного охлажденный желатиновый отвар. Когда яблочная масса будет полностью введена, взбить мусс до густоты сметаны, после чего разлить в формы и поставить застывать в холодильник.

Пудинг постный на пару с яблоками

- *50 г орехов,*
- *250 г белого ситного хлеба,*

- *15 г постного масла (лучше миндального или прованского),*
- *50 г сахара,*
- *70 г варенья (лучше клубничного),*
- *3 яблока (сладких),*
- *20 мл крепленого вина,*
- *5 г картофельной муки,*
- *50 г ягодного сиропа.*

Орехи очистить, истолочь не слишком мелко, добавить неполный стакан воды, всыпать немного сахара. Ситный хлеб нарезать тонкими ломтиками и замочить в ореховом молоке. Кастрюлю смазать прованским маслом, обсыпать сахаром, выложить слой булки, на него ряд нарезанных ломтиками очищенных яблок, посыпать сахаром, выложить слой варенья и опять слой булки и так до конца. Варить на пару. Подавая на стол, облить следующим соусом: четверть стакана сиропа смешать с вином (мадерой или портвейном), добавить картофельную муку, размешанную с водой, подержать на плите, интенсивно мешая.

Чай из яблочной кожуры с цитрусовыми

- *5-6 ст. ложек сушеной яблочной кожуры или 1 стакан свежей кожуры,*
- *1 л воды,*
- *сахар или мед,*
- *сок и цедра лимона или апельсина.*

Для чая годится в основном кожура кислых яблок. Если кожура сладкая, в чай надо добавить лимонный, апельсиновый или ягодный сок. Кожуру положить в эмалированную посуду, залить холодной водой. Накрыть крышкой, дать закипеть, кипятить в течение 5-6 минут и подержать 10 минут в тепле. Чай из яблочной кожуры особенно ароматен с медом.

Минеральный обмен у пожилых

Какие минеральные вещества необходимы с возрастом любому человеку для продления жизни? Давайте разберемся. Что вы знаете, кроме кальция? Он, безусловно, нужен для поддержания скелета крепким. Его роль трудно переоценить. Но также трудно полноценно питаться, чтобы пополнять запасы кальция в организме. Если такой возможности нет, надо дополнительно его принимать в виде аптечных препаратов.

■ **Кальций.** Биологическая роль кальция многообразна; 99% общего его количества сосредоточено в костях скелета. Необратимые нарушения костной ткани и метаболизма кальция возникают даже при кратковременном недостаточном его поступлении в организм.

1 г кальция в сутки является признанной нормой его потребления. Лучшим источником кальция являются молоко и молочные продукты. Пол-литра молока или 100 г сыра обеспечивают суточную потребность пожилого человека в кальции. Усвояемость кальция в значительной степени зависит от сопутствующих веществ: так, избыток фосфора и магния отрицательно сказывается на 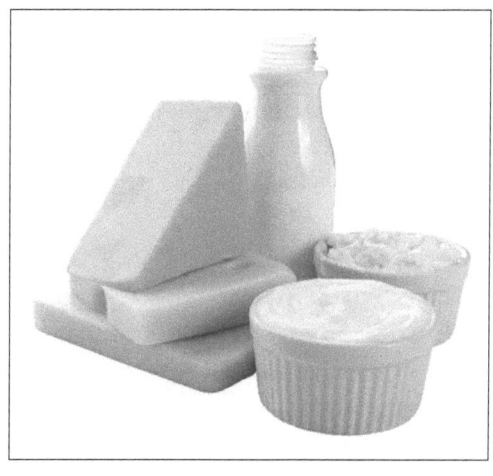 усвояемости кальция (ограничивается образование усвояемых форм кальция, а образующиеся неусвояемые его формы выводятся из организма). Максимально утилизируется кальций организмом в том случае, если в продукте питания соотношение кальция к фосфору соответствует 1 : 1,5, а кальция к магнию — 1 : 0,7. На усвояемость кальция оказывает влияние и калий, избыток которого ухудшает его всасывание.

Некоторые кислоты (например, щавелевая) образуют с кальцием прочные нерастворимые соединения, которые не усваиваются организмом. По этой причине кальций в хлебе, крупах, других злаковых продуктах, щавеле, шпинате плохо усваивается организмом. Отрицательное влияние на усвояемость кальция оказывает избыток или недостаток жира в суточном рационе.

Таким образом, недостаток кальция в организме может быть обусловлен ограниченным употреблением продуктов — источников кальция, увеличением потребления фосфора, возрастным снижением активности пищеварительных ферментов, непереносимостью лактозы, что часто наблюдается у лиц пожилого и старческого возраста, способом обработки некоторых продуктов и т.п. Так, при употреблении стерилизованного молока кальция поступает в организм на 20% меньше, чем при употреблении пастеризованного.

БЛЮДА ИЗ МОЛОКА, СЫРА

Салат сырный с яблоками

- *200 г твердого сыра,*
- *2 яблока (лучше антоновка),*
- *1/4 стакана очищенных грецких орехов,*
- *3 ст. ложки сметаны,*
- *лимонный сок,*
- *соль, сахар, зелень по вкусу.*

Сыр натереть на крупной терке, яблоки мелко нарезать и сбрызнуть лимонным соком, чтобы не потемнели, орехи измельчить и слегка поджарить. Все смешать, добавить соль и сахар, заправить майонезом и посыпать зеленью.

Салат с брынзой, салатом и зеленым луком

- *200 г брынзы,*
- *2 ст. ложки зеленого лука,*
- *1/2 стакана сметаны,*
- *50 г рубленого зеленого салата,*
- *укроп, соль, перец.*

Натертую брынзу соединить с мелко резаной зеленью, луком, перцем, солью, сметаной, перемешать. Готовый салат посыпать брынзой и укропом.

Салат из брынзы с помидорами

- *По 200 г брынзы, помидоров, сладкого красного и зеленого перца,*
- *по 100 г свежих огурцов, зелени сельдерея или петрушки,*
- *2-3 зубчика чеснока,*
- *200 г сметаны.*

Помидоры нарезать кружками, перец — кольцами, огурцы — кубиками, зелень — мелкими кусочками, брынзу мелко раскрошить, чеснок истолочь, все перемешать, заправить сметаной.

Салат из моркови и топинамбура

- *5-6 клубней топинамбура,*
- *1-2 моркови,*
- *1 луковица,*
- *2 ст. ложки раст. масла,*
- *зелень, соль.*

Топинамбур и морковь очистить и натереть на крупной терке или отварить в подсоленной воде и нарезать кубиками. Лук мелко нарезать, можно обдать его кипятком. Все смешать, посолить, заправить растительным маслом, посыпать зеленью.

■ **Магний.** Имеет в минеральном обмене человека не менее важное значение, чем кальций, снимает спазмы сосудов, расширяет их. Хорошо известна его роль не только для нервной, но и для сердечно-сосудистой системы. Длительный дефицит магния приводит к усиленному отложению солей кальция в стенках коронарных сосудов, в сердечной мышце, а также в почках. У лиц с сердечной недостаточностью концентрация магния в миокарде обычно снижена. Наибольшее количество магния содержится в зерновых продуктах (хлебе, крупах из цельного зерна, отрубях), горохе, фасоли, какао и лесных орехах.

БЛЮДА ИЗ ФАСОЛИ

Фасоль со сметаной

- *500 г фасоли,*
- *250 г сметаны,*
- *5-6 зубков чеснока,*
- *укроп, соль.*

Сваренную фасоль заливают хорошо взбитой сметаной. Можно положить чеснок или мелко нарезанный укроп. Подавать как салат или гарнир к мясу.

Салат из молодой фасоли

- *500 г фасоли,*
- *80 г репчатого лука,*
- *100 г красных томатов,*
- *яйцо,*
- *50 г растительного масла,*
- *зелень петрушки или укропа,*
- *сахар, соль, молотый перец.*

В фасоль добавить нарезанный полукружиями лук, перетертый с небольшим количеством соли, и перемешать. Смесь заправить маслом, уксусом, сахаром, перцем, измельченным укропом или петрушкой, все хорошо размешать. Положить в салатник и украсить ломтиками сваренного вкрутую яйца и красных томатов. Салат можно заправить толченым чесноком.

Молодая фасоль по-французски

- *800 г фасоли,*
- *100 г сливочного масла,*
- *800 г томатов,*
- *зелень петрушки,*
- *соль, черный молотый перец,*
- *2 яйца.*

Томаты очистить от кожицы и натереть на пластмассовой терке. Полученный сок посолить и варить с маслом до густоты. Полить им сваренную фасоль. Подавая к столу, поперчить и украсить ее кружочками сваренных вкрутую яиц.

Омлет из фасоли

В небольшой сковороде слегка поджарить сваренную фасоль в масле, залить смесью взбитых яиц с молоком и поджарить. Готовый омлет поперчить и посыпать тертым сыром вместе с измельченной петрушкой. Подается к столу горячим.

Суп из молодой фасоли

- *100 г мяса,*
- *140 г картофеля,*
- *80 г фасоли,*
- *40 г репчатого лука,*
- *25 г моркови,*
- *15 г томата-пюре,*
- *5 г сливочного масла,*
- *15 г зелени,*
- *специи, соль по вкусу.*

Сварить бульон из нежирного мяса, процедить, положить нарезанный кубиками картофель, довести до кипения, добавить пассерованный лук, томат-пюре и сырую нарезанную фасоль. Довести суп до готовности. При подаче на стол посыпать зеленью.

❑ *ОВСЯНЫЙ КИСЕЛЬ улучшает обменные процессы в организме, восстанавливает иммунную систему, выводит шлаки, помогает при лечении последствий инфаркта миокарда, болезней желудка, печени, поджелудочной железы и диабета. Поэтому в пожилом возрасте он чрезвычайно полезен.*

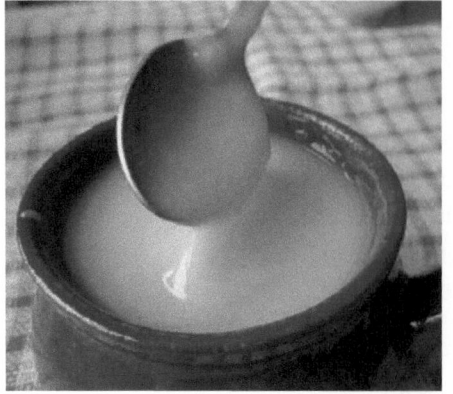

РЕЦЕПТ ОВСЯНОГО КИСЕЛЯ

Готовят его из овсяной крупы Геркулес самого грубого помола. Крупу заливают (1:1) чуть теплой кипяченой водой, кладут туда кусок ржаного хлеба и оставляют бродить 12-24 часа (по вкусу). Кастрюлю с киселем укрывают, чтобы сохранить тепло. Затем осторожно сливают жидкую часть, доводят ее до кипения и остужают. Он застывает в плотную массу. Едят с растительным маслом, молоком, вареньем или жареным луком.

■ **Калий.** В растительных продуктах, в отличие от животных, калия во много раз больше, чем натрия. Поэтому для его поступления в организм рекомендуют овощи и фрукты. Наибольшее содержание калия в какао-порошке, чае, изюме, кураге, шпинате, орехах грецких, свежих белых грибах, крупах (гречневой, овсяной), персиках, абрикосах, капусте брюссельской и кольраби. Достаточно много его в сое, горохе, фасоли, картофеле, если он варится или запекается прямо с кожурой. **Чем полезен калий?** Многие знают, что он нужен для сердца. А еще? Он выводит лишнюю жидкость из организма, предотвращая отеки, а также участвует в проведении нервных импульсов и передаче их на иннервируемые органы. Калий необходим для осуществления сокращений мышц.

• •

КАЛИЕВАЯ ДИЕТА

➡ **В диету пониженной энергоценности включены богатые калием продукты, исключены натрия хлорид и экстрактивные вещества мяса и рыбы, ограничена свободная жидкость. Прием пищи 6 раз в день. Назначают в виде 4 последовательных рационов (I-II рационы — по 1-2 дня, III-IV — по 2-3 дня).**

I рацион

• **1-й завтрак:** печеный картофель — 200 г, кофе-суррогат с молоком — 180 г.

• **2-й завтрак:** сок из свежей капусты или моркови — 100 г.

• **Обед:** суп-пюре из картофеля — 200 г, пюре морковное — 100 г, желе фруктовое.

• **Полдник:** отвар шиповника — 100 г.

• **Ужин:** картофельное пюре — 300 г, отвар шиповника — 100 г.

• **На ночь:** сок фруктовый — 100 г.

II рацион

• **1-й завтрак:** печеный картофель — 200 г, кофе-суррогат с молоком—180 г.

• **2-й завтрак:** каша пшенная — 150 г, сок капустный (морковный) — 100 г.

• **Обед:** суп-пюре из капусты и картофеля — 200 г, картофельные котлеты — 200 г, желе фруктовое.

• **Полдник:** отвар шиповника — 100 г.

• **Ужин:** плов из риса с фруктами—150 г, отвар шиповника—100 г.

• **На ночь:** сок фруктовый — 100 г.

III рацион

- **1-й завтрак:** каша пшенная молочная с сухофруктами — 200 г, кофе-суррогат с молоком — 180 г.
- **2-й завтрак:** картофельное пюре — 200 г, сок капустный (морковный) — 100 г.
- **Обед:** суп овсяный с овощами вегетарианский — 250 г, котлеты морковные — 150 г, компот из сухофруктов — 180 г.
- **Полдник:** отвар шиповника — 100 г.
- **Ужин:** рыба отварная — 55 г, картофельное пюре — 200 г, чай с молоком — 180 г.
- **На ночь:** сок фруктовый — 100 г.

IV рацион

- **1-й завтрак:** салат из свежих овощей — 150 г, каша гречневая молочная — 200 г, кофе-суррогат с молоком — 180 г.
- **2-й завтрак:** изюм (курага) размоченный — 100 г, сок капустный (морковный)— 100 г.
- **Обед:** суп картофельный вегетарианский — 400 г, плов из отварного мяса с рисом —55/180 г, компот из сухофруктов — 180 г.
- **Полдник:** яблоки печеные — 100 г.
- **Ужин:** мясо отварное — 55 г, котлеты картофельные — 200 г, чай с молоком — 180 г.
- **На ночь:** сок фруктовый — 100 г.

> ➜ На II, III и IV рационы выдается соответственно 50, 100 и 200 г бессолевого пшеничного хлеба, на IV рацион — 30 г сахара. В I, II, III и IV рационах содержится в среднем соответственно: белков — 20, 30, 50, 80 г, жиров — 20, 30, 45, 70 г, углеводов — 200, 250, 350, 400 г; энергоценность — 4,2, 5,4, 7,9, 10,5 МДж (1000, 1300, 1900, 2500 ккал); 6-7 г калия.

БЛЮДА ИЗ КАРТОФЕЛЯ В МУНДИРЕ

Если говорить о питании людей пенсионного возраста, не лишним будет вспомнить о том, что едва ли не большая их часть являются заядлыми дачниками. Уж так повелось у нас в стране. Вроде не крестьяне, а землю копаем, сажа-

ем что-то… И куда же без картофеля! Так что не зря говорят, что картошка — наш второй хлеб. Но есть этот хлеб надо с умом, чтобы он приносил максимальную пользу. Следует выбирать такие способы приготовления, чтобы максимально сохранить содержащиеся в картофеле полезные вещества. Чем быстрее готовится, тем лучше. Заранее очищать тоже не следует. Многие хозяйки заливают очищенный картофель холодной водой и варят 3-4 часа, не зная, что при этом водорастворимые витамины С1, В1, В2, РР разрушаются, в воду переходят минеральные вещества (натрий, калий, кальций, магний, железо), а также органические кислоты и углеводы.

Также не забудьте, что если при чистке картофеля срезается слишком толстый слой, то большая часть таких ценных веществ, как белки, витамины, минеральные вещества, теряется. Поэтому самый лучший способ приготовления — это картофель, сваренный или запеченный «в мундире», неочищенный. При варке кожура клубня препятствует вымыванию растворимых веществ.

Салат из картофеля

- *300 г картофеля,*
- *60 г лука-порея,*
- *100 г свежих огурцов,*
- *100 г редиса,*
- *50 г листового салата,*
- *40 г зеленого лука,*
- *2 крутых яйца,*
- *1 стакан сметанного соуса, хрен.*

Отварной картофель нарезать брусочками. Свежие огурцы с кожурой, редис натереть на крупной овощной терке. Очищенный, хорошо вымытый лук-порей нарезать колечками. Крутые яйца нарезать кружочками. Салатницу выложить вымытыми и обсушенными листьями салата, по кругу отдельными горками разложить приготовленные овощи. В центр салатницы положить кружочки яйца. Перед подачей к столу залить сметанным соусом, к которому добавлен хрен, посыпать мелко нарезанным зеленым луком.

Салат из картофеля с соусом из морской капусты

- *500 г картофеля,*
- *2-3 головки репчатого лука,*
- *2 ст. ложки растительного масла,*
- *1 ст. ложка сухого вина,*
- *зелень петрушки,*
- *2 ст. ложки сушеной морской капусты.*

За день до приготовления блюда заварить кипятком морскую капусту. Когда она разбухнет, добавить очень мелко нашинкованный лук и ложку вина. При желании можно добавить 2 ст. ложки растительного масла. Этот соус может стоять в холодильнике несколько дней. Картофель сварить в кожуре на пару. Очистить его теплым, осторожно снимая кожицу. Когда картофель немного остынет, нарезать клубни кубиками или ломтиками, заправить приготовленным соусом и посыпать зеленью петрушки.

Картофель, запеченный в фольге

Вымытые и очищенные картофелины плотно завернуть в алюминиевую фольгу, к каждой добавив кусочек сливочного масла, положить на решетку в хорошо нагретую духовку и печь 30 минут.

Картофель, запеченный с луком и ботвой редиса

- *10 картофелин,*
- *3 луковицы,*
- *4 ст. ложки растительного масла,*
- *1/2 стакана рубленой ботвы редиса,*
- *2 ст. ложки рубленого укропа,*
- *соль.*

Очищенный картофель нарезать кружочками, уложить на сухой противень, запекать 20-25 минут. Ботву редиса перебрать, промыть, порубить, добавить рубленый лук, растительное масло, соль, перемешать, все выложить в горячий запеченный картофель, опять перемешать и запекать

5-7 минут. При подаче посыпать рубленой зеленью укропа.

Картофель, запеченный с луком и грибами

- *250 г картофеля,*
- *50 г грибов,*
- *20 г лука репчатого,*
- *20 г масла топленого,*
- *120 г сметаны,*
- *10 г сухарей.*

Картофель варят, нарезают кружочками. Сковорода смазывается топленым маслом. Укладывают слой нарезанного картофеля, слой обжаренного лука, закрывают его мелко нарубленными отварными грибами, слоем картофеля, поливают сметаной, посыпают сухарями и запекают.

Картофель печеный

Картошку вымыть, разрезать пополам, положить половинки картошек разрезами вверх на противень, поставить в горячую духовку и выпекать на среднем огне 25-30 минут, пока не поднимется сверху поджаристая светло-коричневая корочка. Подавать горячим со сливочным маслом, или сметаной, или растительным маслом. Это блюдо можно использовать в качестве гарнира на праздничном столе.

БЛЮДА С КУРАГОЙ

Салат из сухофруктов

- *По 100 г чернослива, изюма, кураги, фиников,*
- *1/2 стакана очищенных грецких орехов,*
- *200 г сметаны, сахар.*

Сухофрукты, каждый вид в отдельности, залить холодной кипяченой водой. Чернослив лучше залить на ночь, остальные — на 2-3 часа.

Размоченные фрукты просушить (у чернослива и фиников вынуть косточки) и нарезать ломтиками. Орехи измельчить. Фрукты смешать, добавить орехи и залить салат сметаной.

Салат из кураги, моркови и яблок

- *10 шт. кураги,*
- *1 яблоко,*
- *1 морковь,*
- *2 ст. ложки меда,*
- *4 ст. ложки кефира.*

Курагу мелко порубить, смешать с мелко нарубленным яблоком, натертой морковью, добавить мед, кефир.

● ●

■ **Натрий** участвует в процессах внутриклеточного и межтканевого обмена. Потребление натрия хлорида (поваренной соли) для лиц старших возрастных групп ограничено пределами от 4 до 5 г/сутки. Чтобы соблюсти такую дозу потребления, рекомендуется пищу при приготовлении не солить, а подсаливать уже готовую.

■ **Фосфор** играет ведущую роль в обменных процессах, протекающих в организме, в нормальном функционировании центральной нервной системы. Потребность в фосфоре у лиц пожилого и старческого возраста равна 1200 мг/сутки. Наибольшее количество фосфора находится в молочных продуктах, особенно сырах (до 600 мг в 100 г продукта), а также в фасоли, яичном желтке. Высокое содержание фосфора отмечается в мясе, рыбе, икре, крабах, хлебных продуктах. Усвояемость фосфора зависит от усвоения кальция в организме.

■ **Железо.** Все знают, что **анемия (пониженный гемоглобин)** — это плохо, особенно в пожилом возрасте. Это и быстрая утомляемость, и частые головокружения, и внезапно наступающая слабость, головные боли, бледность, шум в ушах, неприятные ощущения в области сердца, одышка, снижение аппетита и нарушение сна, депрессия... Анемия может возникнуть из-за нехватки витаминов B9, B12, но чаще всего из-за недостаточного поступления в организм с пищей железа. Его усвоение в пожилом возрасте нарушается в связи с атрофическими процессами в желудке. Самыми богатыми источниками железа являются: печень свиная и говяжья, желтки яиц, овсяная крупа, много его в белых грибах, персиках и яблоках. Следует учесть, что в зерновых продуктах 60% железа находится в неусвояемой организмом форме.

БЛЮДА ИЗ БЕЛЫХ ГРИБОВ

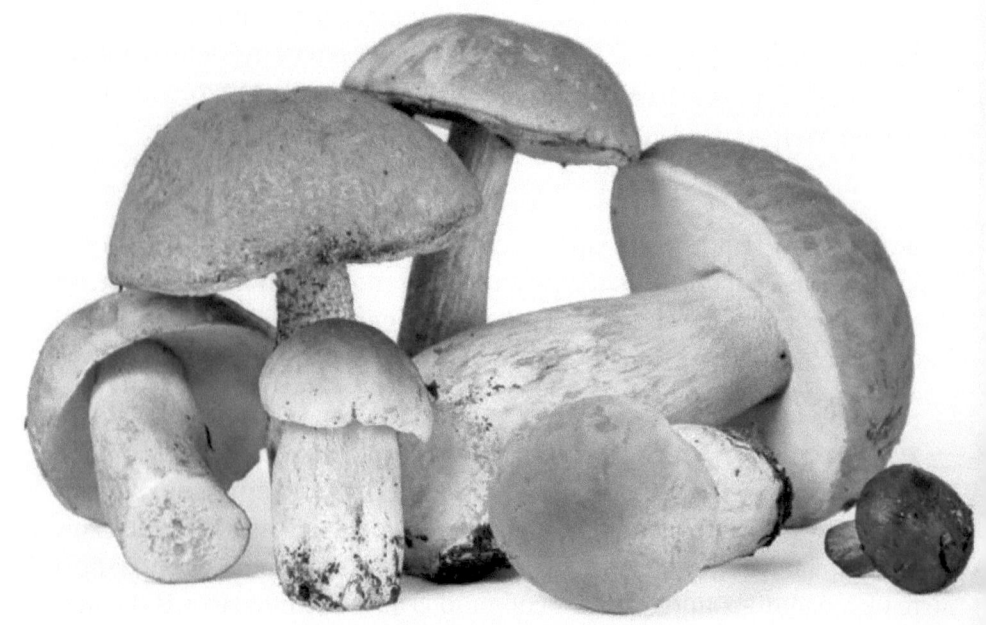

Рыбник с грибами

- *7-10 сухих грибов,*
- *2-2,5 кг филе свежей рыбы,*
- *2-3 луковицы,*
- *1 морковь,*
- *100 г маргарина,*
- *2 сваренных вкрутую яйца,*
- *2 сырых яйца,*
- *соль, перец по вкусу.*

Грибы отварить, откинуть на дуршлаг и остудить. Затем нарезать их соломкой и слегка обжарить на маргарине. Лук и морковь мелко нарезать, обжарить и соединить с грибами. В остывшую массу добавить 2 рубленых яйца.

Филе свежей рыбы пропустить через мясорубку, размешать с сырыми яйцами, солью и перцем. На смазанный маргарином или растительным маслом противень выложить половину рыбной массы, на нее положить грибную начинку и покрыть вторым слоем рыбной массы. Запечь смесь в разогретой духовке. Готовое блюдо подать с грибным соусом. Это блюдо обычно готовят к праздничному столу. Рецептура дана на 10-12 человек.

Рыбу можно заменить мясом, морепродуктами.

Суп из белых грибов с овощами

- 300 г свежих белых грибов,
- 2 луковицы,
- 3 картофелины,
- 1 ст. ложка рубленой зелени петрушки или сельдерея,
- 1/2 стакана сметаны,
- 1,5 л воды, соль, перец.

Грибы нарубить, залить горячей водой и варить 5-10 минут. К грибам положить мелко нарезанный лук, дольки картофеля, соль, перец, варить 10-12 минут. Подавать с рубленой зеленью и сметаной. Вместо картофеля можно использовать свежую белокочанную капусту (300-400 г).

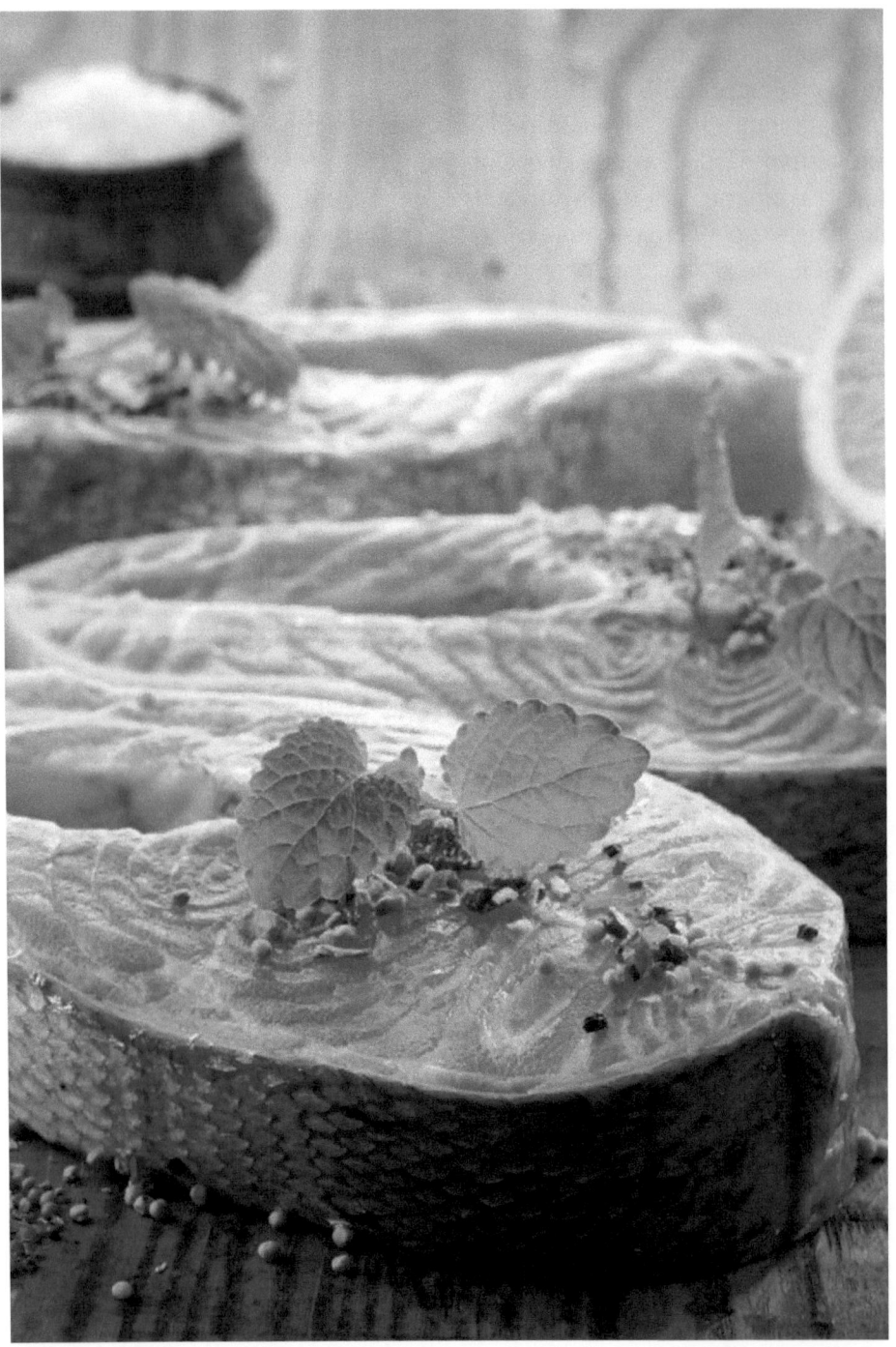

Образ жизни

Качество жизни у пожилых и старых людей определяется в первую очередь сохраненной физической подвижностью и интеллектуальными возможностями, это является основой продолжения социальных контактов. Рациональное питание нельзя рассматривать в отрыве от здорового образа жизни. Так, состав липидов улучшается после физических упражнений, снижения излишней массы тела. Правильный обмен кальция возможен только при физической активности. Для людей пожилого возраста наиболее распространенным видом двигательной активности являются прогулки или щадящие виды гимнастики, выполняемые в домашних условиях. Это также могут быть начальные уровни йоги, скандинавская ходьба, спиральная гимнастика или даже занятия лечебной физкультурой при поликлинике. При этом показателем оптимальной физической нагрузки является частота сердечных сокращений, не превышающая 95-115 ударов/минуту.

Как физические упражнения поддерживают тонус мышечной системы, так и активная умственная деятельность способствует социальным контактам, помогает преодолевать чувство одиночества, депрессии у пожилого человека. **Функция мозга** зависит в числе других факторов от достаточного поступления в организм **витамина B12 и тиамина**.

■ **Витамин B12.** Суточная потребность 3 мкг. Основные источники — продукты животного происхождения. Это печень, почки, мясо, некоторые виды рыб, яичный желток, сыр, продукты моря. Ввиду ограничения в питании большинства пожилых людей этих продуктов из-за развития атеросклероза необходимо периодически восполнять его недостаток в рационе дополнительно.

Приведу некоторые рецепты с применением морепродуктов.

Салат из морской капусты

- *По 50 г белокочанной капусты и консервированной морской капусты,*
- *по 20 г сладкого перца и свежего огурца,*
- *10 г зеленого лука,*
- *25 г майонеза,*
- *1 г соли.*

Белокочанную капусту нашинковать, растереть с небольшим количеством соли, смешать с мелко нарезанным сладким перцем, добавить нашинкованный зеленый лук, нарезанный свежий огурец и консервированную морскую капусту. Блюдо приправить майонезом и хорошо вымешать.

Салат из кальмаров

- *50 г консервированных или отварных кальмаров,*
- *по 20 г картофеля, свежих огурцов и помидоров,*
- *по 10 г салата и зеленого лука,*
- *15 г растительного масла,*
- *3 г зелени сельдерея.*

Кальмары мелко нарезать. Картофель промыть и сварить в мундире, охладить, очистить и мелко нарезать. Свежие огурцы промыть и нарезать. Нашинковать зеленый лук и листья салата, нарезать помидоры. Все смешать, заправить растительным маслом, добавить

немного соли и сахар по вкусу и выложить на тарелку, оформив мелко нарезанной зеленью сельдерея.

Икра из кальмаров

- *60 г отварных или консервированных кальмаров,*
- *25 г репчатого лука,*
- *15 г растительного масла,*
- *50 г помидоров,*
- *10 г зеленого лука,*
- *10 г сладкого перца,*
- *5 г зелени.*

Кальмары мелко порубить. Репчатый лук очистить, мелко нарезать, пассеровать до золотистого цвета и охладить. Помидоры и сладкий перец промыть, нарезать, смешать с кальмарами и потушить до полного испарения жидкости, затем выложить на тарелку. Посыпать поджаренным луком и мелко нарезанной зеленью укропа или сельдерея.

Салат из креветок в майонезе

- *50 г очищенных вареных креветок,*
- *15 г репчатого лука,*
- *25 г майонеза,*
- *10 г зелени.*

Креветки сварить в подсоленной воде, очистить, нарезать. Лук очистить, мелко нарезать; огурцы промыть, нашинковать. Все соединить, выложить на тарелку. Приправить майонезом и посыпать мелко нарезанной зеленью.

Салат из кальмаров с рисом и яйцами

- *400-500 г филе кальмаров,*
- *200 г репчатого лука,*
- *1 банка консервированного зеленого горошка (340 г),*
- *200 г листьев салата,*
- *3-4 яйца,*
- *100 г риса (крупы),*
- *200 г майонеза,*
- *2-3 ст. ложки томатного сока,*
- *зелень петрушки или укропа,*
- *молотый черный перец, соль по вкусу.*

Сваренных кальмаров и листья зеленого салата нарезать соломкой. Репчатый лук нарезать кольцами, ошпарить и охладить. Вареные яйца нарезать полукружочками. Зелень укропа мелко нарезать. Все смешать, добавить горошек, охлажденный отварной рассыпчатый рис и заправить йогуртом, томатным соком, солью, перцем.

Салат с мидиями и грибами

- *1 банка (250 г) консервированных мидий (в масле) или 500 г свежих мидий,*
- *250 г свежих грибов,*
- *6 картофелин,*
- *1 корень салатного сельдерея,*
- *майонез, соль.*

Отдельно сварить свежие грибы, картофель и корень салатного сельдерея. Отцедить, охладить и нарезать кубиками. Прибавить банку консервов мидий. Все хорошо размешать, посолить и заправить майонезом. Если используются свежие мидии, то ракушки следует довести до кипения в небольшом количестве подсоленной воды, чтобы они вскрылись, и вынуть содержимое.

● ●

■ **Пиридоксин (витамин В6).**
Суточная потребность 1,8-2,0 мг, но при атеросклерозе потребность в нем возрастает. Этим витамином богаты цельные крупы, в особенности гречневая, мясо, субпродукты

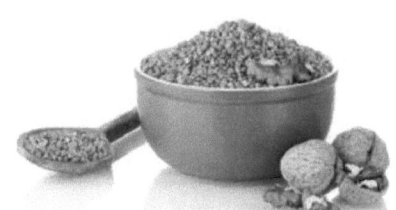

(печень, почки), рыба, дрожжи, орехи и семечки, бобовые, картофель. Больше всего его в отрубях. Помимо всего, он вырабатывается нормальной микрофлорой кишечника, если нет дисбактериоза.

ОРЕХИ

➡ Это замечательный источник белка в условиях ограничения потребления мяса. Содержание белка самое большое в миндале — 22,3%, это больше, чем в мясе. Важно, что белок в орехах (грецкий, фундук, миндаль) сбалансирован не намного хуже, чем в мясе. Велик процент жира в орехах. Этот жир представлен полезными полиненасыщенными жирными кислотами, орехи содержат много витамина Е, группы В и даже С. Это богатый источник минеральных солей. В них очень много калия, марганца, фосфора, а также есть сера, медь, цинк, йод, селен и молибден. Для сердца наиболее полезен грецкий орех и масло из него. Полезны также кедровые орехи, лесные и миндаль. Рекомендуется ежедневно съедать 5-6 грецких орехов или 30 г других видов.

Ореховый суп

- 1 картофелина,
- 2 головки лука,
- 1 морковь, корень петрушки,
- 300 г капусты,
- 200 г свеклы,
- 6 грецких орехов,
- чайная ложка лимонного сока.

Картофель, морковь, лук и петрушку нашинковать и сварить почти до готовности. В конце добавить капусту. Суп варится 5-6 минут. Снять с огня и настоять под крышкой. Заготовить ореховую крошку, потереть на мелкой терке свеклу, сдобрить ее лимонным соком. Положить в кастрюлю, все размешать и посыпать орехами (орехи лучше класть в каждую тарелку отдельно).

Постный суп с орехами и пряной зеленью

- 1,5 л воды,
- 1/2 стакана толченых орехов,
- 3 лука-порея,
- 1 корень сельдерея,
- 1 корень петрушки,
- 2 ст. ложки рубленой кинзы,
- 1 ст. ложка рубленой мяты,
- 2 ст. ложки кукурузной или пшеничной муки,
- зелень, соль по вкусу.

Лук-порей и коренья мелко нарезать, засыпать в кипящую подсоленную воду и варить 5-7 минут до окрашивания воды в зеленоватый цвет. Затем заправить разведенной в чашке остуженного отвара мукой и толчеными орехами и варить еще 7-8 минут, после чего заправить мелко нарезанной пряной зеленью и дать постоять под крышкой 3-4 минуты.

Морковь с орехами

- *400 г моркови,*
- *1 ч. ложка кукурузного или соевого масла,*
- *по 3 ореха на порцию,*
- *имбирь и корица.*

Морковь тщательно отмыть и протереть салфеткой из грубого полотна, натереть на мелкой терке, полить лимонным соком или вином с медом, обсыпать орехами, добавить пряности.

Рагу из тыквы с орехами и баклажанами

- *400 г тыквы,*
- *400 г баклажанов,*
- *400 г репчатого лука,*
- *200 г огородной зелени,*
- *200 г помидоров,*
- *2 ореха на порцию.*

Из мякоти тыквы и баклажанов нарезать кубики, лук мелко нашинковать, все овощи потушить, в самом конце ввести резаные помидоры, подкислить лимонным соком или вином, добавить по вкусу пряности, крошки орехов. Разложить горкой на порционные тарелки, вторая горка — из пряной зелени.

Ореховый соус

- *Стакан очищенных грецких орехов,*
- *1/2 стакана гранатового сока,*
- *1/2 стакана воды,*
- *3-4 зубчика чеснока,*
- *1/2 стакана нежной огородной зелени,*
- *чайная ложка тертого красного перца,*
- *чайная ложка мелко истертого кориандра.*

Все смешать и перетереть до состояния однородной пасты.

Салат из листьев молодого одуванчика, крапивы, заячьей капусты с орехами

- *Стакан зелени,*
- *4 ореха,*
- *стакан соуса бешамель.*

Крупно нарезать зелень, крапиву предварительно протереть между ладонями, залить соусом бешамель и посыпать орехами, измельченными в крошку. Сверху желательно присыпать нежной огородной зеленью.

Геропротекторы: тормозим старение

К пищевым геропротекторам относятся факторы, увеличивающие продолжительность жизни. Это не какие-то конкретные вещества, а система питания в целом: это и сниженная энергетическая ценность пищевого рациона, и ограничение количества животного белка, и, конечно же, пищевые антиоксиданты.

Почему диету пониженной энергетической ценности считают геропротектором? Потому что при таком питании замедляется выработка свободных радикалов и идет замедление темпов старения организма. Такая диета отодвигает время наступления возрастозависимых заболеваний. Ограничение доли белка в рационе, а особенно такой аминокислоты, как триптофан, которая содержится в мясе, также способствует увеличению продолжительности жизни. К пищевым антиоксидантам относят аминокислоты (метионин, цистеин, глутаминовую кислоту), минеральные элементы (магний, марганец, медь, цинк, селен), витамины (группы В, К, А, Е, рутин, аскорбиновую кислоту), многие вещества растительного происхождения (полифенолы пряноароматических трав, танины, молочную кислоту, красящее вещество свеклы и т. д.).

■ **Глутаминовая кислота** содержится в наибольшей концентрации в твердых сырах, сое, морском окуне.

> ❑ *РЕЦЕПТ БЛЮДА С МОРСКИМ ОКУНЕМ*
> *1 кг рыбы или 700 г филе, 2-3 луковицы, 3-4 ст. ложки растительного масла, 3 ст. ложки муки.*
> *Подготовленную рыбу нарезать порционными кусками, посолить, поперчить, обвалять в муке. Мелко нарезать репчатый лук и слегка обжарить его на растительном масле. Выложить рыбу в глубокую сковороду или противень, посыпать сверху жареным луком, влить растительное масло и добавить 2-3 ст. ложки горячей воды. Поставить в духовой шкаф и запекать в течение 20 минут, после чего осторожно выложить на блюдо, посыпать зеленью.*

Витамины против старения

■ **Витамин С.** Содержится преимущественно в овощах и фруктах. Наиболее высокое содержание витамина С в плодах шиповника, черной смородине, облепихе, жимолости, сладком перце. Высокое содержание в укропе, петрушке, цветной капусте, апельсинах, рябине, клубнике. Достаточно много в белокочанной капусте, причем он сохраняется даже в квашеной капусте, но в связи с рекомендациями в ограничении соли при болезнях сердца ее не стоит употреблять много. Довольно высокое содержание витамина С в некоторых сортах яблок, мандаринах, черешне.

■ **Витамин Р (рутин).** Потребность повышается при приеме аспирина и антикоагулянтов. Взаимодействуя с витамином С, уменьшает проницаемость и повышает прочность капилляров. Основной источник — овощи, фрукты и ягоды. Особенно много витамина Р в апельсинах, лимонах, черной смородине, черноплодной рябине, плодах шиповника, айве, зеленом чае.

НАПИТКИ ИЗ ШИПОВНИКА

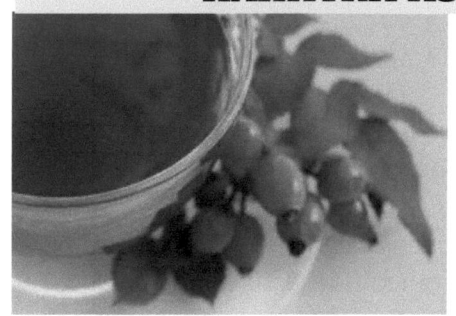

Квас из плодов шиповника

- *1 л воды,*
- *100 г плодов шиповника,*
- *80-100 г сахара,*
- *3- 5 г дрожжей,*
- *1 ломтик черного хлеба.*

Плоды шиповника вымыть, очистить от семян, мелко нарубить, а затем растереть с сахаром и залить водой. В теплую жидкость прибавить растертые с сахаром дрожжи и ломтик хлеба. Поставить в теплое место. При первых же признаках закисания процедить через марлю, разлить в бутылки, плотно закупорить, поставить в теплое место и через 24 часа перенести в холодное место. В этом квасе содержится витамин С. При желании в него можно добавить по вкусу лимонную кислоту.

Морс из плодов шиповника и яблок

- 3-4 ст. ложки плодов шиповника,
- 4-5 кислых яблок,
- 1 л воды,
- 3-4 ст. ложки сахара или меда,
- лимонная или апельсиновая цедра.

Очищенные плоды шиповника и яблок нарезать мелкими кусочками, залить холодной водой, кипятить несколько минут, процедить. В отвар добавить сахар или мед, немного лимонной или апельсиновой цедры, по вкусу лимонный сок или лимонную кислоту.

Отвар шиповника с лимонным соком

- 20 г сушеных плодов шиповника,
- 20 мл лимонного сока,
- 150 мл воды.

Плоды промыть, залить горячей водой, кипятить 10 минут. Дать настояться и процедить. Можно добавить 1 ч. ложку сахара. Влить лимонный сок.

БЛЮДА ИЗ ЧЕРНОЙ СМОРОДИНЫ

Морс черносмородиновый

- 150 г черной смородины,
- 120 г сахара,
- 1 л воды.

Смородину перебрать, промыть, размять, отжать сок, слить его в стеклянную посуду, накрыть крышкой и поставить в холодильник. Выжимки залить горячей водой, довести до кипения, проварить 10 минут, затем процедить. Полученный отвар соединить с охлажденным соком, добавить сахар и хорошо перемешать.

Запеканка из лапши с черной смородиной

- 750 г черной смородины,
- 300 г лапши,
- 2 яйца,
- 150 г сахара,
- 10 г ванилина,
- 75 г сладкого миндаля,
- 40 г йогурта,
- 30 г сливочного масла.

Лапшу отварить в подсоленной воде, откинуть на дуршлаг, облить холодной водой и дать стечь. Яйца, сахар, ванилин взбить в пену, добавить дробленые орехи, тертый горький миндаль (3 зернышка) и соединить с лапшой. Смородину слегка размять и перемешать с сахарной пудрой. Форму смазать жиром и слоями выложить в нее лапшу и подготовленную смородину. Полить подслащенным йогуртом, а поверх него разложить небольшие кусочки сливочного масла.

Запеканку выпекать в горячей духовке в течение 40-50 минут.

Суп из смородины с творожными клецками

- *1 стакан ягод черной смородины,*
- *4 ст. ложки сахара,*
- *1/2 ст. ложки крахмала,*
- *3 стакана воды.*

Для клецек:
- *150 г творога,*
- *2 яйца,*
- *4 ч. ложки сахара,*
- *3 ст. ложки муки.*

Черную смородину промыть, размять деревянной ложкой и отжать сок. Выжимки положить в кастрюлю, залить холодной водой, прокипятить и сразу же процедить через сито. В отвар, доведя его до кипения, добавить сахар и крахмал, предварительно разведенный в небольшом количестве холодной воды. Дать закипеть, снять с огня, влить отжатый сок и охладить. Творог растереть, добавить яйцо, сахар, муку, все хорошо перемешать. Из полученного теста вылепить небольшие клецки и отварить их в подсоленной воде. Когда клецки всплывут, вынуть их шумовкой на блюдо и охладить. Перед подачей на стол залить клецки ягодным супом.

➜ Как часто пожилому человеку хочется сладенького. А ведь далеко не все можно — то холестерин может повысить, то веса добавить, а чаще всего просто денег убавить... Ну а если есть ягоды на своей любимой даче, готовьте сладости полезные и вкусные. Вот, например, рекомендую!

Смоква из черной смородины

- *1 кг черной смородины,*
- *500 г сахара,*
- *50 мл воды.*

Ягоды вымыть и высушить. Затем смешать их с сахаром и водой. Поставить на слабый огонь и варить, помешивая деревянной лопаточкой, пока масса не будет отставать от дна посуды и тянуться за лопаточкой. Готовую массу выложить на блюдо, смоченное водой. Когда масса высохнет, нарезать ее кубиками, ромбиками и посыпать сахарной пудрой или кокосовой стружкой. Такую смокву можно сохранить на зиму, уложив в стеклянную посуду и завязав пергаментной бумагой.

■ **Витамин РР (ниацин).** Препараты его уже давно применяются для улучшения периферического кровообращения, для лечения гиперлипидемии и гиперхолестеринемии, а также для снижения триглицеридов плазмы. В животных продуктах он содержится преимущественно в виде никотинамида, а в растительных — в виде никотиновой кислоты. Никотиновая кислота обладает более выраженным сосудорасширяющим свойством, чем никатинамид. Важнейший пищевой источник — хлеб из муки грубого помола, а также бобовые, овощи, в особенности картофель, зеленый горошек, томаты, красный сладкий перец. Очень высокое содержание ниацина в дрожжах, сушеных грибах, арахисе. И хочу обратить ваше внимание на то, что при атеросклерозе потребность в ниацине увеличивается.

■ **Фолацин (фолиевая кислота).** Основной источник — свежие овощи, зелень и бобовые (салат, шпинат, капуста, в том числе и цветная, зеленый лук, фасоль, зеленый горошек, морковь, свекла, томаты и др.). Высоко содержание также в муке грубого помола, гречневой, овсяной крупе и пшене, а также в дрожжах. Легко разрушается при кулинарной обработке, особенно в овощах (до 90% потерь). При варке животных продуктов сохраняется лучше. Из животных продуктов содержится в печени, почках, а также твороге, сыре, икре и яичном желтке.

●●

Шпинат тушеный

Листья хорошо промыть, варить с небольшим количеством воды без добавления соли до полуготовности, переложить в жаровню, добавить масло, соль, петрушку, сельдерей, укроп, пряности и тушить до полной готовности.

Зеленые щи

Растения шпината без корней хорошо промыть, сварить в небольшом количестве воды, протереть массу через сито, добавить по вкусу соль, уксус или лимонную кислоту, долить воду и прокипятить. Протертую массу можно добавить к бульону, заправив его дополнительно корешками петрушки, сельдерея и др.

Запеканка творожная с цветной капустой

- *100 г жирного творога,*
- *2 яйца,*

- *100 г сыра,*
- *200 г цветной капусты,*
- *1 ч. ложка сливочного масла.*

Цветную капусту мелко порубить, смешать с протертым творогом, добавить мелко нарезанный сыр, яйца и взбить массу до однородной консистенции. Подготовленную смесь уложить в смазанную маслом форму, поместить в духовку на 20-25 минут. Запеканку подавать горячей.

● ●

■ **Витамин Е.** Основной источник — растительные масла, в основном нерафинированные, а если есть возможность употреблять в пищу «осадок» масла, то вы получите прекрасный витаминизированный «препарат». Из всех растительных масел самым богатым источником является облепиховое масло, также очень много витамина Е в оливковом, льняном и рыжиковом маслах. Ржаные и пшеничные отруби, сырые орехи и семечки, а также завязи растений тоже богаты витамином Е.

❑ *ОБЛЕПИХА*

Лечебным действием при атеросклерозе обладает облепиховое масло ввиду его положительного влияния на липидный обмен. Масло содержит до 80% полиненасыщенных жирных кислот, фосфолипиды, растительные стерины, большое количество витамина Е, каротиноиды (провитамин А), а также витамины В1, В2, В6. По данным клинических исследований, применение масла облепихи по 1 ч. ложке 3 раза в день в течение месяца способствовало урежению или исчезновению приступов стенокардии, головных болей, снижению артериального давления, нормализации электрокардиограммы. Уже со второй недели происходило снижение общего холестерина и показателей липидного обмена.

Приготовление облепихового масла в домашних условиях

Выжимки после получения сока подсушить, залить оливковым или льняным маслом и поставить на водяную баню на 24 часа. После этого отжать, а полученным маслом залить вторую и третью порцию выжимок, чтобы получить более концентрированный раствор. Можно использовать готовое аптечное масло в любом виде согласно прилагаемой инструкции.

Минеральные вещества и микроэлементы

О многих важных микроэлементах я уже рассказала, они все необходимы нам для продления молодости. Здесь я хочу упомянуть еще несколько очень важных для нас микроэлементов.

■ **Йод.** Основным источником йода на планете является мировой океан, а соответственно все продукты питания, добывающиеся в нем: рыба, рыбий жир, кальмары, мидии, креветки, морская капуста. Неплохим источником йода являются молочные продукты, крупы гречневая, пшено, картофель, некоторые овощи и фрукты. Но содержание его в растительных продуктах очень зависит от содержания йода в почве, на которой они произрастали, и воде этих мест. Например, общепринято, что йода очень много в фейхоа, но это относится, прежде всего, к фруктам, выращенным на родных южноамериканских землях. А в наших краях я бы рекомендовала отдать предпочтение из фруктов — яблокам, из ягод — черноплодной рябине, а из овощей — свекле. Именно они чемпионы по йоду из родных и доступных большинству продуктов питания. Но имейте в виду, что йод очень нестоек и теряется при длительном хранении продуктов, а также при термической обработке. Для организма ценен именно органический йод, а неорганический, наоборот, может нанести вред щитовидной железе и организму в целом.

■ **Цинк.** Фрукты и овощи бедны цинком, растительным источником могут служить лишь овсяные хлопья, семечки, орехи, хлеб из муки грубого помола, грибы, а также проросшие зерна пшеницы и чеснок. Цинк содержится больше в рыбе, мясе, яйцах, субпродуктах. Хорошим источником цинка являются сельдь и макрель, даже в консервах.

■ **Хром.** Наиболее значимые источники — черный перец, телячья печень, проросшие зерна пшеницы, пивные дрожжи, хлеб из муки грубого помола.

> ➜ Помимо микроэлементов я хочу отдельно выделить как продляющую молодость молочную кислоту, которая содержится в молочнокислых продуктах и в квашеной капусте.

Квашеная капуста, тушенная с орехами

- *800 г квашеной капусты,*
- *2 ст. ложки томат-пюре,*
- *стебель лука-порея,*
- *10 грецких орехов.*

Капусту тушить до полуготовности в минимальном количестве воды, добавить томат-пюре, очищенные измельченные орехи и тушить до готовности. Выложить на блюдо горкой и украсить колечками тонко нарезанного лука-порея.

БЛЮДА ИЗ СВЕКЛЫ

Свекла в яично-клюквенном соусе

- *500 г вареной свеклы,*
- *2 сваренных вкрутую желтка,*
- *1 ч. ложка горчицы,*
- *100 г сметаны,*
- *клюквенный сок,*
- *сахар, зелень.*

Свеклу отварить, очистить, натереть на крупной терке. Желтки протереть через сито, добавить горчицу, сметану, клюквенный сок, соль и сахар по вкусу. Готовый соус должен иметь консистенцию жидкой сметаны. Свеклу залить приготовленным соусом, слегка перемешать и посыпать рубленой зеленью.

Печеная свекла с кизилом

- *500 г свеклы,*
- *1/2 стакана сушеного кизила,*
- *2 луковицы,*
- *3 ст. ложки кинзы,*
- *2 ст. ложки петрушки,*
- *1 ст. ложка мяты,*
- *соль по вкусу.*

Свеклу отварить в кожуре или испечь в фольге в духовке. Очистить. Нарезать мелкой соломкой. Отварить в 1 стакане воды сушеный кизил, протереть вместе с отваром через дуршлаг, чтобы получилась пюреобразная масса. Нарезать лук, пряную зелень, перемешать со свеклой и кизиловой массой, посолить и снова перемешать.

Салат из свеклы и яблок с чесноком

- *2 небольшие вареные свеклы,*
- *2 яблока,*
- *3-4 зубка чеснока,*
- *100 г майонеза,*
- *сахар, соль по вкусу.*

Свеклу и яблоки натереть на крупной терке, смешать с мелко нарубленным чесноком, добавить сахар и соль, заправить соевым майонезом.

Продукты, нормализующие микрофлору кишечника

Если говорят: «Пейте, дети, молоко — будете здоровы!», то для пожилых людей больше необходим для поддержания здоровья ежедневный прием кисломолочных продуктов, которые создают благоприятные условия для роста молочнокислых бактерий, а также пищевой клетчатки, о которой шла речь выше. При достаточно длительном употреблении кисломолочных продуктов гнилостная микрофлора вытесняется микрофлорой, в них находящейся. Очень полезно пить напиток, приготовленный с помощью тибетского молочного гриба или при помощи аптечных культур (бифидо-, лакто- и др. видов бактерий).

> ➡ **Для восстановления нормальной микрофлоры в толстой кишке очень полезны цикорий, репчатый лук, чеснок, лукпорей, артишоки.**

> ❑ *СОУС С КИСЛЫМ МОЛОКОМ, ЧЕСНОКОМ И ЛИСТЬЯМИ КРАПИВЫ. 2 стакана кислого молока или кефира, 4 дольки чеснока, 2 ст. ложки рубленых листьев крапивы, соль по вкусу. Чеснок порубить, молодые листья крапивы промыть и нарезать соломкой, смешать, залить кефиром, добавить соль, тщательно перемешать.*

БЛЮДА ИЗ ПОРЕЯ, ЧЕСНОКА И ЛУКА

Салат из репчатого лука с зеленым чесноком

* *3 луковицы,*
* *2 ст. ложки зеленого лука,*
* *2 пера зеленого чеснока,*
* *3 ст. ложки раст. масла,*
* *2 ст. ложки сметаны,*
* *зелень укропа и петрушки,*
* *перец, лимонный сок.*

Репчатый лук, нашинкованный кубиками, соединить со сваренными вкрутую мелко рублеными яйцами, мелко резаными укропом, петрушкой, зеленым луком, чесноком, черным перцем, растительным маслом, лимонным соком, сметаной. Готовый салат оформить зеленью, яйцом.

Салат из лука-порея

- *200 г лука-порея,*
- *1 яблоко,*
- *1 крутое яйцо,*
- *4 ст. ложки соуса из растительного масла,*
- *зелень.*

Лук-порей нарезать кружочками, яблоки натереть на крупной овощной терке. Выложить в салатницу и залить соусом из растительного масла, к которому, по желанию, можно добавить горчицу, украсить яйцом и зеленью петрушки.

Салат из моркови с грецкими орехами и чесноком

- *4-5 морковок,*
- *1/2 стакана очищенных грецких орехов,*
- *2-3 зубчика чеснока,*
- *3 ст. ложки сметаны,*
- *зелень.*

Морковь натереть на крупной терке, орехи пропустить через мясорубку, чеснок истолочь, зелень мелко порубить. Морковь смешать с орехами и чесноком, заправить

сметаной и тщательно перемешать. Посыпать салат измельченной зеленью.

Салат из моркови с капустой кольраби

- *3-4 морковки,*
- *200 г кольраби,*
- *1 ч. ложка меда,*
- *1 ст. ложка молотых грецких орехов,*
- *немного лимонного, клюквенного, вишневого, яблочного или гранатового сока,*
- *веточка зелени,*
- *растительное масло.*

Морковь и кольраби хорошенько промыть, очистить, натереть на мелкой терке и перемешать. Заправить соусом, который состоит из меда, лимонного сока и небольшого количества растительного масла. Этот соус хорошо хранится в холодильнике, но лучше делать его каждый раз заново. Украсить салат ореховой крошкой.

Салат из моркови с крапивой и чесноком

- *5 морковок,*
- *4 ст. ложки рубленых листьев крапивы,*
- *4 зубчика чеснока,*
- *1 ст. ложка рубленых ядер грецких орехов,*
- *4 ст. ложки нежирной сметаны,*

- *2 ст. ложки мелко нарезанного зеленого лука,*
- *2 ст. ложки лимонного сока.*

Морковь натереть на крупной терке, смешать с рублеными листьями крапивы, чесноком, грецкими орехами, добавить лимонный сок. Полить сметаной и посыпать зеленым луком.

Паштет из репчатого лука

- *3 луковицы,*
- *3 яйца,*
- *1,5 ст. ложки топленого сала,*
- *1,5 стакана молока,*
- *60 г дрожжей,*
- *2 ст. ложки толченых сухарей,*
- *соль, перец по вкусу.*

Лук измельчить, обжарить в растопленном сале, смешать с толчеными сухарями, молоком, в котором растворены дрожжи, специями и выдержать эту массу на огне до загустения. Яйца отварить вкрутую, желтки растереть и добавить в полученную массу. Паштет украсить измельченными белками.

Разгрузочные диеты при избыточном весе, рекомендуемые в пожилом и старческом возрасте

В старческом возрасте характерна постепенная потеря массы тела, а вот избыточный вес значительно ухудшает самочувствие и укорачивает жизнь. В этом выпуске я подробно не останавливаюсь на диетах для снижения массы тела (этому уже был посвящен целый выпуск), но несколько разгрузочных диет, наиболее полезных по своему составу, я все же хочу привести. Эти диеты нужно соблюдать 1 раз в неделю. Тогда они не принесут вреда, а пойдут лишь на пользу тем, у кого избыток веса.

Диета из сухофруктов. По 100 г размоченного чернослива или кураги, или прокипяченного изюма 5 раз в день, всего 0,5 кг.

Яблочная — 5 раз в день по 300 г спелых сырых или печеных яблок, всего 1,5 кг яблок.

Арбузная — по 300-400 г мякоти арбуза 5 раз в день, всего 1,5 -2 кг в день.

Картофельная — по 300 г отварного в кожуре или печеного картофеля без соли 5 раз в день, всего 1,5 кг картофеля.

Огуречная — по 300 г свежих огурцов без соли 5 раз в день, всего 1,5 кг огурцов.

Салатная — свежие сырые овощи и фрукты, их комбинации 5 раз в день по 250-300 г без соли с добавлением растительного масла.

Молочная (кефирная) — по 200-250 г молока, кефира или простокваши (можно пониженной жирности) 6 раз в день, всего 1,2- 1,5 л.

Творожная — по 70 г творога 5-9%-ной жирности (не рекомендую увлекаться обезжиренным, так как можно получить обратный эффект) 5 раз в день. Кроме того, 2 стакана нежирного кефира, 2 стакана чая, 1 стакан отвара шиповника, всего 1 л жидкости.

Творожно-кефирная — по 50 г творога 5-9%-ной жирности и по 1 стакану кефира (молока) 5 раз в день, всего 250 г творога и 1 л кефира (молока).

Заменители сахара

Особый интерес представляют натуральные подсластители. В последние годы в аптеках появились препараты из стевии. Сладкий вкус стевии обусловлен веществом «стевиозид», который в 200-300 раз слаще сахара. Стевия содержит в своем составе белки (11-15%), витамины, минеральные элементы, полезна она при нарушении обмена веществ, в частности при диабете.

Потребление жидкости

Известно, что с возрастом снижается способность почек быстро концентрировать мочу, да и чувство жажды. У пожилых людей всегда имеется риск развития избыточной потери воды. Некоторые в этом возрасте опасаются употреблять большое количество воды из-за симптомов недержания мочи, такое ограничение бывает вредным. В норме пожилой человек должен употреблять около 30 мл жидкости на 1 кг массы тела (минимальное количество — 1500 мл в сутки).

Состояние иммунной системы в пожилом возрасте

У пожилых людей снижается иммунитет, увеличивается потеря мышечной массы, замедляются процессы заживления ран, что способствует возникновению язвенных процессов в желудке, на нижних конечностях.

В целях сдерживания атеросклеротических процессов широко известны диеты с резким ограничением жиров. Действительно, если общее количество жира снижено, а употребление рыбьего жира или льняного масла повышено, то создаются условия для замедления темпов развития атеросклероза. Однако при этом наблюдается снижение сопротивляемости организма к инфекциям. Поэтому надо уделить особое внимание употреблению витаминов и микроэлементов, повышающих или поддерживающих иммунитет. О витаминах и микроэлементах я уже рассказала, хочу лишь уточнить, что из них поможет поддержать нашу иммунную систему. Недостаток витаминов A, E и C снижает все виды иммунитета. Существуют данные об угнетении иммунных реакций при дефиците витамина B6. К веществам пищи, повышающим иммунитет, относятся: селен, железо, цинк. Когда организм получает эти вещества непосредственно из пищи, а не из дополнительных препаратов, то передозировки этих микроэлементов не будет. А вот, например, повышенное поступление цинка в организм с препаратами, наоборот, будет угнетать иммунную систему.

Ослабляет иммунную систему и пища с высоким содержанием рафинированного сахара, употребление значительного (более 5 чашек в сутки) количества кофе. Умеренное же употребление натурального кофе стимулирует синтез естественных клеток-киллеров в организме. Таким образом, недостаточное питание, особенно улиц пожилого и старческого возраста, может вызвать развитие вторичных иммунодефицитных состояний.

Пожилые люди кушают немного. Но вы видите, сколько необходимых для правильного обмена веществ должно поступать в их организм. Поэтому питание пожилых должно быть разнообразным и очень качественным. Применение биологически активных добавок также должно стать частью их питания. Но подходить к их выбору следует осторожно, прибегая к рекомендациям врачей.

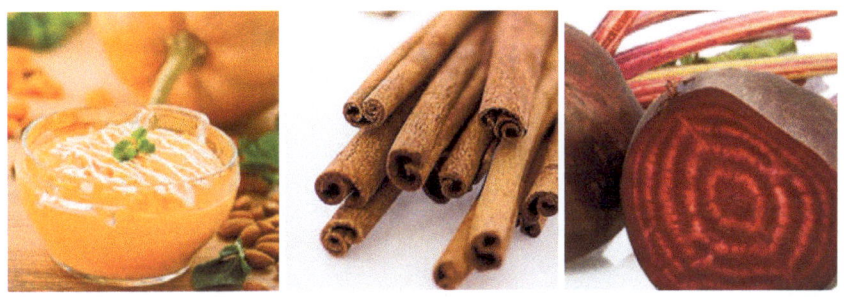

Пища, которая лечит

Пища, которая лечит

Мы едим каждый день и не очень-то задумываемся о том, что и как мы едим. Но если на улице холодно, мы предпочитаем съесть или выпить что-нибудь горячее. Если на душе «кошки скребут», многим хочется съесть что-нибудь сладкое (шоколад, пирожное), а кто-то лишается аппетита вообще. Значит, еда зависит от нашего самочувствия или настроения. А может она поменять их? Сделать настроение лучше, а здоровье крепче?

Одно из наиболее ранних известных упоминаний о еде как о лекарственном средстве встречается в старейшем трактате мировой медицины «Классика внутренней медицины желтого императора (Хуанди ней Цзин, XVIII век до н.э.». Но ведь и наши предки многое знали о лечебных свойствах обычных продуктов, а современная наука лишь подтвердила необходимость употребления того или иного продукта питания для профилактики и лечения конкретного заболевания. И нет здесь никакой мистики, все достаточно банально: ведь наш организм можно сравнить с большой стройплощадкой, где одновременно и непрерывно идут и строительство, и реконструкция. Ведь ежедневно, ежечасно, ежесекундно одни клетки нашего организма гибнут, а на замену им рождаются и развиваются новые. А вот какие новые — это уже зависит, как и в строительстве, от качества и количества поступивших стройматериалов. В нашем случае это минералы, витамины, белки, жиры, углеводы и различные биологически активные вещества, которые содержатся в разных продуктах питания. Значит, какой вывод? Питаться надо правильно. Надо знать, что мы едим и для чего, понимать, что еда должна быть лекарством, чтобы лекарство не стало едой. Предлагаем письма читателей, которые на практике ощутили всю пользу того или иного продукта, а комментарии специалистов помогут вам лучше во всем разобраться.

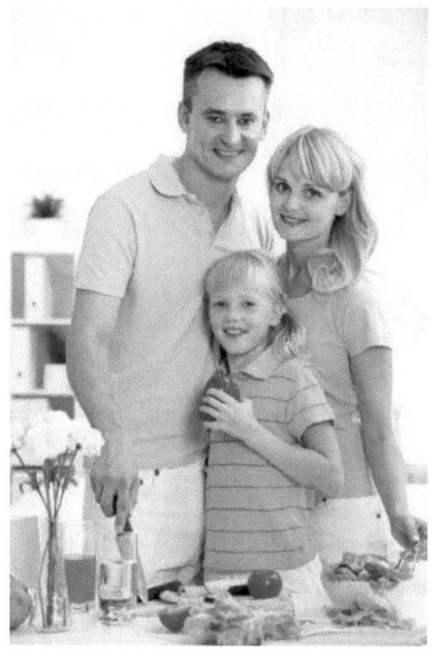

66

Еда, поднимающая настроение

Птица счастья — индейка

«...Я прочитала, что индейку можно назвать птицей счастья, и согласна с этим. Раньше я знала, что индейка является полезным и диетическое продуктом, т.к. нежирное, низкокалорийное, но очень питательное мясо индейки содержит много жизненно необходимых витаминов (в том числе витаминов группы В, которые помогают превратить углеводы в энергию и улучшают усвоение пищи) и минералов (в том числе магния, селена и повышающего иммунитет цинка). В нем совсем мало холестерина, а фосфора примерно столько же, сколько и в рыбе. Но, оказывается, запеченная индейка не зря признана настоящим рождественским блюдом. Индюшатина помогает создать настроение праздника уже благодаря только содержащимся в ней незаменимым аминокислотам (они не образуются в организме и должны в необходимых количествах поступать с пищей), а конкретнее триптофану. Эта аминокислота способствует не только хорошему настроению, но и здоровому сну, так как повышает выработку в нашем организме гормона радости серотонина».

Семенова Е.О., Ленинградская обл.

КОММЕНТАРИИ СПЕЦИАЛИСТА

Продукты-антидепрессанты

Антидепрессивным эффектом обладают не только мясо индейки, но также такие продукты питания, как жирная рыба, некоторые специи и, конечно, бананы.

Особенно полезна жирная рыба. Доказано, что содержащаяся в ней полиненасыщенная жирная кислота омега-3 улучшает настроение и придает бодрость. Люди, регулярно потребляющие жирные сорта рыбы, практически не страдают депрессией. По данным исследования Токийского университета, у подростков, которые едят много жирной рыбы, риск возникновения депрессии на 27% ниже, чем у тех их ровесников, кто ест мало жирной рыбы. В рыбе также содержится большое количество обладающего антидепрессивными свойствами магния и витамин В2, который отвечает за хорошее настроение.

Не только сладости, но и многие специи могут приносить удовольствие при употреблении их внутрь. Перец, например, дарит ощущение счастья, блаженства. Это касается почти всех специй — они повышают настроение, особенно карри, корица, гвоздика, мускатный орех, кардамон, имбирь.

Бананы от хандры и лишнего веса

«У меня такой характер, что часто нападает депрессивное настроение, особенно зимой. Вроде и жаловаться не на что, а тоска смертная. Может, просто от того, что темно и холодно зимой. Но я нашла для себя хорошее средство от хандры — съедаю каждый день 2-3 банана, потому что слышала, что содержит он вещества для поднятия настроения. И действительно помогает. Чаще стала улыбаться. А вообще я бананы люблю, к тому же теперь они заменили мне другие вредные сладости и сдобу, меньше вес стала прибавлять. А иногда я из бананов готовлю разные вкусные и полезные блюда. Предлагаю и вам попробовать, думаю, поклонников банановой кулинарии станет больше…»

Миронова Т. Н., г. Отрадное

Банановые оладьи

Растереть 2-3 мягких банана, добавить 2 яйца, 1 стакан кефира, 1/2 ч. ложки гашеной соды, сахар и соль. Муки всыпать столько, чтобы получилось достаточно густое тесто. Жарить на среднем огне, сначала прикрыв сковороду крышкой. Подать с банановым соусом: растереть банан со сметаной, добавить жидкий мед или густой банановый сироп.

КОММЕНТАРИИ СПЕЦИАЛИСТА

Банановый рай

Как ни странно, но сегодня на российском рынке самые доступные фрукты — это экзотические бананы, а когда-то за ними стояли «банановые очереди», бананы «доставали» зелеными и укладывали в шкаф на дозаривание… Впрочем, многие из нас и за фрукты бананы не считают — сахар и крахмал, никакой пользы. Мнение это ошибочно. Действительно, бананы содержат много сахара, но ведь есть немало людей, страдающих понижен-

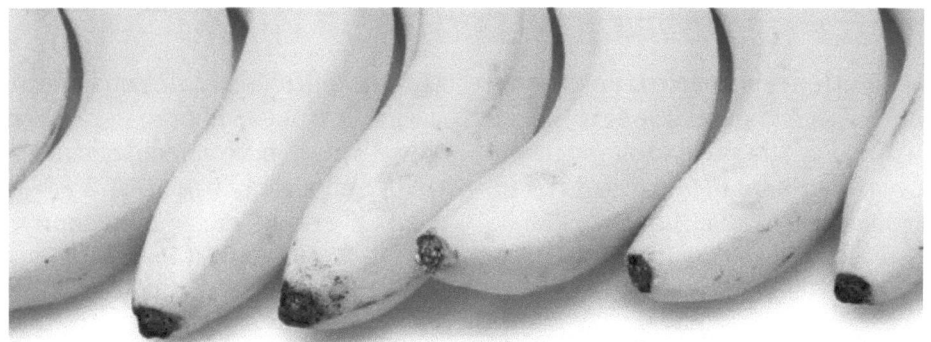

ным содержанием сахара в крови, или гипогликемией. Бананы помогают справиться с симптомами этого недуга: усталостью, раздражительностью и подавленностью. Впрочем, и больные сахарным диабетом могут достаточно спокойно лакомиться бананом.

Следует только помнить, что в зеленовато-желтом банане углеводы содержатся в виде медленно усваиваемого крахмала. В спелом банане крахмал уже превратился в моносахариды — глюкозу, фруктозу и сахарозу. Благодаря различным по строению сахарам данный фрукт является прекрасным источником энергии, причем они растворяются постепенно и выделяют энергию равномерно в течение длительного времени, потому те, кто хочет похудеть, часто употребляют бананы вместо другой еды, например, в качестве обеда.

Бананы содержат много полезного для кожи каротина, витамины группы В, влияющие на нервную систему и обмен веществ, и витамин С. В отличие от яблока толстая кожура банана эффективно сберегает витамины, поэтому вы получаете их в полном объеме.

Здоровая пища должна быть богата и разнообразна и при этом содержать мало жиров. Бананы отвечают этим требованиям, так как несут в себе лишь 0,18 г жиров на 100 г. Они содержат много полиненасыщенных жирных кислот, снижающих уровень холестерина в крови. В теле банана присутствуют все 8 незаменимых аминокислот, необходимых для построения клеток. Банан содержит больше калия и магния, чем все остальные фрукты, один банан содержит десятую часть необходимой суточной нормы. Калий особенно нужен тем, кто регулярно принимает антибиотики, и тем, кто даже после небольшого физического напряжения обливается потом. Он контролирует содержание воды в организме, отвечает за кислотно-щелочное равновесие, включение банана в рацион значительно снижает риск заболевания инфарктом миокарда.

Банан для бархатной кожи

«Зимой для красоты кожи лица проще всего использовать маски из банана. Другие плоды труднодоступны, а бананы круглый год на полках магазина. Я поддерживаю свою кожу в должной форме благодаря именно банану. Делаю из него маски. Это очень просто — режете банан кружочками и накладываете на лицо. Держите 20 минут — и кожа становится бархатной».

Завьялова Д.Р., г. Москва

Магний — лекарство от стресса

«При стрессовых ситуациях медики советуют увеличить потребление продуктов, богатых магнием. Эти же продукты рекомендуют в качестве альтернативы сладостям для тех, кому трудно побороть пристрастие к сладкому. Я всегда в период стресса стараюсь есть больше продуктов с магнием, а раньше ела шоколадки, пирожные и прочие «вредности». Для тех, кто хочет последовать моему совету, перечислю такие продукты с указанием миллиграммов магния на 100 г продукта, причем учтите, что суточная потребность магния составляет 400 мг. Тыквенные семечки содержат 534 мг магния в 100 г продукта, подсолнечные семечки — 400 мг, арбуз — 220 мг, пшено — 200 мг, бразильский орех — 144 мг, греча — 130 мг, лесные орехи — 67-80 мг, ржаной хлеб — 58 мг, шпинат — 51 мг, папайя — 29 мг, и всеми любимые бананы — 27 мг. Так что погрызть семечки или орешки или перекусить бананом — очень даже полезно и для нервов, и для фигуры. Конечно, если все это не поглощать тоннами…»

Петрова Р.Д., г. Москва

Рыба для здорового питания

Сторонников здорового питания в последнее время становится все больше, а потому мясо все чаще попадает в немилость. Но диетологи настаивают на том, что белковое питание человеку необходимо, а значит, пришло время обратить особенно пристальное внимание на рыбу. В рыбе содержатся очень ценные для нашего организма белки, витамины A и D и микроэлементы и другие компоненты, в том числе и омега-3 жирные кислоты. К тому же по сравнению с мясом и птицей рыба переваривается организмом значительно легче и быстрее. Особенно полезна морская рыба, в которой особенно много йода и фтора, а от их дефицита страдают практически все жители России. Диетологи

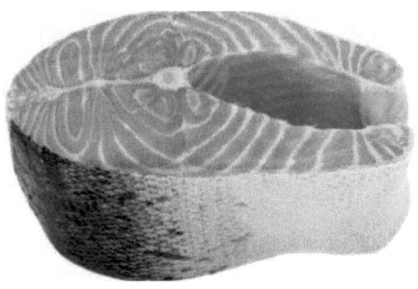

советуют использовать рыбу при нарушениях обмена веществ, атеросклерозе, гипертонии, ишемической болезни сердца.

Рыба от сердечных проблем

«Нам, сердечникам, у кого стенокардия и холестерин на пределе, очень сложно построить свое питание, ведь мясо следует ограничивать. А откуда мужчинам брать белок для поддержания своих мышц? И так физическая активность ограничена, а если еще белки снизить, то и вес пойдет вверх. Поэтому рыба для нас — самая ценная еда. Всем она хороша: и белок там полноценный, и фосфор, чтобы голова работала, и омега-3 жирные кислоты, чтобы холестерин был в норме и сосуды в порядке. Не говорю уже о том, что рыба еще и очень вкусна, если ее хорошо приготовить, причем и в холодном виде, и в горячем. Жаль только, качественную, свежую рыбу становится все труднее купить. Я как стал рыбный рацион соблюдать, так поддерживаю свои атеросклеротические показатели в рамках. Теперь точно знаю, что пища может быть лекарством, уж я в этом убедился».

Иванов М.П., г. С.-Петербург

Биточки из хека

1 кг филе хека, 2 луковицы, 1 ст. ложка томатной пасты, 1 яйцо, 2 ст. ложки молотых сухарей, перец, соль по вкусу.

Филе хека пропустите через мясорубку, добавьте яйцо, специи, жареный лук, перемешайте и сделайте биточки. Обваляйте в сухарях и жарьте до образования румяной корочки с обеих сторон. Биточки подавайте со сложным гарниром — зеленым горошком, жареным картофелем, отварными свеклой и морковью, маринованными фруктами. Каждый биточек можно украсить жареным луком и полить томатом. Иногда биточки подают с яйцом.

Хек особенно необходим тем, кто склонен к полноте, кому противопоказана жирная пища.

Ставрида «Сюрприз»

1 кг ставриды, 4 яйца, 3-4 луковицы, 60-70 г сметаны.

Филе рыбы нарежьте порционными кусками, обваляйте в муке и обжарьте. Жареную рыбу смешайте с обжаренным луком и залейте сметаной. Все это тушите 3-4 минуты. Затем возьмите 4 яйца, отделите желток от белка, взбейте белки и залейте рыбу. Желтки положите сверху и запекайте в духовом шкафу 1-2 минуты до образования румяной корочки.

Ставрида, скумбрия, сельдь — источники необходимых для здоровья человека белков, витаминов, микроэлементов. В 100 г этой рыбы содержится 20-22% полноценного белка — столько же, сколько в говядине, а усваивается рыбный белок вдвое легче. Особенно богата данная рыба витаминами группы В, которые нужны людям любого возраста, цинком, столь полезным для простаты, йодом.

Продлите молодость, мужчины!

«Все мужчины стремятся продлить свою мужскую молодость, да и сохранить здоровье половой сферы тоже. Для здоровья простаты и сохранения половой активности мужчинам очень нужен цинк, и самым лучшим источником его, как утверждают врачи диетологи, являются скумбрия и ставрида. Даже консервы из них в этом плане полезны. Послушался я этого авторитетного мнения и ввел в свой рацион эту рыбу, по крайней мере, раз в неделю. Кроме того, эти рыбы жирные, а рыбий жир, как известно, самый хороший источник омега-3 жирных кислот, так что двойная польза получилась. А эффект, действительно, есть. Во всяком случае, не жалуюсь, хотя возраст уже преклонный. Кстати, холестерин тоже в норме».

Коломягин П.Р., г. Тихвин

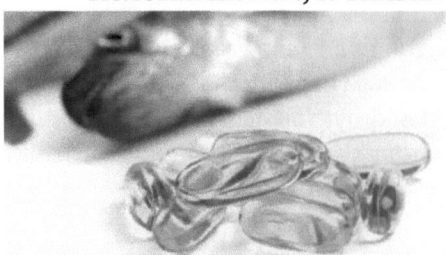

Пряности в домашней аптечке

Корица поможет излечиться

«Не очень приятная тема — воспоминания о болезни раком моей матери, но хочется поделиться своими результатами лечения ее различными натуральными нелекарственными средствами. Редкий врач посоветует что-то, кроме химических препаратов, но об их эффективности и побочных эффектах, думаю, слышал каждый. А вот методы народной медицины чаще передаются по сарафанному радио. Но мне повезло, я встретила грамотного натуропата-травника, который и подсказал возможность использования при онкологии знакомой всем корицы. Может, еще кому пригодится этот совет.

В стакан горячей воды внесите на кончике ножа корицу, перемешайте в течение 5 минут, затем добавьте чайную ложку меда и выпейте медленными глотками. Ежедневно выпивают один стакан такого лекарства. Месяц — самый короткий курс приема такого лекарства из корицы, после которого можно почувствовать результат лечения. Однако при запущенной форме онкологического заболевания его нужно принимать значительно дольше».

Евдокимова А.В., г. Москва

Австралийские ученые доказали, что **корица** — прекрасное противоопухолевое средство, даже на запущенных стадиях онкологических заболеваний корица может оказать существенную помощь. Указанный рецепт полезен не только онкологическим больным, но и тем, кто хочет похудеть. Кроме того, это лекарство улучшает пищеварение, лечит болезни суставов, рассасывает холестериновые бляшки (полезно при атеросклерозе), способствует улучшению памяти.

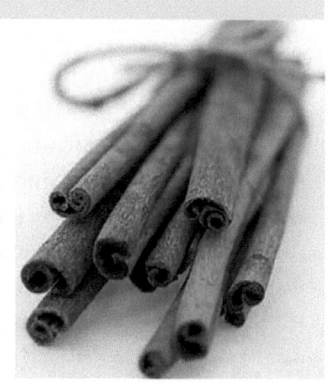

Специи для здоровья

«...Хочу уделить немного внимания специям. У каждой хозяйки на кухне можно найти и перец, и гвоздику, и шафран, да и других пряностей всегда много. Но неужели они употребляются только для «остроты» вкуса? Отнюдь!

• Во-первых, **гвоздика**: употреблять ее следует тем, кто страдает хроническими желудочными и кишечными болями и спазмами; полезна она и при тошноте, рвоте. Гвоздика также отличное средство от гипертонии: 40 бутонов гвоздики залейте 4 стаканами холодной воды и кипятите на малом огне до тех пор, пока не останется 0,5 л. Пить по столовой ложке 3 раза в день (утром — натощак, остальные 2 раза — перед едой). Курс длительный.

• Блюда с добавлением **тмина** полезны при желудочных и кишечных коликах, катаре кишечника, нехватке молока у кормящей матери и заболеваниях дыхательных путей. При хронических запорах, колите и метеоризме приготовить такой настой: столовую ложку семян тмина залить стаканом кипятка и настаивать в течение получаса. Принимать по столовой ложке 3-4 раза в день.

• Тем, кто страдает от камней в почках и желчном пузыре, советую такое средство: из крупного изюма удалите косточки и нафаршируйте его горошинами **перца**. Съешьте 1 ягоду, а затем ежедневно увеличивайте количество «пилюль» на одну. После 10-дневного курса начинайте по 1 снижать дозу. Изюминки необходимо тщательно прожевывать. Такие же «таблетки» используются и при лечении злокачественных опухолей, а также болезней печени и почек.

● Водный настой **шафрана** применяют при воспалении мочевого пузыря, нарушении менструального цикла, при сухом бронхите, коклюше и истерии с нервными припадками: чайную ложку шафрана залить стаканом кипятка, настоять в течение 15-20 минут, процедить, охладить. Принимать по 1 ст. ложке 3 раза в день перед едой. Примочки с этим настоем помогают при лечении конъюнктивитов и кератитов, а компрессы — при лечении гнойных ран на коже».

Райкина И.В., Иркутская обл.

Имбирь — лекарство с Востока

«Я люблю использовать имбирь при простуде. Для приготовления имбирного чая необходимо насыпать большую щепотку сухого имбиря в эмалированную чашку с 0,5 л воды и довести до кипения. Держите на огне до тех пор, пока вода не выкипит на четверть, затем процедите. Хорошо добавить мед и лимон. Такой чай великолепно прочищает дыхательные пути, дает приток энергии, сил, ощущаешь сильный внутренний разогрев. Это прекрасное противовирусное средство. Но особенно эффективен имбирный чай, как профилактика, когда переохладился или когда почувствовал первые симптомы болезни».

Сухова П.Р., г. Сызрань

КОММЕНТАРИИ СПЕЦИАЛИСТА

Имбирь является самой распространенной пряностью на планете. Главная ценность его заключается в том, что он обладает способностью усиливать и дополнять вкус как сладких, так и острых блюд. Кроме того, имбирь обладает афродизиакальными свойствами, издавна применяется при простуде, при желудочно-кишечных расстройствах. Как лекарственное растение имбирь отличается своими ветрогонными и спазмолитическими свой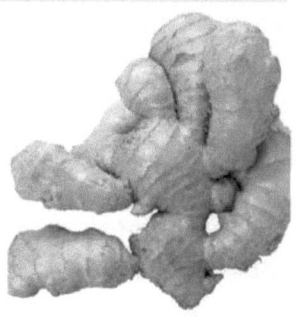ствами. Недавние исследования также выявили антиоксидантные и противовоспалительные свойства имбиря. Имбирь снимает симптомы морской болезни и расстройств вестибулярного аппарата, при этом устраняет все симптомы, не только тошноту, но и слабость, головокружение, холодный пот. Имбирь проявляет обезболивающие и противовоспалительные свойства при артрите, препятствует развитию рака ободочной и прямой кишки.

Морковное пюре с имбирем

1 кг моркови, 1/2 стакана овощного бульона, 2 ст. ложки орехового масла, 1 луковица, 1 зубчик чеснока, 2 ч. ложки свежего измельченного имбиря, 1 ч. ложка тмина, 1 щепотка мускатного ореха, веточки мяты для украшения.

В большой кастрюле вскипятите овощной бульон, положите крупно нарезанную морковь, накройте крышкой и тушите на медленном огне 20 минут до готовности. Пассеруйте 5 минут на 1 ст. ложке масла лук, чеснок, имбирь и тмин. Переложите содержимое кастрюли и сковороды в кухонный комбайн и взбейте пюре. Если пюре не получится достаточно однородным, процедите его сквозь сито. Подавайте горячим, украсив листьями мяты и добавив остатки масла, мускатный орех, соль и перец.

Пряные лекарства от головной боли

«Средство от головной боли может найти каждый в своем доме в виде привычных пряностей. При головной боли помогут широко известные пряности: лавровый лист, чеснок, красный перец, куркума, имбирь, корица.

Лавровый лист, в частности, используют для лечения и профилактики мигрени: 2 листа заварите стаканом крутого кипятка и выпейте этот настой в течение дня небольшими порциями.

Небольшой кусочек имбиря заваривают вместе с другими травами или с чаем в чайнике для заварки.

Рекомендуется съедать зубчик чеснока в день. Полезно употреблять в пищу красный перец, причем в любом виде».

Матвеева Т.Л., г. Казань

КОММЕНТАРИИ СПЕЦИАЛИСТА

Имбирь особенно эффективен в начале приступа мигрени. Чеснок ослабляет активность тромбоцитов, участвующих в процессе возникновения головных болей. А красный перец является хорошим источником салицилатов, которые разжижают кровь. Большим количеством салицилатов славится кора ивы, однако она далеко не всегда имеется у нас в нужный момент, а красный перец на кухне всегда под рукой. Лавровый лист подавляет образование серотонина, который способствует возникновению головных болей.

Кардамон спасет от депрессии

«В нашем северном климате в период почти полярных ночей, когда света дневного практически не видишь, о солнце забываешь, как оно выглядит, депрессия — бич № 1. Утром проснешься по будильнику — темно, холодно, спать хочется. Какое там настроение — из-под одеяла вылезать не хочется. У нас такое явление еще прозвали синдромом одеяла. Обязательно в это время года нужно помочь своей психике. Хорошим средством для радости может послужить пряность кардамон. В китайской медицине его используют не только как противопростудное и улучшающее пищеварение средство, но и при психических болезнях — депрессии и даже шизофрении, поскольку кардамон обладает свойством веселить душу. А применять его можно в любом виде, например, в блюдах. Попробуйте, ведь это всего лишь пряность, а не лекарственный препарат. Мне помогает».

Завьялова В.Л., г. С.-Петербург

КОММЕНТАРИИ СПЕЦИАЛИСТА

В медицине разных народов мира **кардамон** издавна используется в лечебных целях, как стимулирующее, отхаркивающее, ветрогонное, желудочное и потогонное средство. Он полезен при простуде, кашле, бронхите, охриплости голоса и плохом усвоении пищи. Индусы считают эту пряность 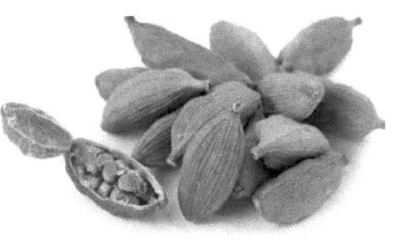 одним из лучших и безопасных стимуляторов пищеварительной системы, который, в отличие от перца, горчицы, хрена, лука и чеснока, не оказывает раздражающего действия на рецепторы ротовой полости и слизистой оболочки желудка, а потому практически не имеет ограничений в применении и может быть использован даже при язвенной болезни. Авиценна советовал применять кардамон против тошноты и рвоты, также эта пряность помогает устранить отрыжку. Кардамон благотворно влияет на психоэмоциональную сферу: стимулирует ум и сердце, дарит ощущение радости.

Чаще всего молотые семена кардамона добавляют в кондитерские изделия для придания особого вкуса печенью, пряникам, пирогам из дрожжевого теста. Кардамоном приправляют вегетарианские пловы, супы (в особенности гороховый), разнообразные блюда из свинины, баранины и рыбы. В Китае им ароматизируют чай. Также на Востоке популярен крепкий кофе с кардамоном, который уменьшает возбуждающее и чрезмерное сокогонное действие кофеина. Добавленный в молоко кардамон нейтрализует его слизеобразующие свойства. Приятный аромат кардамон придает как безалкогольным, так и алкогольным напиткам. Отличительная особенность русской кухни — применение кардамона в кашах. Однако помните, что кардамон чрезвычайно душист и его следует использовать в небольших количествах.

Творожные бомбочки с хурмой и кардамоном

1 стакан муки, 1 желток, 400 г творога, панировочные сухари, сметана, 4 спелые хурмы. Помимо этого 3-4 зернышка кардамона, щепотка морской соли, 2 ч. ложки сахара, оливковое масло.

Выкладываем творог в глубокую миску и разминаем его ложкой. Очищаем хурму и нарезаем ее небольшими кубиками. Все тщательно перемешиваем. Добавляем в полученную смесь желток, сахар, соль и четверть стакана муки. Зернышки специи толчем в ступке и добавляем в тесто. В него же кладем и оставшуюся муку. Насыпаем на разделочную доску панировочные сухари и обваливаем в них каждый кусочек творожного теста, взятый большой ложкой. Обваливать тесто нужно со всех сторон. Разогреваем масло и обжариваем бомбочки во фритюре, каждую около 3-5 минут. После этого выкладываем все на тарелку, застеленную бумажным полотенцем, которое поможет убрать лишний жир. К столу это блюдо лучше всего подавать со сметаной.

Цикорий поможет селезенке

«...Обычно мы узнаем о существовании внутреннего органа, только когда он начинает болеть. Если вас побеспокоила селезенка, купите цикорий: он успокоит, обезболит и опухоль снимет. Нужно размешать четверть чайной ложки экстракта цикория в стакане кипятка и пить как чай с медом. Или принимайте 3 раза в день по 2 ст. ложки настоя: заварить 20 г корня цикория стаканом горячей воды, укутать на 30-40 минут и процедить. Последнее время в магазинах появился сухой растворимый порошок цикория для приготовления напитка: очень вкусно получается, можно в него добавлять немного молока или нежирных сливок».
Артемчик О.В., Кемеровская обл.

Для того чтобы рассказать о целебных свойствах **цикория**, не хватит и целого выпуска, ведь это действительно очень полезный продукт, который сейчас становится все более и более популярным среди людей, выбирающих здоровый образ жизни…

В корне цикория содержится 60% инулина — полисахарида, который широко применяется в питании диабетиков как заменитель крахмала и сахара. Употребление цикория помогает снять тахикардию, расширяет сосуды, оказывает успокаивающее действие на центральную нервную систему. В медицине часто используют противомикробные и вяжущие свойства цикория. Отвары и настойки из корней усиливают аппетит, улучшают пищеварение, успокаивают нервную систему, помогают работе сердца. В народной медицине цикорий применяют при болезнях печени, селезенки, почек.

При варикозном расширении вен, сосудистых заболеваниях, при геморрое применение корня цикория не рекомендуется.

Антитоксическое питание предотвратит опухоли

Антитоксическое питание необходимо не только онкологическим больным, но и здоровым людям в качестве профилактического питания для предупреждения опухолевых заболеваний.

ОСНОВНЫЕ ПРИНЦИПЫ

Самое главное — необходимо перейти на натуральные растительные продукты питания. Перемена рациона не должна быть резкой, наоборот, переход на здоровые продукты лучше растянуть во времени. Важно, чтобы изменение питания не стало новым и неоправданным стрессом. Нужно понимать, что перемена в питании необходима для подавления болезни, а не больного.

В нашем организме основными накопителями вредных веществ являются печень и кишечник. Поэтому именно этим органам, независимо от места локализации опухоли, нужна первоочередная поддержка. А лучший способ — употреблять в пищу растительные продукты (овощи, каши, фрукты, орехи), способствующие очищению организма. К тому же растительные продукты не только позволяют выводить токсины и поддерживать иммунитет на должном уровне, но даже способны разрушительно действовать на раковые клетки. Ведь растения содержат многочисленные ферменты и энзимы, которые способствуют расщеплению и усвоению пищи, выведению токсинов, оказывают противоопухолевое действие. Было замечено, что при переходе на правильное питание опухоли начальных стадий рассасываются за год-полтора.

Чем я кормила своего отца, заболевшего раком

«У меня в семье случилось несчастье — мой отец в возрасте 68 лет заболел раком печени. Но я хочу сейчас поделиться не тем, какими натуральными средствами я его лечила — об этом много пишут, а рассказать об опыте, как я его кормила. Этот вопрос возникал у всех родственников, которые ухаживали за больными на отделении, потому и хочу помочь всем, кто в этом нуждается, советом.

Для достижения наилучшего эффекта лечения рацион онкологического больного на 50% должны составлять зерновые: греча, пшено, бурый рис, ячмень, зерновые хлопья. 25% должно приходиться на овощи (сырые, тушеные, квашеные или приготовленные на пару) и овощные салаты. А оставшиеся 25% составляют в питании такие продукты, как рыба, супы, бобовые, специи, фрукты, семена, орехи, хлебные изделия из ржаной, смешанной муки или муки грубого помола, макаронные изделия.

По поводу напитков. Кофе и черный чай не рекомендуются, а вот травяные чаи с добавлением шиповника, листьев малины, черной смородины, душицы очень даже полезно пить. Приятные на вкус травяные чаи, в зависимости от своего состава, могут повышать защитные силы организма или же способствовать выведению токсинов. Для придания изысканного вкуса можете добавить в травяной чай щепотку какой-нибудь пряности: имбиря, корицы, кардамона и т. п. Богаты антиоксидантами зеленый чай, клюквенный морс, чай «каркаде». Так, напиток из зеленого чая показан во время проведения лучевой терапии. Напитков со льдом следует избегать. Но родниковую и талую воду пить полезно. Талая вода чище и мягче кипяченой воды, а по своей структуре наиболее близка к межклеточной жидкости нашего организма, поэтому талая вода в него легче «встраивается».

Рецепт приготовления талой воды

Сделать талую воду можно в домашних условиях. Заполните холодной кипяченой водой эмалированную кастрюлю и поставьте в морозильную камеру холодильника. Когда замерзнет половина объема воды, слейте незамерзшую воду, а полученный лед оттайте: вода готова для питья».

Попова Р.Л., г. С-Петербург

Кисели и морсы помогут организму

Кисель — одно из традиционных, издавна любимых в России блюд. Только изначально его не загущали крахмалом, а готовили на заквашенных отварах злаков, на крахмале кисели обычно варили густыми и подавали с молоком. Кисель — блюдо очень питательное: в нем и витамины, и калории. Его рекомендуют пить при гастритах с повышенной кислотностью и язвенных болезнях желудка и двенадцатиперстной кишки. Кисель оказывает подщелачивающее действие на организм, 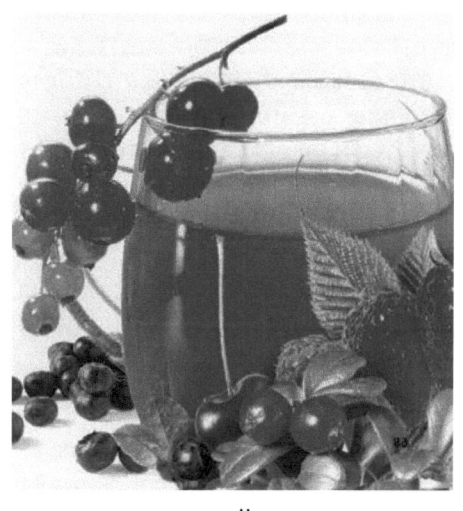 что очень важно для людей, страдающих повышенной кислотностью. Кисель, приготовленный из высококачественных ягод или соков, по количеству органических кислот прочно держит первое место среди прочих напитков, к тому же он обладает целебными качествами, которые во многом зависят от того, из каких плодов сварен кисель.

● **Кисель из клюквы** — лучший напиток при простуде и гриппе.

● **Черника в киселе** эффективна при заболеваниях желудочно-кишечного тракта, инфекционных заболеваниях, а также для улучшения остроты зрения.

● **Яблочный кисель** рекомендуется для профилактики анемии, гиповитаминозов и для улучшения пищеварения. Используют его и как диетическое средство: от яблочного киселя не полнеют, зато он создает чувство сытости.

- **Кисель из рябины** полезен при заболеваниях печени и желчного пузыря, обладает легким слабительным, желчегонным действием.
- **Кисель из вишни** обладает антисептическими свойствами и является хорошим средством при воспалительном заболевании дыхательных путей.

И еда, и лекарство одновременно

«В пору простудных заболеваний и эпидемий гриппа меня и всю мою семью спасает клюква. Нет лучшего средства от температуры, она и почки промоет, и витамина С сколько нужно даст. Когда высокая температура, то есть не хочется и не рекомендуется. А вот кисель из клюквы — то, что надо. Это и еда, и лекарство одновременно.

Была помоложе — ходила сама на болото, собирала эту ценную ягоду, а теперь силы не те, но ежегодно покупаю ее на рынке, чтобы зимой не бояться простуды. Варю я кисель особым образом. Сначала сок отжимаю, а из жмыха варю сам кисель, сахар по вкусу добавляю, в конце крахмал ввожу, как положено, а сок вливаю уже в готовый кисель, тогда он живой получается. Храню клюкву зимой замороженной. Она от этого только вкусней становится».

Викина П.О., п. Вырица

КОММЕНТАРИИ СПЕЦИАЛИСТА

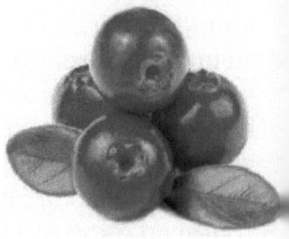

Клюквенный морс часто используют в качестве утоляющих жажду и жаропонижающих напитков при лихорадочных заболеваниях. В народной медицине клюквенный сок с медом употребляют при сильном кашле, связанном с простудой, при ангине и ревматизме. Клюквенный сок и морс обладают бактерицидным действием, поэтому они служат важным вспомогательным средством при лечении широко распространенного заболевания почек — пиелонефрита, или воспаления почечных лоханок. Бензойная кислота, которой так богата клюква, подавляет развитие возбудителей болезни, кроме того, она превращается в организме в гиппуровую кислоту, которая в несколько раз усиливает действие других антибактериальных медикаментозных препаратов, применяемых для лечения пиелонефрита.

Почкам клюква помогла

«Я страдаю пиелонефритом многие годы. Но лекарства пить не люблю. Спасаюсь травами разными, но сейчас я хочу рассказать о моем основном и любимом лекарстве — клюкве. Я всю зиму теперь пью клюквенный морс. Клюква — удивительная северная ягода, это целая природная аптека, она с успехом может заменить антибиотики, и я использую эти ее свойства. Особенно она хорошо помогает почкам, в чем я убедилась на своем опыте, потому что ее бактерицидные вещества выделяются через почки. Раньше ни одна зима не обходилась, чтобы антибиотики не пить от пиелонефрита, а как клюкву стала пить регулярно, то забыла, что такое антибиотики.

Заготавливаю я клюкву для морса, пропуская через блендер, а потом смешиваю с сахаром по вкусу, чтобы морс уже не сластить. Стоит всю зиму хорошо. Зимой только развожу теплой водой и процеживаю. Морс получается вкуснейший. А иногда кисель варю из жмыха, а в готовый кисель добавляю процеженный концентрированный морс».

Воронина В.К., г. Витебск

Не только морс, но и... красота!

«...Я всю зиму пользуюсь масками из клюквы из морозильника, раздавливаю и наношу на лицо в виде маски. Для этого вполне достаточно 2-3 ягод клюквы. От таких масок кожа подтягивается, поры сужаются. Ягоды клюквы наносят на лицо на 15-20 минут, а затем смывают прохладной водой. Такую процедуру хорошо проводить 1-2 раза в неделю. И от веснушек такой рецепт поможет. Их надо ежедневно смазывать соком или кашицей из клюквы в течение 1,5-2 месяцев.

На сухую кожу после смазывания или наложения клюквенной маски обязательно нужно нанести питательный крем.

А если кожа жирная с расширенными порами, то хорошо взбить 2 ч. ложки яичного белка и, медленно помешивая, влить 5 ч. ложек клюквенного сока. Смесь наносите на лицо 2-3 раза через каждые 4-5 минут. Смойте маску несколькими ватными тампонами, смоченными чаем.

Применяю я клюкву и для ухода за руками. После мытья посуды протираю руки плодами клюквы, а затем втираю в кожу крем для рук. В ногтевые пластины и кожу вокруг них также полезно регулярно втирать сок клюквы».

Роднина Р.Х., г. Москва

Рябина поможет при холецистите

«Давненько я страдаю хроническим холециститом. Врачи говорят, что желчь густая и плохо отходит. Вот и придумываю всякие средства, чтобы улучшить ее отхождение. Излюбленным моим рецептом стал кисель из рябины красной. Соседка по даче научила.

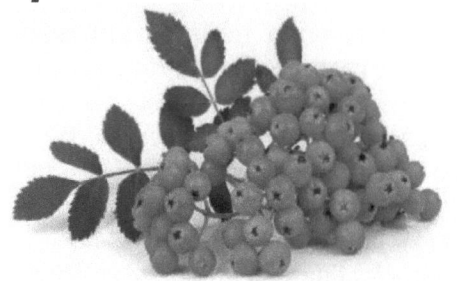

Рецепт такой: 4 стакана воды, 400 г рябины, 1,5 стакана сахара, 1/2 стакана картофельного крахмала. Рябину перебрать, положить в кастрюлю, добавить 2 стакана воды, плотно закрыть крышкой и упаривать в духовке или на водяной бане. Протереть, развести горячей водой (1 стакан), добавить сахар, довести до кипения и ввести разведенный в стакане холодной воды крахмал. Разлить в порционную посуду, посыпать сахаром и охладить. Кисель можно приготовить с медом, который ввести после загустения сиропа.

Рябины на даче много. Собираю ее осенью, часть сушу, а часть замораживаю, и всю зиму с киселем. А самое главное, дополнительно химии не надо пить, чтобы своему желчному пузырю помогать. И вкусно, и полезно».

Самохина В.Л., г. Казань

Чтобы не «плыла» щитовидка

«С возрастом у меня «поплыла» щитовидка, я стала полнеть, отекать, да и другие проблемы тоже не заставили себя ждать. Даже кишечник стал работать с перебоями… Но есть простые рецепты, которые помогают справиться со многими подобными проблемами, один из них — кисель с яблоками и сельдереем.

4-5 стаканов воды, 2-3 яблока, 50 г корня сельдерея, 5-6 ст. ложек сахара, 4 ч. ложки картофельного крахмала. Отжать сок из яблок и очищенного от кожицы корня сельдерея. Сок охладить. Отжимки залить горячей водой, довести до кипения, варить в течение 20-25 минут, протереть через сито. Частью отвара развести картофельный крахмал. В остальной отвар всыпать сахар, довести до кипения, влить крахмал, после чего снять с огня, добавить охлажденный сок, размешать, разлить в порционную посуду, посыпать сахаром и охладить».

Осипова И.Н., г. Краснодар

Сельдерей добавит в ваш кисель полезного хлорофилла и антиоксидантов, поднимет тонус, особенно полезен он мужчинам. Сельдерей дает легкий слабительный и мочегонный эффект, способствует поднятию физической и умственной работоспособности, благоприятно действует на эндокринную и нервную системы.

Шиповник против вирусов

«Для поддержания иммунитета своих близких, особенно в период эпидемий гриппа, я стараюсь готовить отвары и кисель из шиповника. Справки и больничные уже давно не для нас — мы предпочитаем бегать на лыжах и коньках, играть в хоккей или просто кататься с горок на ватрушках... Ведь это гораздо интереснее, чем лежать в постели с грелкой!

Кисель готовить просто: 4 стакана воды, 50-80 г сушеных плодов шиповника, 1-1,5 стакана сахара, 4-6 ст. ложек картофельного крахмала, 1-2 г лимонной кислоты.

Промытые плоды шиповника залить 3 стаканами горячей воды и оставить на некоторое время, чтобы плоды набухли, в той же воде варить до размягчения. Когда шиповник станет мягким, отвар процедить в другую посуду, а плоды протереть, соединить с отваром. Добавить сахар, кислоту, вскипятить и влить разведенный в стакане холодной воды крахмал. Разлить в порционную посуду, посыпать сахаром и охладить».

Игнатова О.Е., Тверская обл.

В последнее время доказано противовирусное действие **шиповника** не только в отношении вируса гриппа, но и герпеса, поэтому настой шиповника полезно принимать для профилактики рецидива герпетических высыпаний ввиду большого содержания витаминов группы В. Кисель из шиповника полезен также и при комплексной терапии межреберной невралгии.

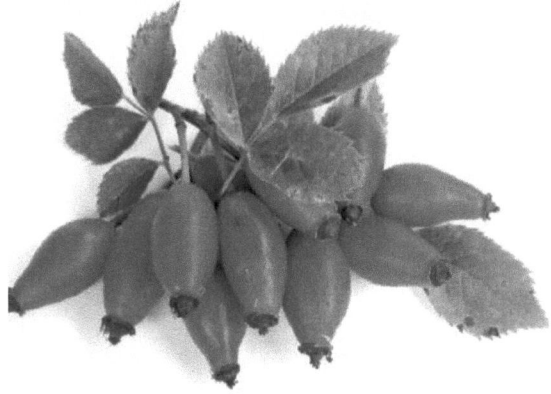

Плоды разные, но все — полезные!

Для талии и сердца соки овощей

«…Всю свою жизнь я была немного склонна к полноте. Правда, всегда это было в разумных пределах, никогда не доходило до ожирения. Конечно, приходилось следить за питанием, стараться вести подвижный образ жизни. Но с годами начинаешь меньше следить за фигурой, да и занятия спортом даются все тяжелее. И естественно, природа стала брать свое — вес стремительно набирался. Может быть, особого значения я увеличившейся талии и не придала бы, но избыточный вес начал сказываться на здоровье, появилась одышка, стало пошаливать сердце. А уж такими вещами не шутят. Во избежание серьезных проблем необходимо было принимать какие-то меры. В таблетки, моментально избавляющие от лишних килограммов и связанных с ними осложнений, у меня веры нет, занятия активным спортом и соблюдения разных диет в моем возрасте тоже не очень подходят. А вот в одной из книг по народной медицине я случайно наткнулась на сокотерапию — лечение при помощи соков из фруктов и овощей — и нашла там универсальный рецепт, способствующий улучшению деятельности сердца и снижению веса.

Следует взять помидоры, яблоки, мякоть тыквы и лимоны (обязательно свежие, не подпорченные), приготовить из них, с использованием соковыжималки или терки, соки и смешать в соотношении: 2 части томатного, 4 части яблочного, 2 части сока тыквы и 1 часть лимонного. Пить дважды в день, утром и вечером, по одному стакану, обязательно свежеприготовленную соковую смесь, то есть не более чем через 15 минут после приготовления. Соки лучше не фильтровать, так как в мякоти содержится гораздо больше полезных веществ.

Благодаря такой смеси натуральных соков, конечно, при ее регулярном употреблении, мне удалось справиться с моими проблемами. Естественно, для борьбы с лишним весом одного сока было недостаточно — я принимала его в сочетании с некоторыми

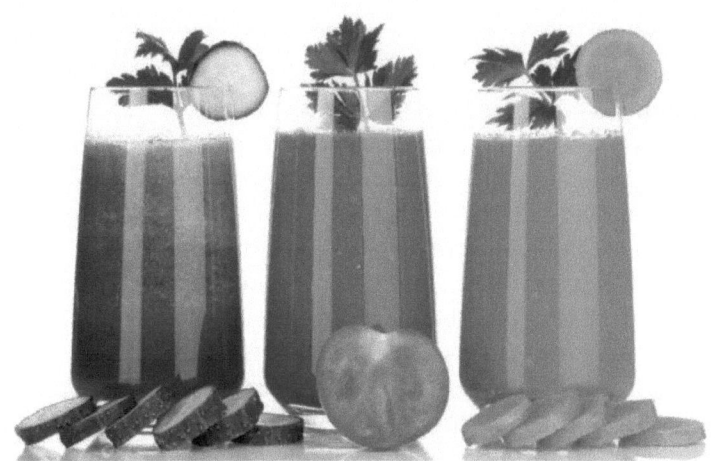

ограничениями в меню. Но речь не идет о каких-то голодных диетах, а о простом умеренном питании. Через 3 неполных месяца я скинула несколько лишних килограммов, но что самое главное — проблемы с сердцем ушли сами собой. Сейчас я периодически, приблизительно 2 раза в год, прохожу курс такой сокотерапии, но и в промежутке обязательно пью разные натуральные соки. Их употребление идет здоровью только на благо».

Грушина Л.А., г. Петербург

КОММЕНТАРИИ СПЕЦИАЛИСТА

Продукты для печени

Точно так же, как есть продукты, вредные для печени (различные промышленные соусы, колбасы, копчености, алкоголь, продукты с обилием искусственных пищевых добавок), есть немало других, поддерживающих и улучшающих ее функции. Прежде всего, это овощи и фрукты, богатые пектинами — природными сорбентами, «разгружающими» организм от скопившихся (в том числе в печени) вредных веществ. Много пектинов содержится в яблоках, тыкве, айве. Эти растения равно хороши и полезны как в свежем, так и в печеном или отварном виде (кстати, при тепловой обработке количество пектинов даже повышается!). А вещество агар-агар, добываемое из водорослей и применяемое при домашнем и промышленном приготовлении желе, представляет собой не что иное, как натуральный порошкообразный концентрат пектина. Мягко чистят печень и улучшают ее функции также всем нам хорошо известные свекла, растительные масла, расторопша, укроп, петрушка, одуванчик, шиповник.

Рогатая репка поправит здоровье

Рогатая репка — так иногда называют капусту кольраби за ее необычный вид. По содержанию белка, углеводов и витаминов кольраби близка к брюссельской капусте. В кольраби много витамина С, а также калия и кальция, что делает ее отличным лекарством для сердечников. Если регулярно есть 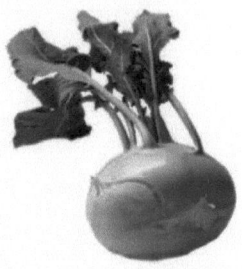 эту капусту, то можно укрепить сердце и снизить артериальное давление. Кольраби благотворно влияет также на нервную систему, обмен веществ, функционирование пищеварительных органов, особенно печени, желчного пузыря и желудочно-кишечного тракта. Она очень полезна беременным женщинам и детям, так как способствует правильному развитию зубов и скелета будущего ребенка. Поскольку кольраби обладает мочегонным действием, есть блюда из нее на ночь не рекомендуется. Кроме всего, эта капуста богата полноценным белком и рекомендуется вегетарианцам.

Моя диета от гипертонии

«Моей диетой от давления стал такой корнеплод, как кольраби. Это такая капуста, очень полезная для сердца, как сказал мой врач кардиолог. Мне этот овощ по вкусу пришелся. Стала я его употреблять регулярно. Не обманул меня врач, вскоре давление стало меньше прыгать, да и цифры ниже, сердце перестало болеть. Всем советую — и вкусно, и полезно. У меня много любимых рецептов с этой то ли репкой, то ли капустой, хочу привести самый простой.

Салат с кольраби

1-2 кольраби, 1-2 яблока, 1 маринованный огурец, 1/2 стакана нежирной сметаны или йогурта, 1-2 ст. ложки лимонного сока, 2 ст. ложки зелени петрушки рубленой, соль по вкусу.

Кольраби очистите, нашинкуйте тонкой соломкой. Яблоко и огурец нарежьте соломкой. Для соуса сметану или йогурт смешайте с лимонным соком, посолите, добавьте рубленую зелень. Соедините подготовленные продукты, заправьте соусом и перемешайте. При подаче оформите зеленью».

Иванова П. Р., С-Петербург

Доктор картофель

Сегодня картофель практически стал вторым хлебом, и трудно поверить, что несколько веков назад вокруг картофеля ходило много слухов и он считался греховной пищей. Например, говорили, что клубни этого растения родятся с головой и глазами, и употреблять их в пищу означало съедать человеческие души. В Россию картофель в первый раз пришел в Петровские времена, а при Екатерине II его стали усиленно разводить. До того, как картофель занял прочное место на нашем столе, его разводили на аптекарском огороде — это растение считалось целебным.

Чем же так ценны клубни картофеля? Во-первых, в них много калия — такого количества калия, как в картофеле, нет ни в хлебе, ни в мясе, ни в рыбе. Калий поддерживает сердечную мышцу и обладает антисклеротическими свойствами. Картофель входит в число диетических продуктов не только для сердечных, но и почечных больных.

Сырой картофельный сок дает хорошие результаты при лечении язвенной болезни желудка и двенадцатиперстной кишки: исчезают боли, отрыжка, изжога, тошнота, снижается кислотность желудочного сока. Картофель нейтрализует излишки кислот в организме, которые способствуют преждевременному старению, поэтому полезен при нарушении обмена веществ. Картофель используют при кожных заболеваниях и ожогах, при отравлениях ядами и просто при головных болях. Крахмал, полученный из картофеля, применяют в медицине как обволакивающее противовоспалительное средство при желудочно-кишечных заболеваниях, как основу для присыпок и наполнитель для порошков и таблеток. Белок картофеля обладает высокой биологической ценностью, поскольку содержит большинство аминокислот, необходимых для построения белков тела. По богатству витаминов и минеральных веществ картофель близок к зелени.

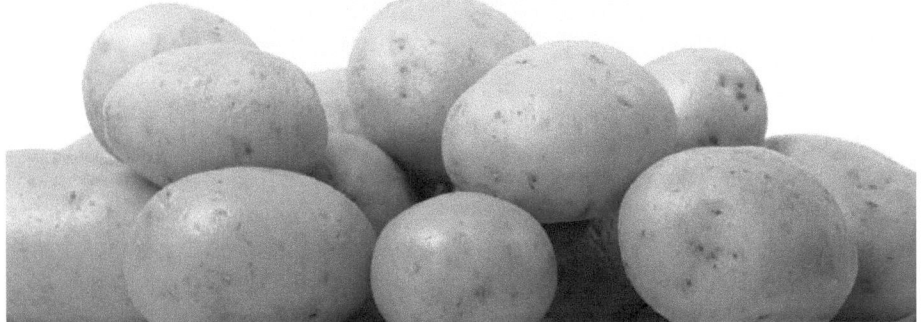

Моя картофельная аптечка

«Картофель всем доступен, почти всегда под рукой. Хочу из своей домашней коллекции предложить несколько простых рецептов лечения с помощью картофеля:

• Свежий картофельный сок из клубней красных сортов я пила от гастрита (у меня кислотность была повышенная), который заработала еще в студенческие годы. Принимала его по полстакана 3 раза в день натощак за полчаса до еды и перед сном. Вот уже лет 20 я не вспоминаю о своем желудке — гастрит ушел в прошлое.

• Потом я узнала, что сок сырого картофеля еще хорошо очищает весь организм, но его нужно пить в смеси с морковным, огуречным и свекольным соками. Ежедневно употреблять 500 мл такого сока. Положительный результат за короткий срок обеспечен, если из рациона исключить все мясные и рыбные продукты. Сок сырой картошки применяется также при диспепсии, плохом пищеварении, изжоге и газах в желудке. Выпивайте стакан картофельного сока утром натощак. После приема сока надо лечь в постель на полчаса. Через час можно завтракать. Так делайте 10 дней подряд. Через некоторое время повторите 10-дневное лечение. Этот способ очень часто приносит хорошие результаты.

• С возрастом у мужа стали барахлить почки, а у меня, как и положено, сердечко стало пошаливать. Врач рекомендовал нам придерживаться диетического питания на основе картофельных блюд. Мы теперь стараемся готовить и есть картофель вместе с кожурой, готовя его на пару или запекая в духовке. Ведь в кожуре и рядом с нею находится максимальное количество полезных веществ, а главное, фермент, необходимый для переваривания крахмала. Сок свежего картофеля пьют по четверти стакана при систематических головных болях.

• При геморрое из сырого картофеля вырезают свечку в палец толщиной с тупым концом, вставляют в задний проход. Не переживайте, утром свеча выйдет с калом, а вы получите облегчение.

• Нередко накладывают сырой тертый картофель несколько раз в день на фурункулы или нарывы и перевязывают. Повязку меняют через 3 часа.

• Можно очистить картофель, натереть на терке, наложить на тряпку и привязать на больное место при ожогах. Как только компресс нагреется, сменить его.

• Ломтик сырого картофеля иногда прикладывают к участкам кожи, пораженным экземой.

- А картофельный отвар быстро успокаивает боли в суставах, ускоряет сращивание костей при переломах.
- Ингаляция картофельным паром — эффективное средство при простудных воспалениях верхних дыхательных путей».

**Валентина Донкина,
г. Хабаровск**

Артрит не устоит

«...Артритом я мучаюсь уже много лет. Сперва просто кисти побаливали, думала — устают руки. Но дальше становилось все хуже и хуже. Пошла к врачу, оказалось, артрит у меня, совсем суставы разболелись. Долго я по врачам бегала — от одного к другому. Сколько таблеток выпила — не перечесть, а мазей на руки вымазала — не меньше ведра. Но все без толку. А когда попала, наконец, к хорошему доктору, узнала, что артрит и не лечится вовсе. Бессильна современная медицина перед этой болячкой. Правда, мне врач посоветовала поискать народные способы лечения, сказала, что многие ее пациенты хорошо о таких средствах отзываются. Стала я искать среди народных рецептов. И правда, оказалось, очень много есть различных способов. Мне оставалось только выбрать для меня подходящие. Я остановилась на рецептах с использованием картофеля. Во-первых, он всегда под рукой, а во-вторых, от картошки вреда уж точно не будет. Вреда и правда не было, а вот польза есть, да еще какая. Поделюсь своим опытом. Для снятия болей в суставах я накладывала на больные места компрессы из натертого на терке или пропущенного через мясорубку позеленевшего картофеля. Картофелины надо тщательно вымыть и, не снимая кожуры, измельчить. Полученную массу положить в горячую воду и нагреть до температуры чуть выше 38°C. Затем картофель, не отжимая, положить в мешочек из мешковины. Толщина картофельного слоя должна быть 1,5-2 см. Этим мешочком надо обернуть больное место и прикрыть клеенкой, затем забинтовать так, чтобы из компресса ничего не вытекало. С компрессом лечь спать, подложив под больной сустав подушку. Боль проходит через полчаса и не повторяется до следующего обострения. Однако для закрепления результата компрессы надо накладывать ежедневно на ночь в течение недели. Честно говоря, это единственный рецепт, который я испробовала, но он настолько хорошо мне подошел, что искать чего-то лучшего я не стала. Теперь, как только чувствую боль — сразу достаю картошку. Кроме того, откопала где-то совет при болях в суставах рук перебирать картофелину в руке как мячик, а на ночь надевать на руку перчатку с картофелиной. Вот и все мои советы, надеюсь, смогла кому-то помочь».

**Коробкина Е.Н.,
Московская обл.**

Крахмальная маска для рук

«Руки — визитная карточка любой женщины, поэтому я много внимания уделяю красоте рук. Тем более что работа у меня такая, что руки всегда на виду — я кассир в банке. Самая простая и доступная маска для рук — картофельная.

Отварите в мундире 2 картофелины, разомните их, добавьте четверть стакана молока и чайную ложку оливкового масла.

Нанесите на руки в теплом виде, покройте компрессной бумагой или целлофаном, наденьте теплые варежки. Через 30-40 минут удалите маску и ополосните руки теплой водой».

Ильина К. П., г. Тихвин

Если хочешь быть здоров, ешь полезную морковь!

Каждую весну нам неизбежно угрожает авитаминоз, а значит, в питании нужно сделать упор на блюда, содержащие максимальное количество витаминов. Самым доступным и полезным в этом отношении продуктом является обычная морковка, она славится очень высоким содержанием каротина, но и других витаминов в ней немало. Среди овощей

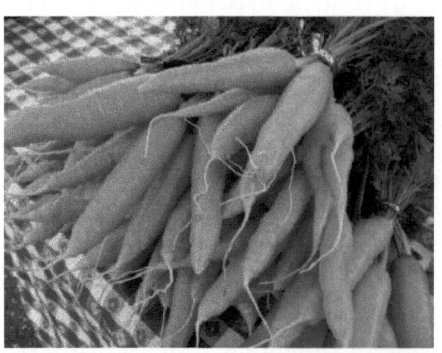

морковь выделяется повышенным содержанием солей калия, которые необходимы при болезнях сердца, сосудов и почек, а по содержанию фитонцидов — веществ, губительно действующих на микрофлору, морковь почти не уступает луку и чесноку.

Разнообразны и лечебные свойства моркови. Ее общее действие на организм проявляется в повышении жизненного тонуса, уменьшении восприимчивости к инфекциям, в регуляции водно-солевого обмена, стимуляции регенеративных процессов. Морковь оказывает благотворное действие при упадке сил, переутомлении, помогает избавиться от малокровия. Научные исследования установили, что морковь активизирует внутриклеточные окислительно-восстановительные процессы, регулирует обмен углеводов, улучшает пищеварение, укрепляет сердце, способствует выведению песка и небольших камней из почек при почечно-каменной болезни.

Желание жить, хороший врач и... морковный сок

«...Много рассказывать об инфаркте, пожалуй, не стоит. Кто не слышал про сильных, здоровых людей, ставших в одночасье чуть ли не развалинами. Моя история очень похожа, наверно, на многие другие. С самой молодости я следил за своим здоровьем, занимался спортом, старался правильно питаться, хотя получалось и не всегда. Особенное удовольствие доставляли бег трусцой и купание летом, вплоть до глубокой осени, когда вода уже становится совсем холодной, и лыжные походы в зимние месяцы. Благодаря всему этому почти полвека был здоров как бык, даже насморка никогда не бывало...

Но судьба, видно, решила испытать меня на прочность. В пятьдесят с лишним я получил инфаркт. Ничего, казалось бы, не предвещало такого развития событий. Конечно, к полувековой дате интенсивность моих спортивных занятий несколько снизилась, но полностью я их не прекращал никогда. Скорее всего, да и врачи разделяют мое мнение, сказалось постоянное нервное напряжение и сменный суточный график, связанные с работой (к слову, работаю я в метро машинистом). Ну, причины могут быть разные, важно, что результат оказался неутешительным — больничная койка, затем санаторий и всевозможные ограничения — инфаркт миокарда все-таки не шутка. Особенно расстраивал меня перевод на другую работу и ограничения по физической нагрузке. Но, слава Богу, жизнь продолжалась. Благодаря усилиям врачей (к счастью, попались очень квалифицированные) и моему все еще крепкому организму встал на ноги я достаточно быстро.

А поделиться хочу не способом самостоятельного лечения инфаркта (тут надо, наверно, положиться на медиков), а очень хорошим средством, помогающим восстановиться после приступа. Мне, например, помогло здорово. По совету лечащего врача буквально с первых дней болезни я начал пить сок, приготовленный из свежей молодой моркови, по половине стакана 2-3 раза в день. Такое природное лекарство значительно ускорило процесс выздоровления. Мало того, сразу по возвращении из санатория я начал потихоньку возвращаться к спорту. Поначалу нагрузки были минимальные, но постепенно увеличивались. Большинство людей, перенесших инфаркт, насколько я слышал, боятся повторения и ограничивают себя до конца дней. У меня сейчас все немного по-другому, вот уже 9 лет минуло с момента моего приступа, а я абсолютно полноценный человек — мне доступны достаточно серьезные физические нагрузки, сердце совершенно не беспокоит. И добиться такого результата помогли желание жить, хороший врач и морковный сок».

Шмель И.П., г. Москва

Выводим камни из почек

«У многих находят камешки в почках, и у меня тоже обнаружили. Кто чем избавляется от этого ненужного хлама, а я чищу свои почки морковной диетой. Два раза в год я 7 дней употребляю морковь не менее 0,5 кг в день в виде салатов и сока. При этом полностью сажусь на вегетарианскую диету, чтобы почиститься как следует. После того, как узнал о пользе моркови для выведения камней из почек, стал и в каждодневный рацион вводить по 2 штуки. Так и избавился от камушков. Даже песка сейчас не находят».

Дягилев Л.Д., г. Северодвинск

Морковная маска для рук

«Женские ручки любят уход не меньше, чем кожа лица, недаром мы стараемся украсить их разными кольцами. Нет хуже сочетания ювелирных украшений на руках и неухоженного вида рук, поэтому я делаю морковную маску — самую доступную для наших северных краев. Натрите морковь, добавьте столовую ложку сметаны и чайную ложку оливкового масла. Все смешайте и нанесите на чистую кожу рук, покройте компрессной бумагой, далее на руки наденьте теплые варежки и сидите в них 40 минут. Смывают маску теплой водой».

Г.П. Уварова, г. Петрозаводск

Что сможет сравниться с тыквой целебной?

На Руси тыква появилась примерно в XVI веке и, конечно же, прижилась, так как не требовала особенного ухода, могла долго храниться и давала обильный урожай. Тыква особенно полезна поздней осенью и зимой, когда ассортимент свежих овощей ограничен. Вряд ли какой другой овощ в мире содержит большее количество целебных и полезных веществ и витаминов. Одни только семечки состоят на 55% из ценного масла и ненасыщенных жирных кислот, которые в медицине применяют для создания лекарств от дюжины болезней. Современные ученые установили, что употребление тыквы повышает мышечную силу, благотворно влияет при простатите, аденоме предстательной железы. Для мочеполовой системы тыква — один из лучших продуктов: и лечит, и восстанавливает силы, и омолаживает. Если тыква — постоянный продукт в меню, у вас не будет песка и камней в почках, печени, желчном и мочевом пузыре; сердце не заболит ни от стрессов, ни от магнитных бурь.

Помогите почкам

«...Долгое время я лечилась от цистита, но приступы иногда повторялись. Инфекция из мочевого пузыря постепенно распространилась на почки. Появилось воспаление и отек почек — пиелонефрит. Причем долгое время я считала, что у меня просто привычные приступы цистита, и анализы не сдавала. Когда у меня появились отеки ног, головные боли, стало повышаться давление, я наконец-то снова пошла к врачу и сдала необходимые анализы. Увидев результаты, врач сразу назначила мне кучу антибиотиков и сказала пить мочегонное, чтобы промыть почки, мочевой пузырь и вывести инфекцию из организма. Предлагали лечиться в больнице, но я отказалась.

Стала лечиться дома — знакомая медсестра делала мне уколы, а подруга привезла мне с дачного участка четыре огромные тыквы. При этом подруга сказала, что привезет мне еще, так как тыква — лучшее мочегонное средство. И в моем случае она как раз незаменима, потому что тыква помогает не только при пиелонефрите, но и при цистите. Есть надо было сырую мякоть тыквы по 0,5 кг 2 раза в день. Сначала было очень непривычно, но тыквы у подруги были спелые и сладкие, и я постепенно привыкла съедать такой «сырой» завтрак и полдник. Через пару месяцев отеки у меня пропали, а с ними исчезли и головные боли.

Сейчас главное — не допустить новой инфекции, а для этого я стала пить еще и травки…»

**Гончарова Н.В.,
г. Набережные Челны**

И будущим мамочкам, и детям полезна тыква

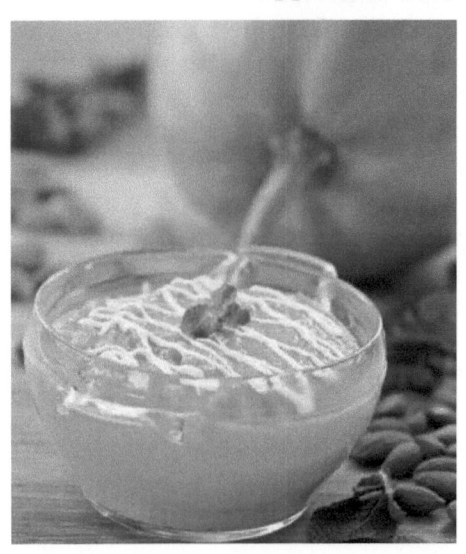

«Тыква содержит много витаминов и минеральных веществ. Хорошо поднимает гемоглобин! Также я узнала, что среди всех других овощей тыкву выделяет высокое содержание пектина, который способствует выведению из организма шлаков и ядов. Но самое главное, что тыква — богатый источник фолиевой кислоты. Сегодня все беременные женщины знают, что ее прием просто необходим. Она необходима для того, чтобы будущий ребенок хорошо рос и развивался. Нехватка фолиевой кислоты в организме чревата выкидышами или задержкой психического и физического развития у новорожденных. Помогает тыква и в борьбе с запорами, которые у беременных случаются очень часто. Поэтому я советую всем без исключения будущим мамочкам есть больше тыквы: и от токсикоза убережетесь, и недостатка в фолиевой кислоте не будет.

Я вот и после рождения ребенка не перестала есть уже полюбившуюся мне тыкву. Аллергии она не вызывает, поэтому ее смело можно есть во время кормления грудью. Кормящие мамы знают, что иногда даже кусочек огурчика плохо влияет на животик малыша, поэтому от свежих овощей приходится отказываться. Но от тыквы не бывает ни вздутий, ни расстройств кишечника. Более того, если вдруг вы почувствовали, что молока у вас становится меньше, срочно начинайте кушать тыкву. Это одно из самых эффективных народных средств усиления лактации. Это проверила на себе моя ближайшая подруга. Когда у нее стало пропадать молоко, я тут же принесла ей большую тыкву и сказала, чтобы она ела ее прямо в свежем виде. Через пару дней довольная подруга сообщила, что лактация восстановилась и ее дочка снова хорошо прибавляет в весе.

Для моего сына тыква тоже стала первым и любимым овощем. Сначала я просто отваривала ее, протирала и давала малышу эту пюрешку. Добавляла тыкву и в каши. Потом он стал с удовольствием есть и сырую тыкву. Ну и, конечно, тыквенный сок. Сын пил его с удовольствием и помногу. А совсем недавно я узнала, что в тыкве есть и фтор, необходимый для зубов. И хотя сын уже подрос, я продолжаю давать ему тыквенный сок, по чуть-чуть каждый день. В заключение я хочу предложить всем читателям мой любимый тыквенный рецепт — суп-пюре.

Суп-пюре из тыквы

600 г мякоти тыквы, 1 луковица, 1 ст. ложка топленого масла, 2 л кипятка, лавровый лист, мускат, 3 ст. ложки белого вина, 3 ст. ложки сливок, 1 ст. ложка лимонного сока, соль, перец, зеленый лук.

Нарезать тыкву кубиками. Лук мелко порубить и обжарить. Добавить кипящую воду, посолить, поперчить и варить около 20 минут. Взбить суп в миксере или протереть через сито. Добавить в суп сливки, мускатный орех, лимонный сок, вино, нарубленный зеленый лук».

Плотникова М., г. Санкт-Петербург

Тыква против диабета

«Тыква является очень полезным диетическим продуктом, который рекомендуется употреблять не только при наличии болезней, но и здоровым людям. Ее можно употреблять в пищу в свежем, жареном, печеном и маринованном виде. Тыква и сок из нее полезны пожилым людям, предохраняют от многих болезней и препятствуют старению организма. Особенно полезна тыква при совместном использовании ее с рисовой, пшенной, геркулесовой, ячменной кашей. А я использую тыкву, чтобы держать свой сахар в норме. Тыквенное пюре, как блюдо малокалорийное, можно использовать в питании при сахарном диабете и ожирении. С тех пор, как заменила картофель на тыкву, так и проблем с сахаром не стало. А ведь ставили диабет 2 типа».

Смирнова Д.К., г. Петрозаводск

Желудку в помощь

«У меня хронический гастрит с повышенной кислотностью. Таблетки принимать не люблю, поэтому сразу отказался от официального лечения. Стал искать диетические средства, чтобы питанием своим регулировать кислотность.

Очень хорошо помогает тыквенная каша на разведенном водой молоке (1:1), она снижает кислотность желудочного сока, и, что очень важно, это не сказывается отрицательно на переваривающей способности желудка».

Никитин В.К., г. Казань

Гипоаллергенная тыквенная косметика

«...Огород свой имею и стараюсь всю пользу из него извлечь максимально. Для кожи уход также стараюсь обеспечивать с грядки. Ведь многие продукты питания могут послужить и красоте, только используем мы их не всегда для этих целей. Больше всего я люблю приводить свою кожу в порядок с помощью тыквы, больно она от старения хороша. Кроме того, тыква не вызывает раздражения и аллергии, как, скажем, та же клубника. А во-вторых, часто тыква пропадает, так как если семья небольшая, сразу целую и не съесть. Но не лучше ли, чем добро выбрасывать, на дело пустить.

Я делаю тоник и маску из тыквы. Я натираю мякоть на мелкой терке и отжимаю сок. Сок и есть тоник, а кашицу я использую в качестве витаминной, питательной маски — просто наношу ее на кожу на 20 минут, а после смываю теплой водой. Делаю 2 раза в неделю, на курс 10 масок, кожу после этого не узнать.

Если нужно к празднику себя привести в порядок, делаю тыквенный компресс. Приготовьте кашицу из вареной тыквы. К 3 ложкам кашицы добавьте желток и чайную ложку меда. Полученный компресс подогрейте и нанесите тол-стым слоем на лицо. Через 15 минут смойте прохладной водой.

Кашица из отварной тыквы с чайной ложкой меда снимет отечность лица. Теплую смесь нанесите на марлю, а затем на лицо. Сверху положите полотенце, закройте глаза и наслаждайтесь 15-20 минут. Ополосните холодной водой.

Целый косметический салон можно открыть на дому, имея только тыкву».

Репина П.Л., г. Казань

КОММЕНТАРИИ СПЕЦИАЛИСТА

Сырая тыква хорошо тонизирует кожу. Для любого типа кожи полезна маска из мякоти тыквы, измельченной на терке. Если у вас жирная кожа, то в тыквенную массу целесообразно добавить несколько капель лимонного сока, а если кожа сухая, то добавьте немного растительного масла.

При необходимости в масках можно использовать кабачки или патиссоны вместо тыквы. Они по сравнению с тыквой беднее сахарами, но богаче минеральными солями, жирами и витамином С.

Целебные свойства «золотых яблок»

Так называли помидоры, когда они впервые появились в Европе. Хотя это одна из самых распространенных овощных культур на земле, помидоры в некоторых странах и сейчас относят к фруктам. Невозможно представить себе современный стол без томатов: салаты, кетчупы, соусы, соки, горячие блюда, помидоры не только вкусны, но и полезны. Достаточно съесть 200 г помидоров, чтобы полностью удовлетворить суточную потребность организма в витаминах А и С. Также в томатах содержатся витамины группы В, С, К, Р, различные органические кислоты и минеральные вещества. Нежная мякоть помидоров не раздражает слизистую пищеварительного тракта и легко усваивается. Профилактический и лечебный эффект помидоров определяется их уникальным биохимическим составом. Содержащиеся в помидорах биологически

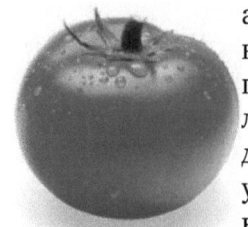

активные вещества, попадая в организм, активно включаются в обмен веществ в органах и тканях, благотворно влияя на сердечно-сосудистую систему и желудочно-кишечный тракт, смягчая течение сахарного диабета, предупреждая развитие раковых опухолей, уменьшая отеки, активизируя моторную функцию кишечника при запорах. Употребление томатного сока служит хорошим средством профилактики авитаминоза и анемии. Для того чтобы в полной мере воспользоваться содержащимися в помидорах полезными для здоровья веществами, необязательно есть помидоры на завтрак, обед и ужин, достаточно регулярно включать в свой рацион салаты из помидоров, томатный сок, приправлять пищу томатными соусами, добавлять томаты в супы и горячие блюда. А летом и осенью имеет смысл заготовить помидоры впрок, чтобы наслаждаться их вкусом до следующего урожая.

О пользе томатного сока. Томатный сок является восстанавливающим средством. Он стимулирует работу желудочно-кишечного тракта, активно вмешивается в процессы пищеварения. Его нужно пить за 20-30 минут до еды. Томатный сок повышает готовность желудка и кишечника к перевариванию пищи. Томаты содержат яблочную и лимонную кислоты, которые способствуют подготовительной фазе пищеварения. Добавление соли, по мнению специалистов, снижает целебные свойства сока, поэтому, чтобы придать остроту соку, в него добавляют свежий чеснок, свежую или высушенную зелень укропа, петрушки, кинзы. Вкус и запах этих приправ исключает потребность в соли даже для тех, кто к этому очень привык.

Томаты от онкологии

«У меня очень плохая наследственность: и мама, и бабушка умерли от рака женских органов. Поэтому я уже сейчас задумываюсь, как избежать этого заболевания. Ведь можно противостоять наследственности. Одна знакомая врач посоветовала мне есть побольше капусты брокколи и кольраби. А также пить томатный сок и ежедневно употреблять помидоры, потому что там содержится некое вещество, предотвращающее заболевание раком матки и молочных желез. Я выполняю ее совет, и пока, слава Богу, все спокойно, хотя лет мне уже за 70. Надеюсь, что рецепт спасет меня от этих страшных заболеваний».

Митрофанова П.Л., г. Тихвин

Ликопен, содержащийся в томатах, является одним из самых сильных природных антиоксидантов. Рекомендуется в лечебных и профилактических целях употреблять натуральные томаты или томатный сок с мякотью и кожурой, приготовленный из грунтовых томатов. Накоплены впечатляющие доказательства защитного эффекта ликопена в отношении опухолей легких, желудка и предстательной железы, рака шейки матки, молочной железы, полости рта, поджелудочной железы, толстой кишки и пищевода.

Помидоры для жирной кожи

«Хочу дать рецепт одной замечательной маски из помидоров для жирной кожи. У меня она в особом почете, т.к. хорошо помогает. Приготовьте томатную кашицу и добавьте в нее овсяные хлопья мелкого помола до консистенции густой сметаны. Нанесите маску на очищенную кожу и держите 20 минут, затем смойте теплой водой, а затем прохладной водой и нанесите увлажняющий крем. Или к 3 ст. ложкам протертого томата добавьте столовую ложку крахмала и все тщательно разотрите до образования однородной массы. Нанесите эту массу на лицо на 20 минут, умойтесь теплой, а затем холодной водой.

Можно просто протирать кожу срезами помидора. После нескольких применений кожа будет гладкой и бархатистой, а сальность уменьшится».

**Демидова П.О.,
г. Ростов-на-Дону**

Яблоко родное и очень полезное

Всего одно яблоко в день может существенно оздоровить организм, активизировать пищеварение, избавить от шлаков и в результате значительно улучшить состояние кожи. Ученые доказали, что яблоко — самый полезный фрукт. Так как в яблоках содержится очень много биологически активных, полезных для человека веществ, причем в наилучших пропорциях, то яблоки полезны стра-

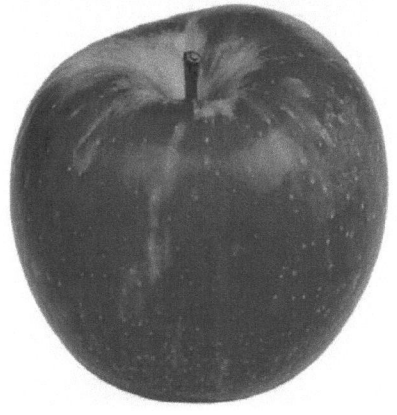

дающим атеросклерозом, гипертонией, заболеваниями печени, почек и суставов, благотворно действуют при низком кровяном давлении и отвердевании сосудов. Яблоки, благодаря содержанию в них мощных антиоксидантов и витаминов, снижают риск образования раковых опухолей и защищают организм от сердечно-сосудистых заболеваний. Рекомендуется ежедневно употреблять 2-3 чашки яблочного сока или съедать 2-4 яблока.

Яблочки очистят желчный пузырь

«Расскажу, как я выгоняла камушки из желчного пузыря. Масло растительное я пить не могу — боюсь. Очень жесткий метод очищения, как мне кажется. А тут прочитала, что можно яблочным соком ничуть не хуже почиститься. Вот мой рецепт:

3 дня пить яблочный сок: в 8 часов утра — 1 стакан, в 10 часов и далее через каждые 2 часа, последний раз в 8 часов вечера — по 2 стакана. Если в эти дни ни разу не будет стула, можно на ночь принять половину стакана слабительного настоя трав, в исключительном случае — сделать клизму из теплой воды. На третий день вечером следует принять горячую ванну без мыла и очень сильно пропотеть. Очень легко перенесла я эту процедуру. Советую попробовать всем, кто не хочет проводить чистку оливковым маслом. А камушки во многом ушли. Немного еще осталось, но я теперь знаю, как с ними бороться».

Сазонова И.А., г. Москва

КОММЕНТАРИИ СПЕЦИАЛИСТА

Яблочный сок обладает мочегонным и желчегонным действием, укрепляет сердечно-сосудистую систему; тонизирует организм; хорошо освежает и утоляет жажду; повышает сопротивляемость организма простудным, инфекционным и другим заболеваниям; полезен людям умственного труда.

Яблочный сок активизирует деятельность почек, противодействует образованию почечных камней. Его рекомендуют употреблять при болезнях мочевого пузыря, используют при гепатохолециститах, почечнокаменной болезни, желудочно-кишечных заболеваниях, атеросклерозе, нарушениях обмена веществ (ожирение, артриты, подагра).

При подагре уменьшает боли сок печеных яблок. Сок кислых сортов яблок рекомендуется при диабете, избавляет от запоров (по 1 стакану 3 раза в день до еды), смягчает приступы мигрени, делает сон более спокойным, приносит облегчение после переедания. В частности, сок антоновских яблок уничтожает микробы, вызывающие дизентерию.

Как и у любой другой терапии, у лечения яблочным соком имеются противопоказания. Не рекомендуется сок из кислых яблок при воспалительных процессах в поджелудочной железе, язвенной болезни желудка и двенадцатиперстной кишки, гастритах с повышенной кислотностью желудочного содержимого. Сок из сладких яблок необходимо пить с осторожностью при диабете. Лучше сочетать его с овощными соками.

Вкусно и полезно

4 сладких яблока, очищенных от кожицы и нарезанных ломтиками; половина огурца, нарезанного кружочками; два стебелька мелко нарезанного зеленого лука, 125 г натурального йогурта, 4 больших листа латука, 450 г домашнего сыра, кресс-салат, лимонный сок по вкусу, черный перец, соль.

Смешайте йогурт с лимонным соком и приправами и залейте им яблоки, огурец и зеленый лук. На каждую сервировочную тарелку положите по листу латука, на каждый лист выложите порцию домашнего сыра, а сверху — салат, заправленный смесью из йогурта и сока. Добавьте кресс-салат в качестве гарнира.

Женский фрукт

«У меня каждый месяц сильные кровотечения, и гемоглобин падает каждый раз, не успевая восстанавливаться. Я даже прочитала, что низкий гемоглобин может служить причиной того, что я постоянно зябну. Чтобы восполнить гемоглобин, я стала пить регулярно яблочный сок. Ведь там очень много легкоусвояемого железа. Железо из яблочного сока, при однократном питье, конечно, не справится с анемией или недостатком железа, но регулярное употребление свежевыжатого яблочного сока обеспечит необходимый уровень этого важного микроэлемента. Во всяком случае, мерзнуть стала меньше. Да и уставать тоже».

Иванова Т.Л., г. Луга

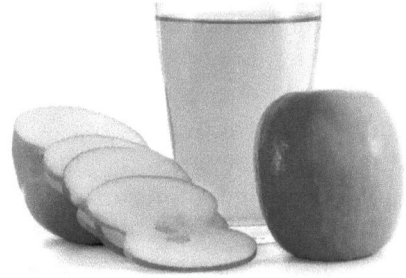

Яблоки от пигментации

«Так старят женщину пигментные пятна, я сама очень переживала по этому поводу. Но нашла средство, которое решает эту проблему, во всяком случае, делает пятна не такими заметными. Это всем знакомое яблоко. Я применяю яблочные маски, причем полезно нанести на лицо как натертое на мелкой терке свежее яблоко, так и мякоть печеного яблока».

Чеботарева П.З., г. С-Петербург

Свекла: скромная, но такая незаменимая

В нашей стране этот невзрачный с виду корнеплод очень популярен. Но при использовании свеклы в кулинарии люди вряд ли задумываются о ее полезных свойствах, а зря. Ведь в этом она превосходит многие огородные культуры. Например, витаминов, сахаров, минеральных веществ в ней больше,

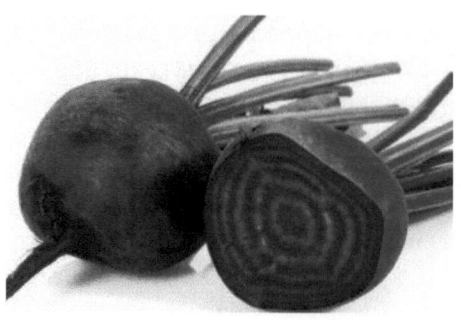

чем в моркови. В свекле содержится много аскорбиновой кислоты, значительное количество витаминов группы В, рутина и других. Богата свекла и минеральными веществами, в том числе железом, йодом, магнием, кальцием и калием. В корнеплодах свеклы накапливается значительное количество витамина Р, который укрепляет стенки капилляров. Этого витамина очень мало в других овощах. Кроме того, при потреблении свеклы витамин Р легко усваивается, благодаря присутствию в ней аскорбиновой кислоты. Очень полезно употреблять свеклу при сердечно-сосудистых заболеваниях, гипертонии и ожирении, при заболеваниях печени и желчного пузыря. Присутствующие в свекле соединения кобальта придают ей интенсивную окраску, а в организме человека способствуют синтезу витамина В12 и поддерживают кроветворение. Соединения йода, которые присутствуют в корнеплодах столовой свеклы в больших количествах, участвуют в биосинтезе гормонов щитовидной железы. Вообще из доступных в средней полосе овощей свекла — чемпион по содержанию йода. Бетаин и бетанин свеклы предохраняют печень от жирового перерождения, угнетают рост злокачественных опухолей. Пектины защищают организм от воздействия радиоактивных и тяжелых металлов, от вредных микроорганизмов, выводят лишнюю воду и холестерин. Сок свеклы обладает почти всеми целебными свойствами корнеплода, но содержит меньше пищевых волокон. Свекольный сок обладает ценным свойством растворять неорганический кальций, накопившийся в кровеносных сосудах, очищать желчный пузырь; растворять тромбы и др.

Свекла вместо операции

«Свекольный сок безболезненно растворил мне камни в желчном пузыре. Врачи, как всегда, предлагали операцию удаления целиком желчного пузыря, а я не хотела лишаться органа. Как-то стояла я в очереди на почте за пенсией. Разговорились с одной женщиной, она и посоветовала попить свекольный сок, чтобы камни растворить. Рецепт дала. Дай Бог ей здоровья, помог ее рецепт. Пила, правда, сок 4 месяца, зато сколько дополнительной пользы получила — и сосуды почистила, и гемоглобин подняла. Да и чувствовать стала себя совсем по-другому. Начинала пить сок с малых дозировок, делала смесь с морковным 1:3, которую принимала сначала по 1 ст. ложке, постепенно увеличив дозу до 200 г 2 раза в день до еды; долю в смеси свекольного сока следует постепенно увеличивать».

Кузьмина П.Р., г. Выборг

КОММЕНТАРИИ СПЕЦИАЛИСТА

При авитаминозах, анемии, сердечно-сосудистых заболеваниях и расстройствах желудочно-кишечного тракта сок пьют по 1/2 стакана 5-6 раз в день за 15-20 минут до еды в течение длительного времени.

Как показали многочисленные исследования, сок красной свеклы останавливает развитие раковых опухолей. Действующим началом является красящее вещество, которое в несколько раз усиливает окислительные процессы в организме.

При кашле поможет сок свеклы

«...А я использую свекольный сок с медом как отхаркивающее средство. Готовлю смесь такого состава: 1 стакан свекольного сока, 5 ст. ложек меда, 5 ст. ложек водки и 1-1,5 ст. ложки очищенного глицерина. Смесь принимается по 1 ст. ложке 3 раза в день.

При воспалении легких, плевритах, острой простуде рекомендует-ся пить также по 1/4 стакана сока 3-4 раза в день. Средство действует всегда быстро и безотказно».

Смирнов П.Р., г. Могилев

Свекла по-гречески

600 г свеклы, 1,5 ст. ложки растительного масла, 5 ч. ложек томатной пасты, 1 луковица, по 150 г яблок и виноградного сока, хрен.
Из небольших очищенных от кожицы клубней свеклы вырезать сердцевину и потушить их с растительным маслом, томат-пастой, репчатым луком и виноградным соком. Вареную свеклу охладить, наполнить ее натертыми на терке яблоками и хреном. Подавать с соусом.

Свекольный сок от онкологии

«Моей маме поставили диагноз рак мочевого пузыря. Опухоль была уже неоперабельная. Очень хотелось облегчить состояние мамы. Стала искать средства. Остановилась на очень простом, но эффективном, как оказалось — свекольном соке. Правила приема свекольного сока при раковых заболеваниях следующие:

Для привыкания к свекольному соку надо начинать прием с 1 ст. ложки и постепенно за 2-3 недели довести ежедневный прием до 600 мл (5-6 раз в сутки по 100-120 мл); одновременно принимать 200 г вареной свеклы в качестве гарнира или в составе салатов.

Сок после приготовления должен 2 часа постоять в холодильнике для удаления летучих веществ, вызывающих неприятные ощущения, что позволит уменьшить его непереносимость. Для улучшения переносимости свекольного сока можно также смешивать его с овсяными хлопьями, простоквашей.

Принимать сок слегка подогретым на пустой желудок за 15 минут до еды, пить мелкими глотками, подолгу задерживая во рту.

Лечение проводят без перерывов в течение как минимум 6 месяцев. При полном выздоровлении для профилактики следует использовать свекольный сок, свеженатертую и вареную свеклу в течение всей жизни, но в меньших количествах (200-300 г).

У мамы уже наблюдалась кахексия (это крайнее истощение организма, которое характеризуется общей слабостью, резким снижением веса, активности физиологических процессов, а также изменением психического состояния). В течение 12 недель она принимала 200-250 мл свекольного сока в сочетании с метацилом 3-4 раза в день. На 2-5-й неделе у нее уже наблюдалось улучшение состояния: опухоль уменьшилась в размерах, повысился вес на 8 кг, улучшились самочувствие и аппетит, снизилось СОЭ. Будем продолжать лечение дальше».

Зуева А.Р., г. С-Петербург

Свежеотжатый и отстоянный сок свеклы и салаты из тертой сырой свеклы наиболее целесообразно включать в рацион больного при локализациях рака в легких, желудке, прямой кишке и мочевом пузыре. Следует отметить, что сок красной свеклы снижает в 4-12 раз клеточное дыхание раковых клеток, тормозит опухолевый рост. Рекомендуется выпивать 1 л сока после еды, разделив его на 3 дозы.

Для остановки кровотечений, рассасывания опухолей, лечения заболеваний легких и снижения кровяного давления рекомендуют применять свекольный сок пополам с медом.

Авокадо,
или масло гардемаринов

Мягкий, нежный на вкус, экзотический плод авокадо популярен сегодня во всем мире. В разное время авокадо называли по-разному: «аллигаторова груша» из-за его кожуры, и даже «масло гардемаринов», потому что моряки намазывали пюре из авокадо на твердое печенье, входящее в паек. А в Индии авокадо называют «коровой бедняка». В плодах авокадо содержится более 30% монопредельного масла, а также витамин А, калий, тиамин, рибофлавин и витамин Е, причем больше, чем в любом другом фрукте! Едят авокадо обычно сырым, так как при тепловой обработке авокадо горчит из-за содержащегося в нем танина.

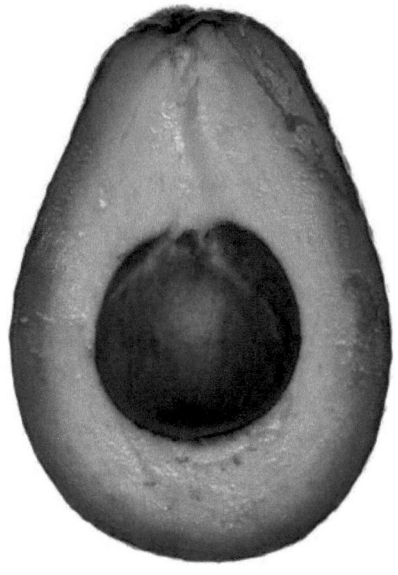

Авокадо против старения

«Самый сложный уход за кожей лица, если она склонна к сухости, особенно это проявляется с возрастом. Быстро проявляются признаки старения. Я применяю маски из авокадо. Мне очень нравится такая маска: смешайте 2 ч. ложки мякоти авокадо и по чайной ложке меда, натурального йогурта и сока лимона. Поставьте получившуюся смесь в закрытой посуде на холод на 30 минут. После этого нанесите смесь на лицо, через 10-15 минут смойте маску теплой водой. После такой маски кожа словно оживает, становится свежей и упругой, а также она снимает усталость. Однако мед следует исключить при сосудистых сеточках на лице. В этих случаях сделайте маску с авокадо без меда — маска своих целебных свойств от этого не потеряет».

Григорьева, Д.Н., г. В.Луки

Паштет из скумбрии и авокадо

В большой миске соединить 225 г копченой скумбрии, готовой к употреблению, 55 г мягкого сыра и 1 маленький авокадо, размять все до образования однородной массы, приправить соком лимона и черным перцем. Разложить по двум формочкам и охладить перед тем, как подавать.

Апельсины — королевские фрукты

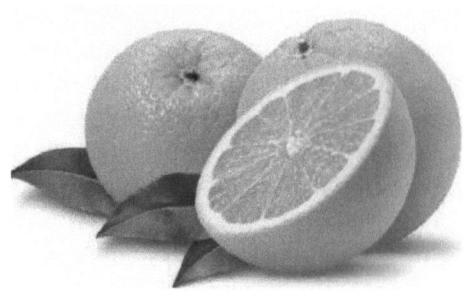

Сегодня апельсины доступны практически всем, и немногие знают, что в Европе до начала XVIII столетия эти сочные плоды украшали королевские трапезы и праздничные застолья привилегированных особ. В эпоху Возрождения полагали, что апельсины отгоняют чуму, и приравнивали их к лекарственным растениям. XVI век утвердил положение цитрусовых как действенного медицинского препарата. Моряки использовали апельсиновый сок и дольки лимона как единственное эффективное средство от свирепствовавшей цинги. Врачи следующего столетия советовали натирать десны цедрой лимона и апельсина для укрепления зубов и десен, принимать апельсиновый сок и настойки из корок при мышечной слабости, истощении и несвежести кожи. Современная диетология связывает достоинства апельсинов с уникальным витаминным богатством. Апельсины, как и все цитрусовые, лидируют по содержанию витамина С, и что важно, сохраняют его практически до следующего урожая. Один апельсин обеспечивает дневную потребность в витамине С взрослого человека. Но питательной ценностью обладают и перегородки между дольками апельсина. Они содержат пектин, который способствует снижению уровня холестерина в крови, биофлавоноиды, обладающие антиоксидантными свойствами. Для получения максимального количества полезных веществ лучше есть фрукты в натуральном виде.

Как я снижал холестерин

«Поведаю вам свою историю, как я снижал холестерин. Обнаружили врачи, что холестерин высокий, назначили препараты. Как глянул я в описании на побочные эффекты, так и понял, что до нормального холестерина вряд ли доживу, а болезней себе добавлю точно. Стал с питанием экспериментировать. Убрал все продукты, повышающие холестерин — помогло немного, но прочитал потом, что своего холестерина вырабатывается намного больше, чем мы съедаем, а дело все в обмене этого вещества, и прочитал о пользе пектинов. Придумал я себе простой рецепт: съедал по 2 апельсина и по 2 яблока в день, но регулярно. 4 месяца так ел эти фрукты. Диету, конечно, тоже соблюдал. И вот получил результат — довел холестерин до нормы. Вот такое вкусное лекарство от атеросклероза я себе нашел».

Мамаев В.Р., г. Киров

Витамины для кожи

«Зимой так трудно искать источники витаминов для кожи и средства, которые бы поддерживали ее молодость. Мой любимый зимний фрукт для этого — апельсин. В нем всю зиму сохраняются витамины, а также есть много других полезных веществ.

Соком апельсина, выжатым через марлю, я очищаю лицо. Ватным тампоном, смоченным в соке, протираю лицо, шею и грудь.

Через 1-2 часа кожу ополоснуть прохладной водой и дать ей высохнуть, не вытирая.

Но не только лицо требует ухода. Для смягчения жесткой кожи локтей их надо протереть апельсиновым соком пополам с растительным маслом. При регулярном применении получается очень хороший эффект.

Апельсины помогают и фигуру поддерживать. Для похудения или от вздутия живота 2 дня в неделю есть только апельсины, чай без сахара и зеленый салат».

Антипова П.Н., г. Казань

Арабский салат

Апельсины — 350 г, лук репчатый — 80 г, маслины — 80 г, масло растительное — 30 г, соль, перец черный по вкусу.

Апельсины очистить и нарезать тонкими пластинами, лук нарезать кольцами, смешать с маслинами. Полить маслом, заправить солью и перцем.

Оливки — пища богов

Со времен древности к оливкам относятся с большим уважением: оливковое масло считается самым полезным растительным маслом, а сами оливки служат украшением любого стола. И украшение это весьма полезно всем без исключения.

● Мужчинам — как мощное средство, стимулирующее сексуальное влечение.

● Беременным женщинам — для быстрого восполнения колоссальной потери минеральных веществ и солей натрия в период беременности.

● Всем, у кого проблемы с сосудами. Они содержат много полифенолов — веществ, препятствующих образованию тромбов в сосудах.

● Оливки богаты витамином Е — витамином красоты. Они содержат более 100 активных веществ, которые борются со свободными радикалами, вызывающими старение кожи.

● Оливки стимулируют выделение желчи и препятствуют образованию камней в желчном пузыре, крайне благоприятно влияют на состояние желудка, выполняют функцию своеобразного биохимического регулятора усвоения соли и жиров в организме.

От язвы хранят оливки

«У меня наследственность нехорошая — все мои предки страдали язвенной болезнью желудка. Насмотрелся я на их мучения, стал искать способы, чтобы не поддаться своему генотипу и избежать их участи. Довелось побывать мне по молодости лет в Болгарии. Народ там общительный и к природе прислушивается, травы используют и всякие продукты лечебные.

Вот там один пожилой болгарин, когда разговорились, дал мне простой совет: «Съедай каждый раз до еды десяток оливок, и не будешь знать, что такое язва желудка.

Совет пришелся мне по вкусу в прямом смысле. С тех пор так и избегаю я этой наследственной болезни. Думаю, что совет помогает».

Соломин Т.Д., г. Сочи

Пикантная закуска

1 банка черных или зеленых оливок без косточек или фаршированных различными ингредиентами, брынза, петрушка.

Размять в миске не слишком соленую брынзу. Формовать из получившейся массы на ладони небольшие лепешки и закатывать в них оливки. Должны получиться шарики размером с грецкий орех. Обвалять шарики в мелко нарубленной петрушке и разложить на блюде.

Морская капуста — целебный дар Нептуна

Морская бурая водоросль ламинария, или, как мы ее привыкли называть, морская капуста, нечасто оказывается на нашем столе из-за своего специфического вкуса. Но люди, увлеченные здоровым питанием, знают, что скромная ламинария — кладезь витаминов и минеральных веществ. Альгинаты, содержащиеся в капусте, 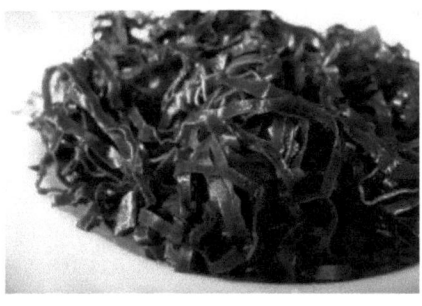 выводят болезнетворные бактерии, вредные токсины, радионуклиды. В рекордных количествах в ламинарии присутствуют фосфор, полезный для мозга, и калий, необходимый для сердца, а также йод для щитовидной железы. Морская капуста повышает количество гемоглобина и эритроцитов в крови, нормализует перистальтику желудочно-кишечного тракта, тонизирует нервную систему. Морская капуста полезна при атеросклерозе, ишемической болезни сердца, сахарном диабете, ожирении, дискинезиях кишечника с запорами. Противопоказанием к употреблению ламинарии может быть гиперчувствительность к йоду, острые заболевания органов пищеварения и почек. Как видите, морская капуста заслуживает того, чтобы чаще появляться на вашем столе, надо просто научиться ее вкусно готовить.

Мое лекарство — пища

«…Поставили мне 4 года назад недостаточность функции щитовидной железы после перенесенного тиреоидита. Не хотелось принимать гормоны, стала искать народные средства. О травах пишут много, а я хочу поделиться, что я ела, как лечилась пищей. Много литературы перечитала. Стала ежедневно съедать что-нибудь из морских рыб или печень трески, которая в банках. Продуктом номер один стала для меня морская капуста во всех видах: сухую покупала в аптеке и добавляла вместо соли, а то отмачивала ее и использовала в салаты. Готовыми салатами с маринованной капустой тоже не гнушалась. Но правило выполняла четко — каждый день чайную ложку сухой капусты съедать. Через полгода пошла на обследование — и гормоны были почти в норме. Продолжаю и сейчас так питаться, а еще ежедневно ем геркулесовую кашу, а на ночь — стакан кефира. В сезон овощей стараюсь покупать все, что фиолетового цвета, как меня научили: баклажаны, темный крыжовник и красную капусту. Вот как пища может стать лекарством!»

Ванина Е.С., с. Красное, Ставропольский край

Отеки и давление стали меньше

«Страдаю я гипертонической болезнью, еще смолоду давление прыгало, а сейчас просто стойкие цифры повышения. А самое главное, выявили, что мой тип гипертонии очень зависит от потребления соли. И отеки потому на ногах часто. А как пищу без соли есть — совсем не вкусно. Вот и подсказала мне одна врач очень хороший рецепт. Я вместо соли сухую морскую капусту добавляю. Правда, уже в готовое блюдо. Особенно хорошо в холодные салаты и винегреты, тогда совсем морского запаха не чувствуешь, да и в суп тоже можно. Так мне это понравилось, а главное, результат хороший — даже цифры давления стали ниже, отеков не стало, да и чувствую себя бодрее».

Федотова П.Г., г. Гатчина

«Морская» маска

«Хочу подсказать всем очень простой и хороший прием по уходу за кожей лица. Я во все маски добавляю порошок из морской капусты, и эффект от масок намного сильнее получается. Ведь там йод, разные микроэлементы. Очень такая маска хорошо тонизирует кожу. Попробуйте сами».

Фролова Р.Ж., г. С.-Петербург

Морская капуста под шубой

200 г морской капусты, 2 свеклы, 2 морковки, четверть корня сельдерея, 2 больших авокадо, 1 луковица, растительное масло, соль, лимонный сок.

Почистить овощи, порезать морковь и сельдерей на несколько больших кусков, свеклу — ломтиками шириной 1 см. Приготовить все овощи в пароварке. Уложить в плоский салатник слоями: нарезанный кольцами лук, натертый на крупной терке корень сельдерея, морскую капусту, натертую на терке морковь, взбитые в блендере авокадо с лимонным соком и щепоткой соли, натертую на терке свеклу. Можно посыпать кусочками свеклы и морковки, украсить зеленью. Дать настояться в холодильнике. Слой свеклы и моркови немного посолить и смазать маслом.

Молочные продукты

Истина — в кефире

Все мы знаем, что для поддержания здоровой микрофлоры кишечника рекомендуется употреблять кисломолочные продукты, а наиболее полезный из них — обычный кефир. Его уже давно считают национальным напитком — производство кефира является эксклюзивным правом России. Кроме нее только Япония и Канада производят этот волшебный напиток, и то по лицензии. Кефирные грибки представляют собой симбиоз множества микроорганизмов: молочнокислых стрептококков и палочек, уксуснокислых бактерий и дрожжей. Их сочетание позволяет наладить работу кишечника. Кроме того, кефир обладает иммуностимулирующим, успокаивающим и легким мочегонным действием. Лечит он и синдром хронической усталости, и бессонницу, отлично утоляет жажду, а американские исследователи установили, что регулярное потребление нежирных молочных продуктов способно на 50% уменьшить вероятность заболевания гипертонией. Лечебные свойства кефира зависят от возраста напитка: молодой (односуточный) кефир избавляет от запоров, старый (трехсуточный) — от диареи. Домашняя простокваша столь же полезна, как и кефир, просто образуется путем сквашивания другими типами бактерий из числа тех, что имеются в сыром молоке.

Хлебный суп с кефиром

200 г ржаного хлеба, 1 л кефира, 250 г лука репчатого, 200 г соленых огурцов, зелень петрушки, соль.

Лук и соленые огурцы нарезать соломкой. Добавить тертый хлеб, измельченную зелень петрушки, соль. Все перемешать и залить кефиром.

Маска и коктейль красоты

«Простоквашу я часто использую для поддержания кожи лица в форме, а также для отбеливания кожи. Она помимо всего нормализует кислотно-щелочной баланс кожи. А использую я ее таким образом.

Примочка из простокваши. Нанесите простоквашу на марлю, сложенную в несколько слоев, и положите ее на очищенное лицо. Подержите 20 минут. А затем смойте теплой водой.

Когда закончите с маской, приготовьте себе коктейль красоты: стакан нежирного кефира, плод киви мелко нарезанный, половину банана тоже мелко нарезанного и полстакана свежеотжатого апельсинового сока. Взбейте миксером и пейте на здоровье!»

Зарубина П.Д., г. Выборг

Айран для сердца и сосудов

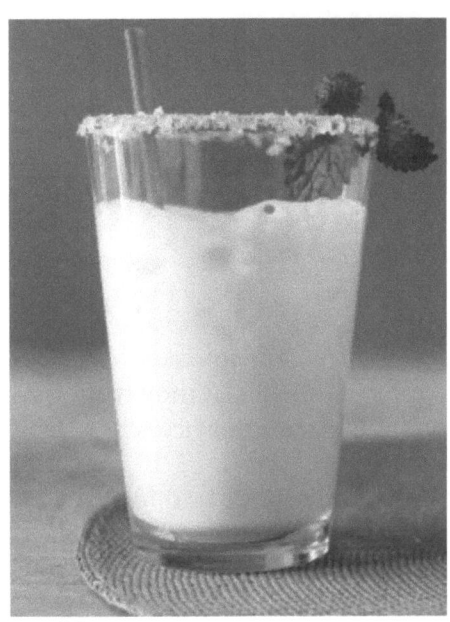

«Мы дома активно используем в питании кисломолочные напитки с бифидофлорой — это очень полезно и вкусно, но не только. Хочу рассказать о вкусном и полезном напитке, который не только хорошо утоляет жажду, но и поможет вашим сосудам и сердцу. Называется этот напиток айран, и рецепт его приготовления пришел к нам с Востока. Готовится он из бифилайфа или йогурта, минеральной воды и соли.

Смешать ингредиенты нужно в такой пропорции: треть объема приготовляемого напитка составляет бифилайф или йогурт, две трети — минеральная вода. Затем добавьте щепотку соли и все пе-

ремешайте — напиток вспенится. Остудите его в холодильнике — и айран готов к употреблению. Усилит целебные свойства напитка добавление перекиси водорода: приблизительно 3-5 капель на стакан напитка.

Айран очень вкусен, хорошо утоляет жажду и чрезвычайно полезен, особенно летом в жару. Во-первых, он богат кислородом и позволяет хорошо снабжать этим важнейшим элементом головной мозг, сердце и другие органы. Во-вторых, способствует разжижению крови, которая летом становится более густой, в том числе и в сосудах головного мозга (таким образом, этот напиток является профилактикой инсульта). В-третьих, кальций в этом напитке очень активен и поэтому в 3-4 раза лучше усваивается костями, что особенно важно для пожилых людей, многие из которых страдают остеопорозом. В-четвертых, соль способствует задержке жидкости в организме, что в жару очень хорошо для нашего организма. И, наконец, каждый, наверное, знает, что в жару снижается работоспособность: хочется либо спать в тени, либо лежать на пляже. Так вот этот напиток поможет вам вернуться в форму и выполнить необходимую работу».

Федоров И.В., г. Орел

Сыворотка — уникальный «бросовый» продукт

Молочная сыворотка долгое время считалась вторичным и неполноценным молочным продуктом, а между тем она уникальна. В ней обнаружены практически все 200 соединений, которые установлены к настоящему времени в молоке. В ней присутствуют антибиотические и белковые вещества, которые близки белкам крови, некоторые 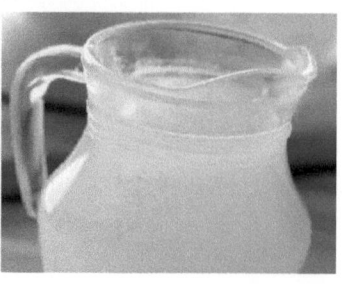 их фракции обладают иммунными свойствами. В целом молочная сыворотка по набору и абсолютному содержанию витаминов и микроэлементов является биологически полноценным продуктом и имеет большое значение в питании, в том числе и лечебном.

1 л сыворотки содержит 2/3 суточной потребности организма в кальции, практически полностью в витамине В2 и на 40% в калии. Полезность сыворотки неоспорима. Она помогает работе почек, стабилизирует работу печени, стимулирует работу кишечника, предотвращает развитие атеросклероза и снижает воспалительные процессы. Древние греки использовали сыворотку в качестве мочегонного, успокоительного и общеукрепляющего средства. В средние века ее применяли при поносах, дизентерии, различных заболеваниях кожи и отравлениях. Новый век принес свои открытия и новые области применения этого чудо-продукта: она успешно снимает неврозы и помогает при стрессах, повышает эмоциональную реактивность человека.

Мое лекарство от отеков

«Сыворотка является одним из моих любимых продуктов. Она великолепно утоляет жажду, а главное, помогает моим почкам. Как только появляются у меня отеки, так я не за мочегонные хватаюсь, а делаю свой творог домашний, а сыворотку выпиваю. Недельку попью — и отеков нет. А творог внукам даю, уж больно они любят свой домашний. А соседскому мальчику сывороткой дерматит вылечила. Посоветовала пить регулярно, и кожа очистилась у ребенка. Вот тебе и сыворотка! А ведь многие считают ее бросовым продуктом».

Тихонова Р.А., г. Тверь

Творог — древнейший кисломолочный продукт

По свидетельству римского писателя и ученого Марка Теренция Варрона, этот продукт был известен еще в Древнем Риме. Молоко тогда заквашивали сгустком, который извлекали из желудка телят, козлят или ягнят, питавшихся только материнским молоком. Творог был одним из основных продуктов питания и у древних славян. Впрочем, и сегодня этот продукт присутствует на нашем столе постоянно.

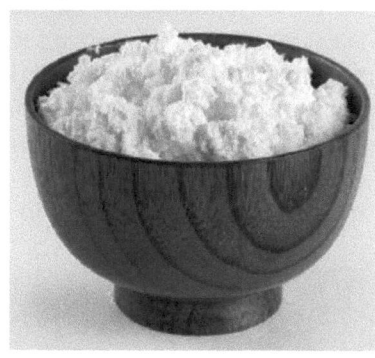

Творог полезен всем. Он включается в рацион с первого года жизни человека. Творог — один из лучших источников белка и кальция, а также источник фосфора, витамина А и витаминов группы В. Из всех кисломолочных продуктов творог, наверное, имеет минимальные ограничения по применению в питании, в том числе в детском и лечебном. Белок творога — казеин — имеет в своем составе незаменимые кислоты метионин, лизин и триптофан, легко переваривается и очень хорошо усваивается.

Творог сегодня можно купить в любом магазине, но самый вкусный творог — домашний. Особенно полезен кальцинированный творог как источник кальция.

Кальцинированный творог

Для приготовления 100 г творога надо взять 700 мл молока (из бочки) и 1,5-2 ст. ложки 10%-ного хлорида кальция (приобрести в аптеке). Молоко кипятят, немного охлаждают, при помешивании добавляют хлорид кальция, остужают, откидывают на марлю и кладут под гнет.

Полезен коже творожок

«Маски из продуктов питания самые полезные, я лично так считаю, ведь кожа тоже обладает вса- сывающей способностью, и все полезные вещества пищи могут воздействовать на нее при прямом непосредственном контакте. Молочные продукты способны очень хорошо смягчать и восстанавливать кожу. Освежать ее. Советую всем, например, творожную маску с петрушкой. 2 ст. ложки творога смешайте с мелко нарезанной или протертой зеленью петрушки. Нанесите маску на лицо на 15-20 минут, затем смойте теплой водой без мыла.

Нравится мне и такая маска. 2 ч. ложки творога смешайте с 1 ч. ложкой сметаны, тщательно размешайте и добавьте 10-12 капель 3%-ной перекиси водорода. Маску нанесите на очищенную кожу лица на 30 минут, затем смойте водой. Маска отбеливает, питает кожу, делает ее эластичной и разглаживает мелкие морщинки».

Кругликова Г.В., г. Миасс

Козье молоко — лекарство от многих недугов

Это один из самых древних и распространенных продуктов на нашей планете. Гиппократ в античности и Авиценна в средние века считали козье молоко лекарством против многих недугов. Козье молоко и продукты из него полезны тем людям, у которых белки коровьего молока вызывают аллергию, т.к. в нем практически отсутствует белковая фракция, считающаяся сильным аллергеном.

Козье молоко и козий сыр хорошо восстанавливают силы после стрессов и физических нагрузок. В козьем молоке больше калия, незаменимого для сердечно-сосудистой системы, витамина B12, который контролирует обмен жиров, белков и углеводов.

Кальций и витамин D, содержащиеся в козьем молоке, укрепляют костную ткань. Поэтому козье молоко и козий сыр рекомендуется включать в рацион пациентов после переломов, оно хорошо подходит для беременных женщин и кормящих мам. Для молодой мамы козье молоко ценно еще и тем, что великолепно подходит для разгрузочных дней. Употребляя в такие дни только козье молоко, женщины смогут быстро и без проблем расстаться с лишними килограммами, накопленными за время беременности.

В кисломолочных продуктах из козьего молока и козьем сыре присутствуют вещества, стимулирующие рост полезной микрофлоры кишечника. Поэтому йогурт и кефир на основе козьего молока рекомендуют постоянно включать в диету пациентов с дисбактериозом и сниженным иммунитетом.

Козье молоко хорошо нейтрализует соляную кислоту желудочного сока. В нем есть заживляющий раны лизоцим. Поэтому при обострении язвы желудка и двенадцатиперстной кишки козье молоко — важное дополнение к лечению.

Вылечит язву и... замедлит старение

«...Когда-то молодого человека демобилизовали из армии по болезни: обострение язвы. Врачи настаивали на больнице. Но мама, по счастью, встретила знакомую, которая рассказала, что живет в деревне доктор, лечит там больных и... разводит коз. Мама воспряла духом и вместе с сыном поехала в ту деревушку.

Деревенский доктор женщину обнадежил: все будет хорошо. Нужен только свежий воздух, работа и козье молоко. А еще настаивал, чтобы молодой человек сам научился ухаживать за животными, доить, правильно кормить. И отдал ему лучших козочек.

Позже врач рассказывал: «Я рекомендую козье молоко взрослым и детям при желудочно-кишечных заболеваниях, нарушении обмена веществ, заболеваниях дыхательной системы, сердечно-сосудистой системы и других болезнях. Только козье молоко заменяет грудное, и только оно замедляет старение организма. Но качество и количество молока зависит от качества корма. У меня же по-настоящему целебное молоко. И потому, во-первых, что держу хорошую породу — горьковскую. Во-вторых, я круглый год обязательно добавляю в корм витаминно-минеральную добавку...»

А что же язва? Уж много лет с того времени прошло, но тот парнишка (а сейчас у него уже самого трое ребяток подрастает) про болячку свою и не вспоминает. Зарубцевалась. Козье молоко исцелило».

Боржонова Ж.Я., г. Бодайбо

Сыр полезен всем

Сыр — это полезный питательный продукт, очень давно внесен в перечень диетических. В сыре содержится до 22% белка, а это больше, чем в мясе, до 30% жира, огромное количество минеральных солей,

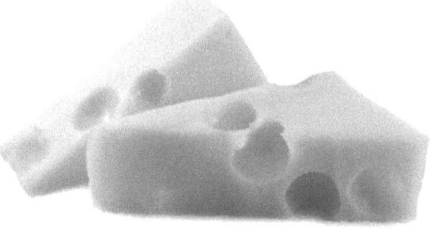

кальция, фосфора и все витамины молока. Белок сыра является источником незаменимых аминокислот, в том числе наиболее дефицитных — триптофана, лизина и метионина. Белок сыра очень полезен, т.к. по содержанию аминокислот подобен белкам тканей и органов человека, он обладает способностью обогащать аминокислотный состав белков другой пищи. Жиры сыра содержат фосфатиды, главным образом лецитин, играющий важную роль в переваривании и правильном обмене жиров в организме. Врачи-диетологи советуют включать сыр в рацион каждого человека, но особенно он необходим людям, работа которых связана с большой затратой энергии. Присутствие в составе сыра разнообразных минеральных солей, связанных с белком, важно для питания детей, подростков, беременных и кормящих матерей, потребность которых в минеральных солях резко возрастает и с избытком покрывается при ежедневном употреблении сыра в количестве 100-150 г.

Македонский салат

1 кг помидоров, 1 банка оливок, 200-250 г твердого сыра, 1 пачка майонеза, 2 луковицы.

Помидоры порезать дольками, лук — тонкими полукольцами, сыр натереть на крупной терке, добавить оливки. Все заправить майонезом и перемешать перед самой подачей к столу.

Тофу — универсальный белковый продукт

Соевый творог тофу сегодня хорошо знаком всем вегетарианцам. Это один из самых популярных соевых продуктов начала XXI века, а вот в Китае он был известен еще 200 лет до нашей эры.

Тофу — это один из самых универсальных и экономичных белковых продуктов, какие только существуют. Он отличается низкой калорийностью и низким содержанием жира и углеводов. Тофу бывает мягким и твердым, плотной консистенции, поэтому иногда его называют творогом, а иногда — сыром. Он почти не обладает собственным ароматом, но, как губка, очень хорошо впитывает другие запахи и вкусы и сочетается с другими ингредиентами. Покрошите его в соус чили — и он будет вкуса чили, смешайте его с какао и сахаром — и получите сливочную шоколадную начинку в торт. Кубики тофу можно добавлять в гуляши и супы. Тофу — это полноценный растительный белок, который очень легко усваивается организмом человека. Он является превосходным продуктом для людей со слабым желудком и страдающих сердечными заболеваниями, так как совсем не содержит холестерина. Его можно включать в рацион людям с аллергической реакцией на молоко и яйца.

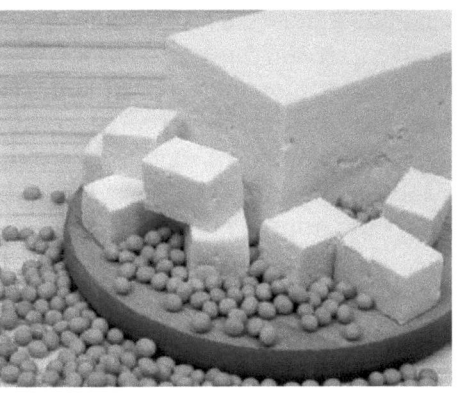

Тайский суп

Овощной бульон — 3,5 стакана, 2 кусочка имбиря, 2 веточки кинзы, стручок красного перца, зубчик чеснока, тофу—100 г, соевый соус—2 ст. ложки, лапша — 50 г, 2 моркови, шампиньоны —100 г, лимонный сок — 2 ч. ложки, листья кинзы для украшения.

В овощной бульон добавить имбирь, кинзу, перец и измельченный чеснок. Довести до кипения, накрыть крышкой и варить на медленном огне 25 минут. Замариновать сыр тофу, порезанный кубиками, в соевом соусе на 25 минут. Сварить лапшу и разложить по 4 тарелкам. Бульон отцедить в чистую кастрюлю, добавить тофу с соевым соусом, морковь, грибы и тушить 2-3 минуты до мягкости. Тофу с овощами разложить в тарелки с лапшой. Полить лимонным соком и украсить листьями кинзы.

Мед — целебный дар природы

Многие знают, что мед полезен, им рекомендуется заменять сахар. Ведь мед состоит почти из равных частей глюкозы и фруктозы и поступает в кровь без обработки (он практически не требует переваривания, так как уже переработан пищеварительной системой пчелы). Кроме сахаров в меде содержится практически вся таблица Менделеева, есть ферменты, фитонциды, биостимуляторы. Мед обладает бактерицидным (противомикробным) действием, он дезинфицирует полость рта, ускоряет заживление ран. В отличие от сахара, он не вызывает кариес зубов, к тому же он содержит фтор, уберегающий зубы от кариеса. Мед благотворно влияет на все внутренние органы, успокаивает нервную систему, порождает силу, сохраняет молодость, продлевает жизнь. Мед лучше усваивается в растворенном виде. В сутки его можно есть до 4-6 ч. ложек. Как источник глюкозы для сердечной мышцы мед рекомендуется при сердечно-сосудистых заболеваниях, эффективен он при гипертонии за счет ацетилхолина.

Мед не рекомендуется нагревать, специалисты говорят, что при 50 °С погибает все, что в нем есть особенного и ценного.

Советы пчеловода

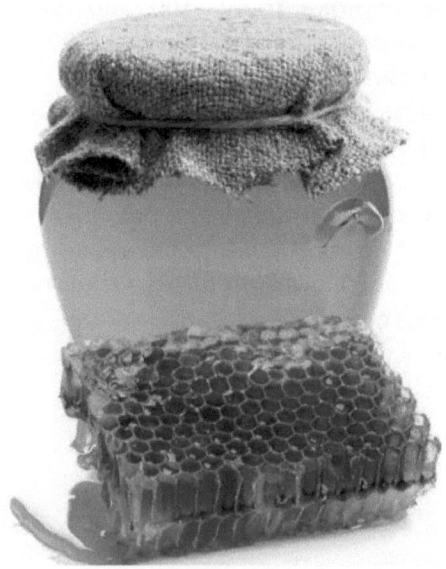

«Сейчас целые книги посвящаются меду и другим продуктам от пчел, так что можете в них найти море рецептов для себя и своих близких: как применять прополис, маточное молочко, пергу или пчелиный яд...

Что же до меда, то нет, наверное, на свете природного продукта целительней. Все мои родные и близкие, а также друзья и знакомые с любыми недугами только медом и справляются. Приведу лишь несколько примеров медового лечения:

• Печень я лечу так: 1 кг меда смешиваю с 1 кг черной смородины и принимаю по чайной ложке 3-4 раза в день.

• Или, скажем, медовые рецепты от гастрита. При повышенной кислотности столовую ложку меда растворить в стакане теплой воды и выпить за 1,5-2 часа до еды. А при пониженной кислотности столовую ложку меда растворить в стакане холодной воды и пить непосредственно перед едой.

• При простуде мне очень помогают медовые ингаляции.

Приготовить раствор из расчета 1 часть меда на 10 частей воды и делать ингаляцию в течение 15 минут. Можно добавить в раствор витамин С. Также при простуде или гриппе полезно кусочек прополиса размером с горошину держать во рту, пока он не рассосется.

● Еще есть полезный рецепт для подростков. В период полового созревания к 100 г меда добавить 2 г маточного молочка и принимать утром за час до завтрака детям — по 5 г, подросткам — по 10 г смеси. Особенно это средство рекомендуется при отставании в физическом развитии.

● И наконец, наш семейный рецепт для укрепления нервной системы: 3-4 недели принимать по 15 г цветочной пыльцы ежедневно. Для лучшего усвоения ее надо предварительно размешать в 50 мл воды и дать постоять минут 15. Можно смешать пыльцу с медом (1:10) и есть такой мед по 1 ч. ложке, запивая небольшим количеством теплой воды».

Пчеловод в четвертом поколении Шорохов И.В., Краснодарский край

Массаж для сустава

«Как-то у меня разболелась рука: ноет плечо, рукой не двинуть, видно, отложение солей дало о себе знать. Попробовала популярные компрессы с пихтовым маслом, скипидаром, уриной — не помогли. Но вот на глаза мне попался способ лечения заболеваний суставов пчелиным медом. Начала я с медового массажа: массировала плечо 3 дня подряд, и результат превзошел все мои ожидания, подвижность сустава стала восстанавливаться!

Поэтому предлагаю всем читателям этот способ: половину столовой ложки меда надо положить на перевернутую крышку чайника, наполненного горячей водой, и поставить его на слабый огонь.

Положить на плечо грелку с горячей водой и, лежа под одеялом, подержать ее минут 15-20, периодически меняя положение, чтобы равномерно прогреть весь сустав. За это время мед хорошо прогреется над паром. Взять двумя пальцами немного меда и круговыми движениями мягко втирать его по всей поверхности плеча. Как только он впитается и пальцы станут прилипать, надо взять новую порцию меда и продолжить процедуру.

Массировать плечо нужно не меньше 15-20 минут, но следите за тем, чтобы кожа все время была покрыта медом. После массажа плечо следует накрыть марлевыми салфетками, не удаляя с него меда, и надеть теплое белье. Через 2-3 часа, но не раньше, салфетки можно снять и обмыть плечо теплой водой. Курс всего 10 сеансов. Три первые процедуры следует делать ежедневно, следующие — через день. При необходимости через 2 недели курс можно повторить, но теперь уже интервал между сеансами должен составлять 2-3 дня.

Расскажу о своих субъективных ощущениях. В первые два дня после массажа появлялась боль, но уже часа через три она проходила и ночью не беспокоила. Уже после пяти сеансов я смогла без боли поднимать руку на уровень плеча, а после десяти — вертикально над головой, хотя легкая боль при этом еще оставалась. Но второй курс помог мне полностью восстановить подвижность сустава, но даже если плечо заболит еще раз, теперь я знаю, что нужно делать. Не стоит бежать в аптеку и тратить бешеные деньги на мази, гели и бальзамы, достану заветную баночку меда, и все будет в порядке».

Угарова М., п. Будогощь Ленобласти

Возьмите мед в дорогу!

«...Я — водитель-дальнобойщик с 20-летним стажем. Рейсы бывают разные, иногда длятся по 2-3 недели. И в пути, конечно, разное случается, к бытовым нюансам привыкать надо, за здоровьем следить тщательно. Но у нас с напарником опыт большой, и мы уже приноровились к такой жизни. Вот я и решил поделиться советами, как в пути оставаться здоровым.

Есть у нас в пригороде деревенька, в которую мы с напарником перед рейсом обязательно заезжаем — покупаем мед в дорогу. Вот только мед покупаем не простой, а в сотах. Все, наверное, знают, что такой сотовый мед очень полезен, ведь в нем витаминов больше, чем в обычном. А в дороге это важно, поскольку питаемся мы в пути не так хорошо, как дома. Вот мы и берем с собой соты, а потом жуем в дороге. Намного, кстати, лучше и полезней дорогих импортных жевательных резинок. Мы у специалиста точно выяснили — когда соты с медом жуешь, зубы очищаются, и все микробы во рту погибают. Такое жевание и десны здорово укрепляет, от пародонтоза помогает, да и отличной профилактикой кариеса является. В сотах же главным компонентом воск является. А это древнее дезинфицирующее и противовоспалительное средство.

Конечно, мы такой полезный мед (и простой, и в сотах) для своих семей тоже закупаем, а заодно на пасеке и прополисом запасаемся. Жена у меня из меда и прополиса сироп специальный готовит. В него еще еловые почки добавлять надо (их, правда, только в конце мая собирать нужно, когда они на 5 см отрастут, не больше). Можно и пихтовые почки использовать, но у нас пихта реже встречается. Почки надо промыть в холодной воде, мелко нарезать. 1 кг почек залить 3-4 л воды и прокипятить в эмалированной посуде 10-15 минут, сразу процедить, дать отстояться и снова процедить через марлю. В этот отвар добавить 1 кг меда и 10 г вытяжки прополиса (для ее приготовления нужно 30 г прополиса настоять в 100 г спирта). Все это как следует перемешать и нагреть где-то до 40-45°С. Когда остынет, разлить по пол-литровым бутылкам и хранить закрытым в прохладном месте.

Я такой сироп с собой в дорогу всегда беру — если приболею, начнется кашель или, не дай Бог, признаки гриппа появятся, то пью по чайной ложке 3 раза в день перед едой. Бывало, что мед и прополис помогали мне выздороветь, еще не доезжая до дома».

Рогачев Д.С., г. Загорск

Медовое спасение

«…Моя дочь долгое время страдала от дисменореи — боли появлялись за день до начала менструации и продолжались до ее окончания. Притом боль продолжалась несколько часов в день, начинаясь обычно в одно и то же время. У нее сильно кружилась и болела голова, даже пару раз дело до рвоты доходило. На УЗИ сказали, что у нее небольшой загиб матки и что после первых родов должно стать полегче. Врач, правда, еще добавил, что боль может усиливаться от нервного перевозбуждения. Дочь моя студентка, стрессы постоянно, может, врач был и прав. Но мы, конечно, не стали ждать родов, а начали искать народные средства от дисменореи.

Нам понравился один простой рецепт, и мы решили его попробовать: надо смешать одинаковое количество настойки календулы и 20%-ную настойку прополиса. Столовую ложку этой смеси развести в 0,5 л теплой кипяченой воды. Применять полученный раствор можно в виде спринцеваний или примочек. На ночь дочь накладывала компрессы на живот из ткани, пропитанной раствором, и держала их часть ночи, а по утрам делала спринцевания той же смесью.

Если начинались боли перед менструацией, то для расслабления мускулатуры матки и общего успокоительного эффекта я готовила ей ванны из меда: 250 г меда на ванну. Температура воды в ванне не больше 37°, время приема около 15 минут. После ванны надо принять душ. Средство это, конечно, дорогое, но мы делали такую ванну раз в месяц, а ради такого прекрасного эффекта можно и потратиться. Вообще я читала, что медовые успокаивающие ванны можно делать 2-3 раза в неделю.

На следующий день после такой ванны дело обычно ограничивалось небольшими дискомфортными ощущениями в области поясницы, а болей таких сильных не было. Я была несказанно рада, что дочь моя больше не мучается. Я думаю, что прополис с календулой тоже свою роль в этом сыграли...»

Семенова П.Н., г. С.-Петербург

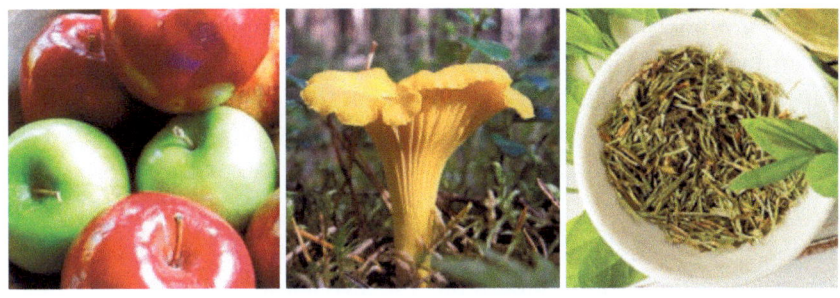

Питание
против рака

В этом выпуске мы поговорим о питании, которого необходимо придерживаться больным онкологическими заболеваниями, а также для профилактики возникновения опухолей. Вопрос, что можно есть, а от каких продуктов лучше отказаться, неизбежно возникает при диагнозе онкологии, после проведения химиотерапии, лучевой терапии и операции по удалению опухоли. Интересует эта проблема и тех, у кого отягощенная наследственность, ведь профилактика — наиболее действенный способ избежать столь неприятного диагноза. Питание в первую очередь должно быть направлено на выведение токсинов, в большом количестве образующихся у онкологических больных, а также на снижение их образования, поскольку именно зашлакованность организма зачастую способствует развитию опухолевых процессов. Такое питание иногда еще называют антитоксическим.

Чтобы победить опухоль

Успех лечения любого заболевания, в том числе и онкологического, не может всецело зависеть только от степени и качества медикаментозного либо хирургического вмешательства. Обязательно нужно принимать во внимание все стороны жизни больного.

Еще древние врачи говорили, что нельзя уповать только на одно лекарство. Без таких составляющих, как должная психологическая поддержка близких людей и смена повседневного рациона питания больного, процесс выздоровления может затянуться надолго. Кроме того, каждый больной должен помнить, что надо сопротивляться болезни всеми доступными средствами, и что смена рациона — одно из этих средств. Ведь всем понятно, что наше тело состоит из того, что мы едим.

Не случайно мудрецы всех времен утверждали, что «пища должна быть лекарством». **Правильное питание — это то, что подготавливает наш организм к более легкому течению болезни и дает ему силы для скорейшего выздоровления.** И после выздоровления рациональное питание по-прежнему играет важнейшую роль, так как от него напрямую зависит продолжительность ремиссии.

Многие продукты питания человека принадлежат к растительному миру. Это и есть лучшая пища, так как растения богаты различными витаминами, минеральными веществами, энзимами и ферментами, укрепляющими и нормализующими обменные процессы. **В то же время следует избегать тяжелой, то есть трудно перевариваемой пищи: жирных или несвежих продуктов, а также всего жареного, копченого, обильно соленого, сладкого, маринованного.** Кроме того, неполезны продукты, прошедшие длительную обработку (изделия из белой муки, рафинированного сахара и т. п.). Придерживаясь правил рационального питания, здоровый человек значительно сокращает риск возникновения у него опухолевых новообразований. Разумно подобранное питание является верным помощником, как в профилактике онкологических заболеваний, так и в борьбе с ними. Часто отсутствие достаточных знаний, инертность, либо ничем не оправданный скептицизм мешают человеку воспользоваться мощной целительной силой природы, создавшей множество пищевых растений-целителей.

Было замечено, что при переходе на правильное питание опухоли начальных стадий рассасываются за год-полтора.

Для достижения наибольшей эффективности лечения основу рациона больного должны составлять овощи, фрукты, орехи и зерновые культуры. Это именно та пища, к которой организм человека наилучшим образом приспособлен физиологически.

Онкологическому больному независимо от места локализации опухоли необходимо в первую очередь придерживаться питания, способствующего выведению токсинов и предупреждающего их образование.

Дело в том, что в организме онкологического больного происходит большое скопление токсинов и шлаков, которые нужно постараться вывести всеми возможными способами, и питание — один из них.

Фрукты в питании онкологического больного

Во время очищения от токсинов после химиотерапии большинство фруктов можно употреблять лишь в небольших количествах, главным образом в виде соков.

> **Самым сильным антитоксическим действием обладают соки кислых и вяжущих фруктов: апельсина, лимона, грейпфрута, клюквы, граната, черники.**

Такие соки стимулируют выделение желчи и способствуют очищению клеток печени, что крайне важно при лечении любого вида опухоли. Так, при каждодневном приеме сока двух лимонов и одного апельсина происходит снятие блокады печени от продуктов обмена опухоли, эффективно выводятся токсины. К тому же эти цитрусовые богаты витамином С, который обладает антистрессорным действием.

 Сладкие фрукты (особенно бананы, хурму, дыни) и их соки следует ограничить.

Лимон — подмога раковым больным

«...Я много слышала о пользе лимона для тех, кто болеет раком. Когда дело коснулось моей семьи, сестру постигла эта болезнь, то лимон очень помог ей, облегчая состояние. С аппетитом всегда проблемы у больных раком, а кушать надо. Кусочек лимона возвращал ей хоть какое-то желание к еде. Но его лучше всего употреблять отдельно, не смешивая ни с какой другой пищей. И еще, если кто столкнется с этой проблемой, хочу предупредить, что лимон нельзя одновременно применять с болиголовом (снимает его действие). В лимоне полезно все, даже косточки лимона, а также его корка обладают прекрасным антитоксическим действием.

Сочетание с медом лимона усиливает его полезные свойства. Эти продукты прекрасно дополняют друг друга.

Можно порекомендовать такой рецепт. Разрезать 3 лимона на дольки, вынуть косточки и перекрутить в мясорубке вместе с цедрой. Добавить 3 ст. ложки меда, перемешать в миксере. Хранить в холодильнике. Для восполнения дефицита витаминов в организме достаточно принимать утром натощак 1 ч. ложку этой лимонно-медовой смеси.

Это хорошая помощь иммунитету и очищение организма от шлаков. Для больных раком это хорошее подспорье».

Кукушкина Р.Л., г. Рязань

КОММЕНТАРИИ СПЕЦИАЛИСТА

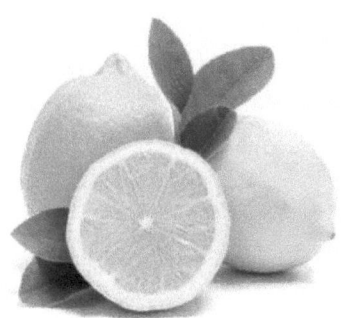

Лимон является самым кислым фруктом, который облегчает пищеварение, возбуждает аппетит, успокаивает рвоту, помогает от желтухи. Его лучше всего употреблять отдельно, не смешивая ни с какой другой пищей. Лимон нельзя одновременно применять с болиголовом (снимает его действие). Любопытно, что косточки лимона, а также его корка обладают прекрасным антитоксическим действием.

Запасайте яблоки на зиму

«...Яблоки в нашей деревне всегда уродятся в изобилии. И я стараюсь всячески, чтобы дары природы не пропали. Лучше всего зимой идет яблочный сок. Это и напиток вкусный, и источник витаминов на всю зиму.

Яблоки как следует промойте, удалите сердцевину, нарежьте кусочками, которые подходят для вашей соковыжималки. Отожмите сок и тщательно снимите пену — она может испортить качество сока. Сок разлейте по стерильным банкам или бутылкам. Банки с соком простерилизуйте и закупорьте (пол-литровую банку стерилизовать на бане примерно 15-20 минут, литровую — 30-35 минут). Переверните вверх дном и остудите.

Еще очень уважают мои внуки сушеные яблочки. Теперь есть такая мода — кушать дорогущие так называемые яблочные чипсы. Попросту говоря, это сушеные яблочки, только очищенные от сердцевинок и приготовленные с любовью. Главное здесь — качество исходного сырья и тщательная подготовка. Надо чистые яблочки нарезать на тонкие дольки без сердцевинки и медленно высушить в тени, провялить. Можно и на печке посушить. Детей от таких «домашних чипсов» за уши не оттянешь. Компоты тоже можно из них варить зимой. Так что яблочки у нас круглый год идут. Может, оттого и болеем мало».

**Никифорова А. П.,
Тверская обл.**

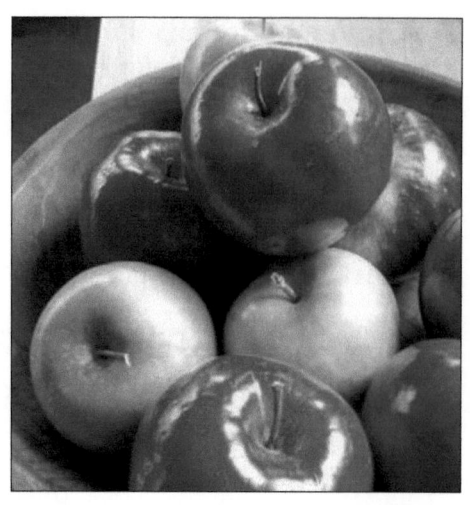

КОММЕНТАРИИ СПЕЦИАЛИСТА

Яблоки должны входить в рацион онкологического больного в обязательном порядке: следует съедать не менее яблока в день. По набору целебных веществ яблоко лидирует среди фруктов и овощей. Яблоки стимулируют кроветворение, способствуют выведению токсинов и радионуклидов, спокойному сну. При онкологическом заболевании наиболее полезны кислые сорта яблок, такие как «Антоновка» и «Семеренко». Кислый вкус этих сортов говорит о большом содержании витамина С и малой сахаристости, поэтому такие яблоки подойдут даже при диабете.

! Безвкусные яблоки, так же как и неспелые, малополезны и даже вредны: неспелые яблоки могут вызвать лихорадку и гнилостные заболевания.

Дикие груши от опухоли молочной железы

«...У моей мамы обнаружили опухоль молочной железы. Оперироваться она отказалась, как мы ее ни уговаривали. Правда, заметили опухоль на ранней стадии. Возможно, она была доброкаче-ственной. Но что интересно, нашелся для нас рецепт, с помощью которого удалось справиться с опухолью — она рассосалась. Мама где-то вычитала о пользе диких груш при опухолях молочной железы. Я сначала посмеялась, но в поле недалеко от нашего дома росла дикая груша, и мы решили попробовать. Дикие груши вяжут, их есть не очень приятно, но рецепт подразумевал употреблять их с медом. Каждый день мама ела такой десерт по 3-4 раза в день, сколько могла съесть. Потом привыкла, и даже нравилось ей это блюдо. Кроме употребления внутрь, делала мама из груш компрессы на область опухоли. Резала их, измельчала в блендере, смешивала немного с медом для вязкости и полученную кашицу под пленку накладывала на ночь и завязывала. Лечилась упорно и получила результат — опухоль рассосалась. Говорят, что и при более позних стадиях этот рецепт помогает. Наверное, не в одиночку, а вместе с другими средствами, но ничто не мешает его использовать. Никакого вреда».

Смирнова, Тверская обл.

КОММЕНТАРИИ СПЕЦИАЛИСТА

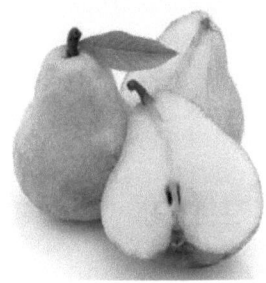

Груши обладают антитоксическим, ранозаживляющим и противоопухолевым действием, однако наиболее сильное целебное действие присуще диким сортам. Так как дикие груши обладают вяжущим вкусом, их лучше употреблять с медом и пряностями. Особенно часто ранозаживляющее и противоопухолевое свойство груш используется при опухоли молочной железы, когда груши (лучше дикие) применяют как внутрь, так и наружно в виде компресса.

Ягода-калина лечит опухоли

«...Не многие знают, что калина лечит опухолевые болезни и от полипов годится тоже. Осенью ешьте калину медленно, ягоду за ягодой. Это будет как целебная инъекция для желудка. Возьмите одну ягоду в рот, пожуйте, проглотите. Через минуту снова возьмите ягоду, прожуйте, проглотите. И так съешьте за один раз горсть ягод. Зимой можно использовать сушеные ягоды калины или веточки растения. Например, на 1 л воды возьмите 2-3 ст. ложки измельченных веточек калины и кипятите на медленном огне, пока объем жидкости не уменьшится вдвое. Полученные 500 мл отвара выпейте за день. Строгой дозировки для приготовления отвара калины нет, так как она совершенно нетоксична — готовьте отвар по своему вкусу, чтобы он был вам приятен. С отваром калины можно делать и лечебные клизмы для избавления от полипов в кишечнике».

Фомина Н.Л., г. С-Петербург

Готовим сок из калины

«...Калина-ягода... Самым поэтичным образом описана калина в русском фольклоре. И это не только за ее красоту. Эта ягода была всегда помощницей при многих недугах. Так, издавна калину народная медицина применяла для лечения опухолей молочной железы. Ягоды калины используются как внутрь, так и наружно в виде примочек. Я хочу дать читателям несколько таких народных рецептов, ведь болезни молочных желез в наше время слишком распространены. По этим рецептам вылечила фиброму не только я, но и моя приятельница. Может, кому еще пригодятся эти советы. В них народная мудрость и опыт веков Руси.

● 1 кг ягод калины, 200 г сахарного песка, 200 г воды. Из перебранных и вымытых ягод отожмите сок. Мезгу залейте водой, кипятите 5-10 минут, процедите. Отвар соедините с выжатым соком, добавьте сахарный песок, размешайте, охладите. Этот сок можно использовать для приготовления различных блюд и напитков, например морса и киселя.

● Можно приготовить сок калины с мякотью. Для этого отобранную и промытую калину бланшируйте в кипящей воде 5 минут (для уменьшения горечи), затем протрите через сито. Полеченное пюре смешайте с равным по массе количеством 35%-ного сахарного сиропа.

● Для приготовления морса 0,5 стакана сока смешайте с литром горячей кипяченой воды, добавьте по вкусу сахар и оставьте на 3-5 часов. Подавайте в холодном виде. Или растворите в литре горячей кипяченой воды 100 г меда, перемешайте с 0,5 стакана сока калины и подайте в холодном виде.

Сок калины с мякотью подходит и для наружного лечения в виде примочек. Их накладывают на проекцию кист или узлов на теле. Сверху накладывают компрессную бумагу, но это не компресс, потому что греть примочку не надо. Сверху прикрывают льняной тканью. Такую примочку можно оставить на ночь. Делать их можно до рассасывания опухоли».

Цыганова Н.Г., г. Рязань

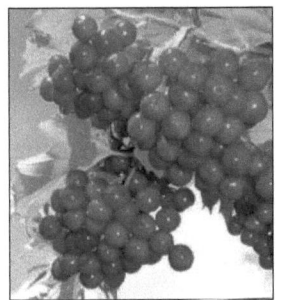

Антиоксиданты, содержащиеся в калине, борются со свободными радикалами, очищают кровь от вредных холестериновых бляшек, останавливают рост клеток злокачественных опухолей. Благодаря содержанию в ней витамина Р калина укрепляет сосуды, борется с проницаемостью капилляров, делает их стенки крепче, эластичнее. Благодаря высокому содержанию железа калина стимулирует выработку гемоглобина и борется против анемии (часто она является следствием приема противоопухолевых препаратов), стимулирует выработку желудочного сока, повышает уровень кислотности.

Царица ягод клюква

Клюкву в народе называют царицей ягод и ягодой жизни. И не зря! Эта удивительная кудесница может царствовать на нашем столе круглый год, спасая нас почти от всех недугов. Ее с давних пор применяют как антибактериальное, противовоспалительное, общеукрепляющее, ранозаживляющее средство.

Регулярное употребление в пищу ягод клюквы или ее сока снижает риск сердечно-сосудистых заболеваний и даже предотвращает образование злокачественных опухолей.

На самом деле, по содержанию полезных веществ клюква легко превзойдет практически все известные растения нашей земли, поэтому-то и не слишком удивляет то количество недугов, с которыми может справиться клюква. Ученые все чаще и чаще настаивают на том, что клюква должна быть обязательным продуктом в профилактике раковых заболеваний. Считается, что сок ягоды, связываясь с двумя ферментами человеческого организма, вызывающими образование раковых клеток, активно противодействует их созданию и распространению.

Издавна препараты клюквы используют как жаропонижающее средство при простудных заболеваниях, она может служить альтернативой антибиотикам, особенно в борьбе против бактерий, ставших устойчивыми к традиционному медикаментозному лечению.

Кулинарные рецепты от читателей

● **Клюквенное варенье на меду.** 1 кг клюквы, 1,5 кг меда, 2 стакана воды. Из меда и воды приготовить сироп. Ягоды клюквы опустить на 3-4 минуты в кипящую воду, затем перенести в сироп. Варить до готовности.

● **Клюквенный мусс на манке.** 200 г клюквы, 1 стакан сахара, 2 ст. ложки меда, 1/2 стакана манной крупы, 2,5 стакана воды. Отжать сок из клюквы и убрать его в холодильник. Выжимки от сока залить кипятком, поставить на огонь, дать закипеть, после чего уменьшить огонь и варить еще около 5 минут. Полученный отвар процедить через марлю и добавить в него мед, размешмммммммммать до полного растворения. Затем всыпать сахар и сварить сироп. Когда сироп закипит, постепенно, тонкой струйкой, всыпать в него манную крупу, постоянно помешивая, чтобы не образовались комки. Варить на маленьком огне при постоянном помешивании не менее 15 минут. Когда сварится манная каша, снять посуду с огня, влить клюквенный сок и взбить миксером до получения однородной пористой светло-розовой массы. Не взбивайте слишком долго, чтобы мусс не стал водянистым. Получившуюся смесь разложить в креманки и поставить их в холодильник до застывания.

КОММЕНТАРИИ СПЕЦИАЛИСТА

Клюква более полезна в натуральном виде (сок, морс, моченая, протертая с сахаром), термическая обработка значительно снижает ее полезность. При приготовлении киселей варить следует только жмых отжатых ягод, а сок вводить рекомендуется в последний момент, лучше в уже остывающий напиток, тогда кисель получается «живой». Мусс с «живым» соком не только сытное, но и полезное блюдо.

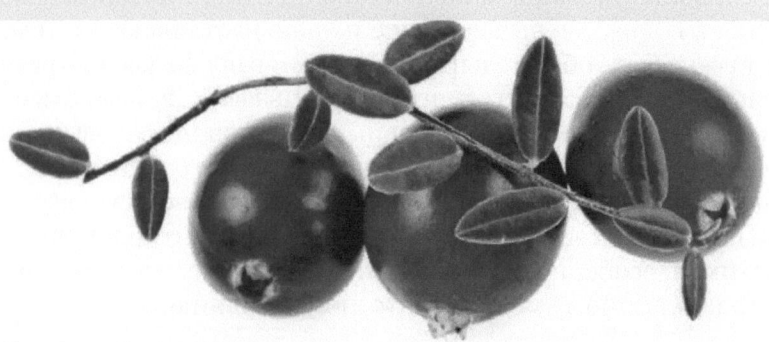

Помните об антиоксидантах!

Для профилактики опухолевых заболеваний в натуропатии, как и в официальной медицине, эффективно применяют антиоксиданты. Не забывайте никогда о таких антиоксидантах, как селен (имеется в пивных дрожжах), витамин Е (проростки пшеницы, растительные масла), витамин С (зелень, овощи и фрукты, в т.ч. шиповник, черная смородина, рябина обыкновенная), витамин Р (зеленый чай, плоды черной смородины, боярышника, рябины обыкновенной) и клетчатка (отруби, овсянка, ржаной хлеб, кукуруза). Имейте в виду, что антиоксидантным эффектом обладают и такие пряности, как эстрагон, розмарин, кориандр, мелисса, пижма и ряд других. Выращивайте их на своих садовых и огородных участках и заготавливайте на зиму.

Овощи против рака

Из ряда овощей, полезных для организма онкологического больного, выпадают лишь картофель и баклажаны. В картофеле высоко содержание крахмала и сахаров. Как отдельное блюдо картофель не следует употреблять более одного раза в неделю, разрешается добавление картофеля в супы в небольшом количестве. Баклажаны же препятствуют выводу токсических веществ, что было подмечено еще в древности. Авиценна говорил, что баклажаны вызывают закупорки в печени и могут способствовать возникновению рака. Овощи лучше употреблять в сыром виде — готовьте различные салаты, которые заправляйте лимонным соком, яблочным уксусом и оливковым маслом. Салаты обязательны перед завтраком и ужином, а просто овощи в сыром виде (огурцы, помидоры, редис) нужно употреблять при любом приеме пищи. Из овощей хорошо варить супы, можно готовить овощи на пару, тушить с небольшим количеством масла и делать из них котлеты. Однако при правильной организации питания сырых овощей в рационе должно быть примерно в 3 раза больше, чем вареных. Разрешается употреблять в небольших количествах квашеную капусту, слабосоленые огурцы и помидоры. Это будет стимулировать выделение пищеварительных соков.

Практически все овощи отлично выводят токсины за счет содержащейся в них клетчатки (клетчатка нейтрализует и связывает токсины в кишечнике, не давая им всасываться в кровь). К тому же овощи являются основным источником микроэлементов и витаминов, которые дают необходимую подпитку иммунитету, что позволяет организму активнее бороться с болезнью. Кроме того, существует целый ряд онкологических заболеваний, причиной которых являются так называемые онкогенные вирусы. Они вызывают рак за счет внедрения своей ДНК в ДНК клеток человека. Например, было доказано, что рак шейки матки вызывается вирусом, передаваемым половым путем. Только овощи и фрукты содержат те химические вещества, которые защищают ДНК клеток человека от мутагенного воздействия вирусов и окружающей среды, предотвращая нарушение хромосом.

Чем полезна свекла?

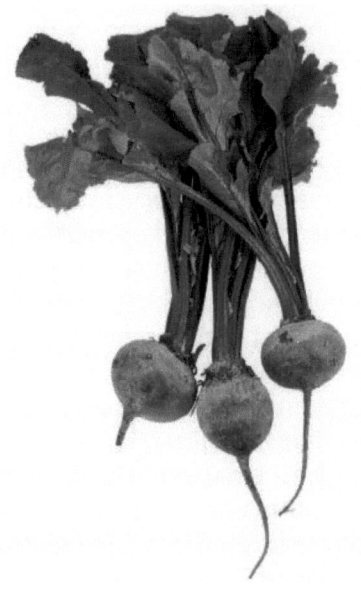

Современные научные исследования показали, что благодаря наличию в свекле антиоксидантов ее можно использовать для профилактики опухолевых заболеваний. Печень принимает активнейшее участие в очищении организма, в поддержании на должном уровне иммунной и нервной систем, кроме того, в печени образуются гормоны. Наиполезнейшим продуктом для печени является красная свекла, особенно те ее сорта, которые отличаются сладким вкусом. Можно приготовить множество различных блюд, как из вареной, так и из сырой свеклы, причем особенно полезна для печени сырая свекла.

Онкологическим больным необходимо принимать сок свеклы ежедневно по полстакана 2 раза в день. Однако свежеотжатый сок вызывает сильный спазм кровеносных сосудов, поэтому нужно, чтобы он предварительно отстоялся в течение 2-3 часов. Лучше всего применять сок свеклы совместно с соком моркови. Кашицу из корнеплодов свеклы прикладывают к наружным опухолям и язвам, причем по мере высыхания кашицу меняют несколько раз.

Свекла издавна считалась хорошим средством от цинги и малокровия. Наличие в корнеплодах различных витаминов также играет определенную роль в профилактике авитаминозов. Полезно употреблять в пищу и ботву свеклы, в которой высоко содержание витамина С и имеется много каротина. Листья свеклы оказывают положительное действие на кроветворение, обмен веществ, их можно включать в сборы для лечения печени, почек, атеросклероза, анемии, ожирения.

Если сделана операция

«...Мой опыт не очень радостный, у меня болел отец онкологией и перенес операцию по удалению опухоли почки. Большой проблемой тогда явилось питание после операции. В самые первые дни, конечно. Пока лежал в больнице, об этом вопросе беспокоился врач, и нам не нужно было особо думать, чем кормить. А вот в отдаленный период, когда уже все было позади, встал вопрос о питании очень насущно. Могу поделиться своим опытом для тех, кто оказался в подобной ситуации. Хочу отдельно остановиться на продуктах и пищевых растениях, которые станут лекарством в восстановительный период после перенесенной операции и помогут обезопаситься от рецидивов болезни.

Надо обратить внимание на то, что пища должна иметь мягкую консистенцию. Это пюре, каши, бульоны, яйца, сваренные всмятку, творог, кисели. А вот грубую пищу необходимо исключить.

Второй немаловажный момент состоит в том, что принимаемая пища должна оказывать легкое послабляющее действие. Хороший послабляющий эффект дают морковь и свекла.

К тому же эти овощи, помимо послабляющего, оказывают и противоопухолевое действие. Считаю, что морковку необходимо съедать ежедневно, лучше вечером, ближе ко сну. Очень полезен салат из сырой моркови, свеклы и чеснока с растительным маслом. Тем, кто не переносит чеснок, можно заменить его в салате черносливом. Нужно следить, чтобы в рационе было достаточно продуктов, богатых пектинами (ежедневно употребляйте несколько яблок, 50 г капусты), так как они способствуют набуханию содержимого кишечника и его очищению.

Красное мясо нужно исключить из рациона, а белое мясо оставить. Можно употреблять рыбу. Хорошей пищей являются яйца, сваренные всмятку.

Нужно учитывать, что принимаемая пища должна быть легкой, мягкой и хорошо скользить по кишечнику. Особенно хороший эффект скольжения достигается, если добавлять в блюда растительное масло. Рекомендуется не делать большого разнообразия в еде, причем принимать пищу лучше не часто, а редко. Желательно не запивать еду водой, как сказано у Авиценны, воздержание от приема жидкости само по себе служит хорошим лечением. Полезно употреблять в пищу гранатовые зернышки, а в качестве приправы — укроп и фенхель».

Жукова Т. П., С-Петербург

Моя помощница свекла

«...В нашей семье все очень любят свеклу, поэтому и на огороде она самый почетный овощ. Если свекла не уродится, все очень растраиваются, т.к. покупная ужасно невкусная. А ведь и борщи, и винегреты, и, самое главное, салаты из сырой свеклы у нас постоянно на столе: гемоглобин поднимают, давление снижают, кишечнику помогают, да и с опухолями разными сражаются. Если вы еще не подружились со свеклой, это сделать никогда не поздно. Попробуйте такой салат. При регулярном его употреблении вы забудете о многих болезнях.

● **Салат из сырой свеклы с чесноком и орехами.**

1 кг свеклы, 1-2 головки чеснока, 10 орехов, сок лимона или сухое виноградное вино, столовая без верха ложка меда.

Многие не знают, что сырой салат из свеклы — особое лакомство, вкус которого зависит от качества свеклы. Свекла с белыми кольцами отвратительна в сыром состоянии и для салатов с чесноком не годится. Хороший корнеплод выглядит как черная редька, но кожура у него очень тонкая, хвостик небольшой и тонкий, окраска на разрезе ярко-красная.

Очищать свеклу от кожицы следует лишь в том случае, если она испорчена или пересохла при хранении, но предпочтительнее использовать свеклу с кожицей. Натереть ее на мелкой терке или воспользоваться мясорубкой. Чеснок очистить и раздавить, орехи порубить мелко. Лимонный сок или вино смешать с медом и полить салат. При желании можно использовать пряности. Сырой салат нежелательно хранить 2-3 дня даже в холодильнике, как это рекомендует Г. Шаталова, так как в сырой измельченной свекле ускоряются процессы превращения нитратов в токсичные нитриты и можно отравиться. Такой салат надо готовить максимум на 12 часов, обязательно сохраняя в холодильнике».

Цыганова И.Р., г. Пенза

Свеклу используют для диетического питания. Существует множество рецептов приготовления салатов со свеклой. Особенно полезно совмещать свеклу с морковью и чесноком, так как это сочетание овощей хорошо очищает кишечник, полезно при запорах, обладает противоопухолевыми свойствами. Но сырые овощи, особенно содержащие грубую клетчатку, такие как сырая свекла и капуста, можно подключать только на поздних сроках после операции, чтобы не вызвать газообразования и нагрузки на кишечник от грубой клетчатки. В более ранние сроки сырые овощи рекомендуется замещать соками из сырых овощей.

Ликопен помогает выжить

Красный цвет томатов обусловлен содержанием в них вещества ликопена, обладающего сильным антиоксидантным действием. Ликопен помогает выжить онкологическим больным после процедур химиотерапии, а также борется с раком простаты, легкого и желудка. Очень полезны томаты для женщин. Сок помидора и натуральные томатные пасты имеют большую концентрацию ликопена, чем свежие помидоры.

Мое любимое лекарство

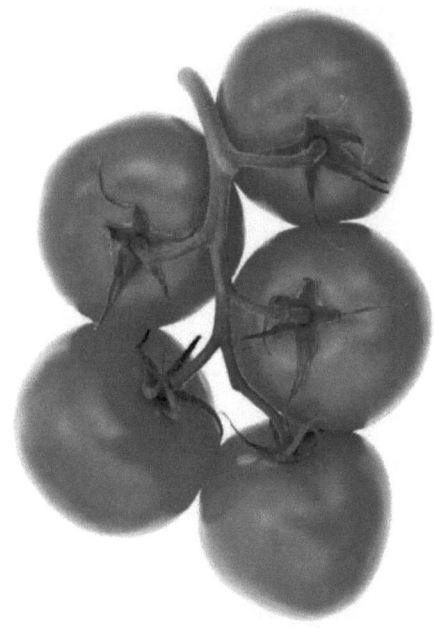

«...Я всегда любила помидоры, но когда мне сказали, что этот овощ (или фрукт? В Европе его считают фруктом) еще и помогает предотвратить онкологию, я стала искать разные интересные рецепты, чтобы и дети, и муж тоже как можно больше употребляли это вкусное лекарство. Ведь ни для кого не секрет, что в наше экологически неблагополучное время это очень важно, да и наследственность меня не балует. Я вместо маринованных помидоров и разных там закусок с их участием больше стала в зиму заготавливать помидоры в собственном соку, соки томатные — чтобы свои, натуральные, а не покупные пить. Даже стала в эти соки добавлять сок других пряных овощей и зелени: сельдерея, петрушки, базилика и др. Иногда с перчиком или зернами горчицы делаю. Домочадцам даже понравилось, теперь они и фруктовых соков меньше пьют, все томатный подавай. А мне не жалко, ведь помидоров у нас всегда море».

Тихоня И.В., Краснодарский край

Полезны все виды капусты

Капуста — один из овощей с большим содержанием клетчатки. Полезны все виды капусты: цветная, брюссельская, пекинская, савойская и, конечно же, наша — белокочанная. Капуста, как и другие овощи с высоким содержанием пищевых волокон, очень хорошо нейтрализует, связывает и выводит из кишечника азотистые шлаки и другие канцерогены. Кроме того, крестоцветные содержат производные индола, которые нормализуют обмен эстрогенов, поэтому при опухолях женской половой сферы представители овощей этой группы особенно полезны. Онкологическим больным рекомендуется употреблять не менее 50 г капусты ежедневно, например, им будет полезен салат из равных частей белокочанной капусты, свеклы и моркови, заправленный растительным маслом и чесноком.

❗ В больших количествах капусту употреблять нежелательно — это вредно для желудка. Надо учитывать, что капуста не лучший продукт при воспалении кишечника, потому что вызывает вздутие.

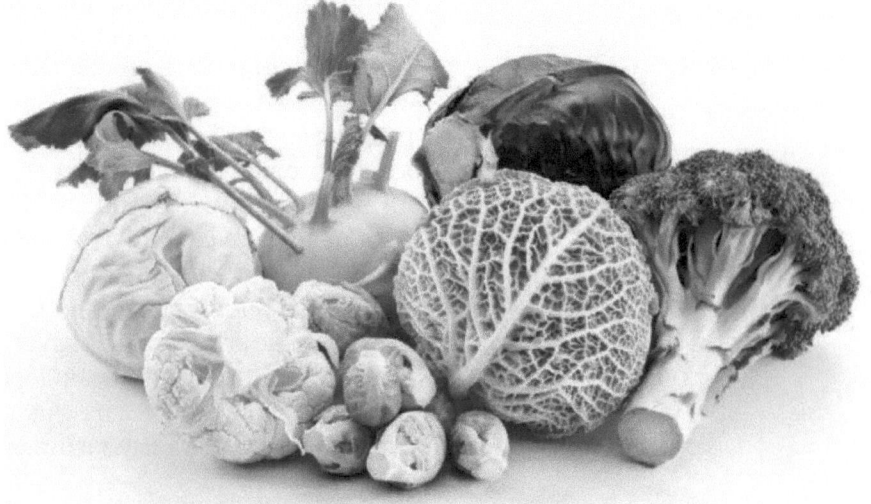

Шпинат в борьбе с раком

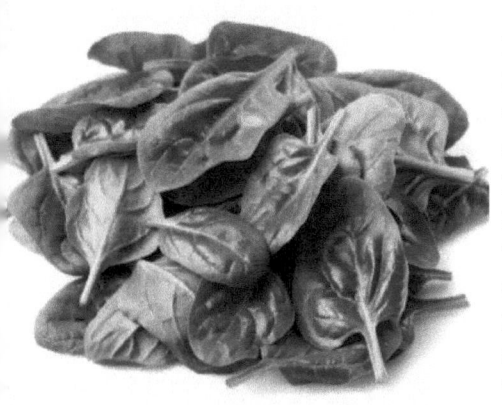

Шпинат в свое время был популярен при составлении детского рациона — и это не случайно, так как редкое сочетание и разнообразие биологически активных веществ делают шпинат одним из ценнейших диетических продуктов. Хочу подчеркнуть, что шпинат стоит на втором месте после чеснока по содержанию таких активных борцов с раком, как антиоксиданты и фолиевая кислота.

Кулинарные рецепты от читателей

- *Салат из шпината с морковью.* 150 г шпината, 1 яйцо, 50 г моркови, 40 г растительного масла, соль. Сваренное вкрутую яйцо нарезают дольками, морковь натирают на терке с крупными отверстиями. Шпинат перебирают, промывают, нарезают соломкой и соединяют с нарезанным луком, морковью, солят, выкладывают в салатник, украшают дольками яйца и заправляют маслом. Можно в такой салат добавлять разные травы и специи, в т.ч. и чеснок.
- *Шпинат отварной.* 400 г шпината, 3 ст. ложки сметаны, 1 ст. ложка молотых сухарей. Шпинат залить едва подсоленным кипятком и дать вскипеть. Тотчас снять с огня, откинуть на дуршлаг, дать стечь воде, посыпать молотыми сухарями, полить сметаной или растопленным маслом.

Лук и чеснок для профилактики

Всем известны антибактериальные свойства лука и чеснока, но мало кто знает, что они также обладают противоопухолевой и антиоксидантной активностью. Лук проявляет возбуждающее действие, полезен при заболеваниях предстательной железы, особенно при аденоме. У женщин лук оказывает месячногонное действие, рекомендуется при раке матки. В совместной работе японских и американских ученых было доказано, что чеснок предотвращает возникновение и развитие рака желудка, матки, молочной железы, прямой кишки, мочевого пузыря.

В экспериментах на животных было показано, что при наличии опухолевого процесса чеснок продлил срок жизни животных на 5%. Чеснок необходимо включать в питание больных с аденомой предстательной железы, а также при наличии других опухолей. Однако надо помнить, что чеснок может вызвать головную боль, его нельзя применять во время беременности и при болезнях почек.

Неоценимая помощь тыквы

Тыква — популярный овощ, особенно среди сельского населения. Особенно целесообразно чаще использовать в питании тыкву при заболевании желудка, печени, кишечника. Тыква хорошо сочетается с другими овощами, крупами, зеленью. Из нее можно готовить супы (очень хорошо подходит для питания онкологических больных суп-пюре), каши, запеканки. Сок тыквы оказывает неоценимую помощь при опухоли головного мозга.

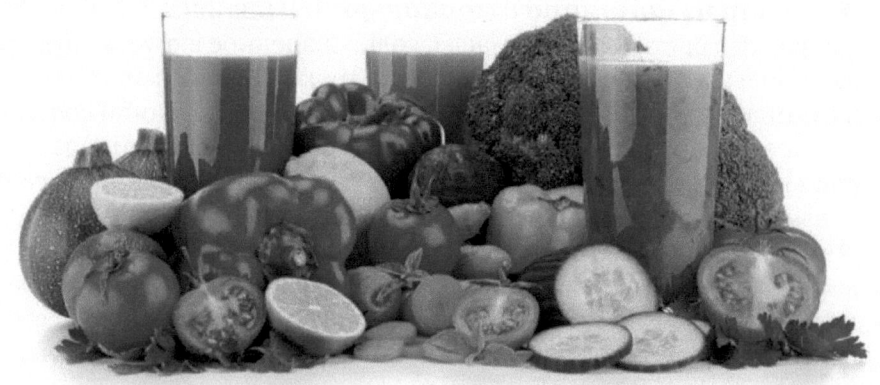

Овощные соки для иммунитета

«...Для поддержания иммунитета при опухолевых заболеваниях особенно полезны именно соки овощей. Соки спасли меня после операции по удалению опухоли груди. Я считаю, что именно они позволили избежать рецидива. Соки должны стать неотъемлемой частью рациона больного, так как их употребление — быстрый и действенный путь доставки питательных веществ в организм и укрепления иммунной системы. Однако важно, чтобы соки были свежеприготовленными. Самыми сильными противораковыми и иммуностимулирующими свойствами обладают соки моркови, свеклы, черной редьки, сельдерея, огурца, петрушки, кинзы и шпината. Чтобы было не только полезно, но и вкусно, я смешивала овощные соки между собой либо с соками фруктов, например: по 50 мл свекольного, морковного, тыквенного соков и 100 мл апельсинового сока. Очень мне нравится смесь соков моркови, яблока, сельдерея с добавлением мяты. Вы можете приготовить любой коктейль, главное, чтобы он был свежим. Выпивать надо не менее 2 стаканов различных смесей соков в день».

Сонина П.А., г. Москва

Редька в рационе круглый год

Редька обладает противоопухолевым свойством, причем наиболее сильно в этом плане действуют ее семена. Черная редька давно применяется в народной медицине для лечения онкологических заболеваний женской половой сферы и кишечника. Однако и при любой другой локализации опухоли редьку полезно употреблять в виде салата с растительным маслом. Белую редьку в свежем виде полезно иметь в рационе круглый год. Она хорошо снимает интоксикацию, причем Авиценна писал, что она способна обезвредить даже ядовитые грибы.

Выбираем зерновые

Примерно 50% принимаемой онкологическим больным пищи должны составлять блюда из зерновых — крупяные каши, зерновые хлопья и т. д. При выборе крупы предпочтение отдавайте цельным и необработанным крупам, так как они лучшим образом способствуют очищению. Например, нешлифованный или бурый рис предпочтительнее круглого. То же и с хлебобулочными изделиями — лучше употреблять ржаной и другие сорта «черного» хлеба. А вот хлеба из белой муки и особенно сладких кондитерских изделий следует избегать, так как они вызывают закупорки печени. Различные виды зерновых могут выступать как предпочтительные при разных локализациях опухолей, так, рожь и просо (пшено) особенно полезны больным с опухолями гормонозависимой сферы. Хорошим диетическим питанием являются зерновые хлопья: пшеничные, ржаные, ячменные. В связи с тем, что они вырабатываются из полноценного зерна путем быстрого подогрева, плющения и обжаривания, то практически без потерь сохраняют все витамины и питательные вещества.

Овес после «химии»

«...После химиотерапии для быстрого снятия симптомов отравления больным ставят дорогие капельницы с ферментами. Когда моей маме назначили курс химии, то мы прошли через все это. А потом я узнала, что ферменты эти аналогичны тем, что содержатся в овсе, и можно с успехом проводить курс восстановления настоем овса. Вот этот несложный чудодейственный рецепт. Он поможет больному лучше перенести лучевую и химиотерапию.

Настой овса. Столовую ложку овсяной крупы поместите в термос и залейте стаканом кипятка, оставьте на ночь. Принимайте в течение дня по стакану такого настоя на протяжении всего курса лечения. После лучевой и химиотерапии необходимо увеличить прием настоя овса до 750 мл в день, можно пить и по литру, причем так длительно, как вам нравится».

Кузьмина П.Д., г. Воронеж

КОММЕНТАРИИ СПЕЦИАЛИСТА

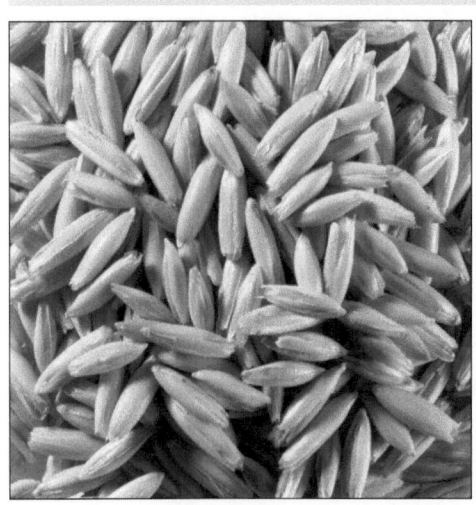

В овсе содержатся ферменты, помогающие перерабатывать токсины, причем овес обладает не только антитоксическим, но и общеукрепляющим действием. Овес в виде настоя и отвара просто незаменим при онкологии. Овес хорошо очищает печень, однако для того, чтобы усилить его благотворное воздействие на печень, вы можете при приготовлении настоя добавлять к овсу плоды шиповника: на порцию овса на день добавляйте столовую ложку шиповника.

Ячмень для детоксикации

Ячмень из круп обладает самым сильным детоксикационным действием. Он сушит и рассасывает, а также смягчает и растворяет опухоли, которые начали твердеть. Для лечебных целей можно принимать отвар или настой из ячменя, который готовят так же, как и из овса.

Гречка нормализует состав крови

«...В детстве у меня было малокровие, и меня родители все время пичкали печенкой и гречневой кашей. И я ее разлюбила на долгие годы, пока снова не столкнулась с проблемой низкого гемоглобина, но уже не у себя, а у мужа. Когда ему сделали операцию по удалению опухоли и провели курс химиотерапии, пришлось вспомнить о моей «старой знакомой». Я ее хоть и готовила изредка для домашних, но только потому, что «надо». Тут же мне на глаза попалась заметка про эту архиполезную крупу, и я поняла, как же мои родители были правы, когда заботились о моем здоровье.

Греча не только повышает гемоглобин, она укрепляет капилляры и нормализует состав крови (при лейкозах даже рекомендуется принимать настой цветков гречихи). Нередко онкологическими заболеваниями страдают люди с избыточной массой тела, а греча как раз способствует постепенному снижению веса (это и нам с мужем не помешает!). Белки гречневой крупы обладают высокой биологической активностью. Они содержат значительное количество таких важных аминокислот, как лизин и триптофан. Зерна гречихи богаты минеральными веществами и микроэлементами, витаминами B1, B2, PP и P. Для жиров гречихи характерна высокая стойкость к окислению, поэтому в гречневой крупе даже при длительном хранении не наблюдается понижения питательных качеств. Я поняла, что ведь совсем не обязательно готовить ту самую единственную рассыпуху, которой я давилась все детство, а можно приготовить множество других вкусных и не менее полезных блюд, например запеканки, блины, даже супы.

● **Гречневая (рисовая) каша с овощами.** Крупу перебрать. На каждую чашку сухой крупы взять 2 чашки воды. Приготовить приправу: в кастрюлю налить необходимое количество воды, добавить томат-пасту, лук, морковь, специи, соусы, чеснок, индийскую приправу куркуму. Довести до кипения, уменьшить огонь и через 5 минут засыпать крупу. Закрыть крышкой и держать на маленьком огне, пока не впитается вся жидкость. Мешать не нужно. Готовое блюдо закутать во что-нибудь теплое для настаивания.

● **Блины гречневые, деревенские.** Поставить дрожжевое тесто из 400 г гречневой муки, 200 г пшеничной и 2,5 стакана теплой воды (дрожжей примерно 10 г). Когда тесто поднимется, добавить еще 100 г гречневой муки, вбить 2 яйца (отдельно желтки и белки, но это не обязательно) и

1 ст. ложку масла. Поднявшееся тесто заварить 2 стакана кипящей воды. Из гречневой муки можно готовить много полезных блюд, не говоря уже о том, что ее можно использовать вместо пшеничной муки.

• **Гречневая каша с кипреем.** 1 стакан крупы гречневой, 100 г кипрея (молодые листья), 20 г масла топленого, соль, 3 стакана воды. Поставить варить кашу. За 15 минут до готовности добавить кипрей, масло, перемешать.

У меня в запасе еще не один рецепт, но вы, если захотите, найдете гречневые блюда по своему вкусу и полюбите гречу на веки вечные и здоровые».

Завьялова Е.П., г. Льгов

КОММЕНТАРИИ СПЕЦИАЛИСТА

Кипрей способствует очищению почек, кроме того, молодая зелень дикорастущих растений — это источник хлорофилла, столь необходимого для опухолевых больных.

Откуда брать белок?

Белок является строительным материалом нашего организма и источником энергии, а также он необходим для выработки пищеварительных ферментов. Основными источниками белка в природе являются мясо, рыба, орехи и семечки, бобовые, некоторые зерновые, молочные продукты и яйца. Но из каких продуктов лучше получать белок при онкологических заболеваниях?

Мясо — друг или враг?

Еще Авиценна говорил, что одной из причин возникновения рака является злоупотребление мясом. Связано это с тем, что мясо содержит канцерогены и шлаки, как исходные, так и приобретаемые в процессе его приготовления. К тому же мясо относится к трудно перевариваемой пище, что, в конечном итоге, может вызвать интоксикацию и гниль. Анатомические особенности пищеварительной системы человека таковы, что наш организм физиологически больше приспособлен к питанию фруктами, орехами, овощами и злаками. Мясо причиняет вред уже

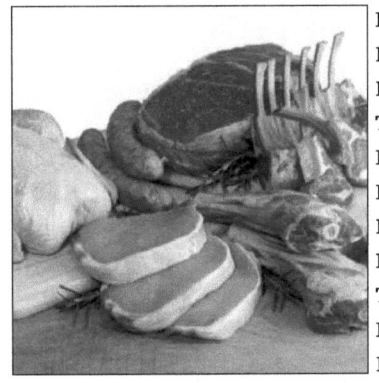

потому, что долго находится в кишечнике, подвергается гниению и отравляет весь организм. Ранее во всех традиционных культурах на протяжении тысячелетий основу питания составляли злаки, овощи, бобовые и фрукты. Мясо употребляли только изредка и в небольших количествах. Лишь недавно, в конце XIX-начале XX века, в питании человечества произошли резкие изменения: диета все более стала основываться на жирной животной пище, обедненной пищевыми волокнами. Усугубляет эту ситуацию еще и то, что современные производители добавляют в корма скота для ускорения роста гормоны и прочие химические вещества, а это неблагоприятно сказывается в первую очередь на иммунной системе.

С одной стороны, мясо содержит необходимую составляющую нашего рациона — белок и составляющие его аминокислоты, многие из которых организм не может синтезировать самостоятельно.

С другой стороны, животные жиры и белок «кормят» опухоль, способствуя ее интенсивному росту. Вирусы, хламидии, лямблии, токсоплазма и почти все виды глистов размножаются только при наличии протеинов животного происхождения. А последние научные исследования подтвердили жизнеспособность паразитарной теории возникновения рака. Следовательно, белок в пище нужен, но его необходимо восполнять не за счет мяса.

Пополнить запасы белка помогут морепродукты, соя и другие бобовые, орехи. Тем, кто не представляет себе жизнь без мясных продуктов, следует, прежде всего, отказаться от свинины и баранины, не употреблять в пищу копченое, жареное и колбасные изделия, так как в них содержится большое количество вредных веществ и жиров. Достойная альтернатива говядине — «белое» нежирное мясо птицы (кура, индейка), оно хоть и не повысит гемоглобин, но послужит хорошим источником незаменимых аминокислот.

Но в любом случае необходимо стараться есть мясное не более 3 раз в неделю.

О пользе морской рыбы

Следует напомнить, что особенно полезна для употребления морская рыба: кета, сельдь, сардины, тунец, морской окунь, треска, минтай, палтус. Кроме источника белка, морская рыба является отличным поставщиком полезных полиненасыщенных жиров, а также витаминов D и E. **Всякого рода речные моллюски и рыбы, за исключением форели, обладают свойством накапливать токсины и канцерогены из воды, в которой они обитают, поэтому в пищу пригодна речная рыба только из чистых вод.** Морская рыба тоже по-разному накапливает вредные вещества из воды, поэтому тоже не лишним будет поинтересоваться местом ее лова. Вспомните аварию на японской атомной станции и о том, сколько зараженных морепродуктов было выброшено на наш рынок…

Кулинарные рецепты от читателей

* *Морской окунь, запеченный с луком.* 1 кг окуня (трески, пикши) или 700 г филе, 2-3 луковицы, 3-4 ст. ложки растительного масла, 3 ст. ложки муки. Подготовленную рыбу нарезать порционными кусками, посолить, поперчить, обвалять в муке. Мелко нарезать репчатый лук и слегка обжарить его на растительном масле. Выложить рыбу в глубокую сковороду или противень, посыпать сверху жареным луком, влить растительное масло и добавить 2-3 ст. ложки горячей воды. Поставить в духовой шкаф и запекать в течение 20 минут, после чего осторожно выложить на блюдо, посыпать зеленью.

* *Сельдь рубленая с орехами.* 1-2 сельди, 1 яблоко, 1 луковица, 2 яйца, 1 ст. ложка толченых ядер орехов, 1 ст. ложка растительного масла. Сельдь вымочить, очистить, удалить кости, порубить, добавить толченые орехи, мелко нашинкованный пассерованный лук, натертое на мелкой терке яблоко, 1 рубленое крутое яйцо и все перемешать. Полученной массе придать форму сельди, сверху украсить рубленым белком, желтком, зеленью. Вокруг сельди можно положить нарезанные помидоры, огурцы, редис в сочетании с листьями салата, шпината, ревеня, укропа, петрушки, эстрагона.

Бобовые для обогащения питания

Различные бобовые вводятся в рацион онкологического больного для обогащения растительным белком и для разнообразия питания. Очень полезными свойствами обладают горох, нут, маш, чечевица. Они со-

152

держат вещества, блокирующие рост опухоли. Нут, или турецкий орех, как писал Авиценна, «…полезен от горячих, твердых опухолей и от тех, что бывают в железах, а также при опухолях десен и под ушами». Надо сказать, что муку из нута можно применять при злокачественных язвах, а также при чесотке. **При приеме внутрь нут улучшает цвет лица, помогает от боли в спине, очищает голос, питает легкие. Нут укрепляет стенки бронхов и легких, способствует восстановлению сил больного; его необходимо употреблять при наличии опухоли в легких и бронхах.** Из турецкого гороха можно готовить различные блюда в виде салатов, супов, винегретов, то есть его можно применять как наш отечественный горох.

> Если при применении бобовых появляется газообразование, необходимо от них отказаться, либо снизить их потребление и при этом обязательно добавлять такие специи, как куркума и кориандр. Не рекомендуется употреблять бобовые при заболеваниях кишечника.

Соя: за и против

«…Многие сейчас говорят о пользе соевых продуктов. Но вот правда ли это или это просто дань моде, разобраться нелегко. Однако на нашем семейном столе всегда преобладают именно соевые продукты — соевое молоко, сыр, творожная соевая масса, мясо, тофу, йогурт, кефир и другие. Прежде чем перейти к активному соевому питанию, мы тщательно изучали этот вопрос и сегодня готовы поделиться своими знаниями. Прежде всего, соевые продукты действительно уникальны по своей насыщенности полноценным растительным белком, который по своему составу наиболее близок к животной пище. Соя не только не содержит холестерин, она выводит его из организма человека. Поэтому она так полезна для профилактики сердечно-сосудистых заболеваний, достаточно каждый день употреблять 20 г соевого белка (это примерно 200 г тофу). Кроме того, соевый протеин способствует сохранению кальция в организме, следовательно, снижает риск утончения и слабости костей.

Огромное преимущество соевых продуктов и в том, что они способны подавлять рост раковых клеток. А диабетикам нужно взять на заметку то, что соя содержит клетчатку, которая вместе с токсинами выводит из организма глюкозу и полезна для работы желудочно-кишечного тракта. Вот и получается, что соя — продукт во всех отношениях положительный.

Но не бывает все идеально. Так и в случае с соевыми продуктами. Женщинам не стоит слишком увлекаться соевой диетой, так как, по мнению некоторых исследователей, в соевом белке содержатся вещества, способные изменить гормональную систему женского организма. Очевидно, что положительного влияния соевого меню значительно больше, чем минусов. Важно лишь помнить, что к соевому питанию (впрочем, как и к абсолютно любой пище) относится утверждение — все хорошо в меру. Не следует злоупотреблять соевыми диетами, полностью отказываясь от множества полезных и нужных для организма веществ, которые содержатся в других продуктах. А грамотно добавляя в свой рацион питания сою, можно не только сытно пообедать, но даже избавиться от некоторых недугов».

Сметанин В.И., г. Ставрополь

КОММЕНТАРИИ СПЕЦИАЛИСТА

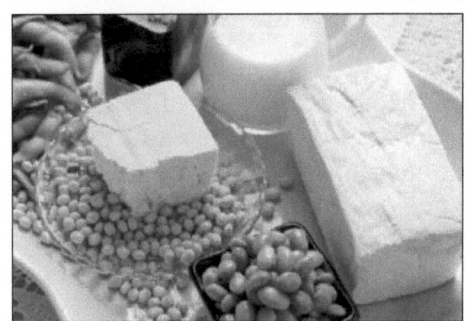

Фитоэстрогены, то есть растительные аналоги женских половых гормонов, содержащиеся в сое, действительно могут повлиять на женский гормональный фон, но именно благодаря этим веществам как раз и осуществляется противоопухолевый эффект при гормонозависимых опухолях женской сферы.

Бобы вместо мяса

«...Когда я лежала в больнице по поводу операции рака матки, то мы часто обсуждали вопросы питания. Белок, столь необходимый каждому человеку, а онкобольному тем более, нам лучше получать из растительной пищи, в частности из бобовых и орехов. Хочу дать несколько любимых рецептов, но главное, не бойтесь экспериментировать: горох, чечевица, нут, маш прекрасно сочетаются с овощами и крупами. Хорошо в них добавлять разные пряности или дикие травы, от этого блюдо станет только полезнее.

- **Горох с лебедой.** 1 стакан лущеного гороха, 4 ст. ложки масла, соль, 1 луковица, 2 стакана воды, 1 стакан рубленых листьев лебеды (сныти). Лущеный горох залить горячей водой, довести до кипения, добавить соль, дать настояться с закрытой крышкой 50-60 минут. Листья лебеды промыть, порубить, лук нарезать соломкой. В горох положить сливочное масло, листья лебеды или сныти, подавать в горячем виде.

- **Чечевица или фасоль с капустой.** Отваренную чечевицу или фасоль соединить с капустой, заранее потушенной до полуготовности. Добавить соус и все вместе довести до полной готовности. Соус: томат-паста, чеснок, приправы, зелень.

- **Шарики из нута.** На 25 шариков: 250 г нута, 1 зубчик чеснока, по 1 горсти семян кориандра, мелко нарезанной петрушки и кинзы, 1 ч. ложка куркумы, 1/4 ч. ложки соды, 1/2 ч. ложки красного перца, 1 ч. ложка лимонного сока, 1 ч. ложка оливкового масла, морская соль. В большую миску засыпьте нут и залейте водой на 2 см. Оставьте на ночь. Перед приготовлением слейте воду. Нагрейте духовку до 180 градусов. Измельчите нут в блендере до однородного состояния. Выложите в миску. Смешайте мелко порезанный лук, петрушку, кинзу, кориандр, перец, чеснок, куркуму. Добавьте эту смесь к измельченному гороху и перемешайте. Затем добавьте соль, масло, лимонный сок и соду и вымесите до однородного состояния. Если масса выглядит слишком сухой, добавьте несколько капель воды. Из массы скатайте шарики, выложите их на противень для выпечки. Запекайте в духовке, пока не подрумянятся, около 25-30 минут. Подавать с кунжутной пастой — тхиной».

Шмелева Е.В., г. Москва

Орехи = белки + витамины

При отказе от мяса орехи восполняют дефицит белка и витаминов группы В (особенно витамина В12). Кроме этого миндаль и лесной орех снижают холестерин и служат источником полезных жиров омега-3 и омега-6.

Даже в небольших количествах орехи помогают блокировать рост кровеносных сосудов, через которые опухоли получают питательные вещества. Но это относится только к несоленым, нежареным орехам.

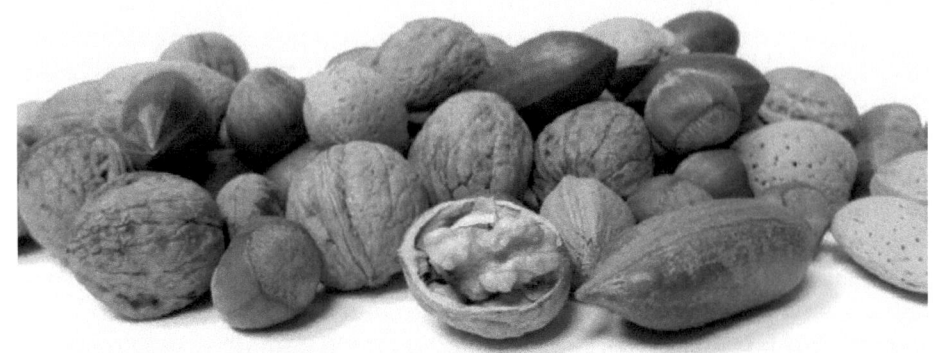

Орехи оказывают благотворное воздействие на организм в целом и придают силы для борьбы с болезнью. В течение дня орехи лучше всего употреблять на полдник и на завтрак — в качестве наполнителя в овсяные хлопья, салаты, либо как самостоятельную закуску. В большинстве своем орехи содержат жиры, поэтому не стоит увлекаться ими на ночь. А вот семена подсолнечника, тыквы и кунжута, хотя и обладают теми же питательными свойствами, что и орехи, более «легкие».

> **ГРЕЦКИЕ ОРЕХИ** рекомендуются для снятия токсических эффектов специфического противоопухолевого лечения и для повышения сопротивляемости организма на протяжении всего курса лечения.

Кулинарные рецепты от читателей

- **Соевый паштет с орехами.** 1 кг сои, 200 г орехов, 1/2 стакана соевого масла, мускатный орех, имбирь, красный молотый перец. Сою замачивают за 2 суток до приготовления, воду меняют 3 раза в день. Соевые бобы варятся около 1,5 часа, после чего воду заменяют и сою вновь варят примерно 2 часа. Второй бульон от сои можно использовать в супы. Сою протирают через дуршлаг или перемалывают в мясорубке. Фарш размешивают, добавляют в него масло и специи по вкусу, затем сдабривают орехами, разделанными в виде крупной крошки.

- **Морковь с орехами.** 400 г моркови, 1 ч. ложка кукурузного или соевого масла, по 3 ореха на порцию, имбирь и корица. Морковь тщательно отмыть и протереть салфеткой из грубого полотна, натереть на мелкой терке, полить лимонным соком или вином с медом, обсыпать орехами, добавить пряности.

МИНДАЛЬ от сильной аллергии. Миндаль в качестве лекарственного средства полезен от болей, горячих опухолей и затвердений в матке. Употребление утром натощак 10-12 орехов миндаля избавляет от любой сильной аллергии. Этот орех открывает закупорки в печени, селезенке, почках. Прием миндаля рекомендуется при хроническом кашле, кровохарканье, астме и плеврите.

ФИСТАШКИ подавляют тошноту. Фисташки желательно употреблять в пищу онкологическим больным из-за их положительного воздействия на желудок и печень. Они обладают антитоксическим свойством, улучшают работу печени, открывая в ней закупорки, и стимулируют работу желудка, укрепляя его. Благодаря этому свойству фисташки подавляют тошноту и снижают аппетит. Их особенно рекомендуется применять людям с избыточным весом.

Орехи с лимоном

«...Онкологическое заболевание, независимо от места его возникновения, всегда требует от организма дополнительных сил, и в первую очередь от иммунной системы. Постигла такая беда и мою маму. Тогда доктор, когда мама лежала в больнице на операции, настоятельно рекомендовал употреблять смесь грецких орехов и лимонов, взятых в равных количествах. Он сказал, что это очень укрепляет организм. Этот рецепт действительно прибавил маме сил после операции. А вообще он полезен всем больным с опухолью, независимо, есть операция или нет, уж очень много там нужных больному организму веществ.

Приведу рецепт этой целебной смеси: 0,5 кг очищенных от скорлупы грецких орехов и 0,5 кг очищенных от цедры и перепонок лимонов пропустите через мясорубку, смешайте, сложите в стеклянную банку и затем поставьте в холодильник на 30 минут — после этого смесь готова к употреблению. Принимайте по 3-4 ст. ложки один раз в день, желательно в полдник. Готовую смесь хранят в холодильнике, можно добавить немного меда».

Быстрова А. Г., С.-Петербург

КОММЕНТАРИИ СПЕЦИАЛИСТА

Сочетание продуктов очень хорошее. Эту смесь можно отнести к разряду антитоксического питания. Но нужно иметь в виду, что данное средство не рекомендуется употреблять при заболевании поджелудочной железы.

Молочные продукты незаменимы

Все знают, что молочные продукты, а особенно кисломолочные, очень полезны. Но в случае с онкологическими больными почему-то об этом часто забывают. Между тем обязательным продуктом в рационе больных онкологией, да и в качестве профилактики опухолеобразования являются молочнокислые продукты. Кроме того, что это хороший источник животных белков и витаминов, кисломолочные продукты помогают еще нормализовать пищеварение, которое часто нарушено после химиотерапии и лучевой терапии, а также выполняют дезинтоксикационную функцию по отношению к кишечнику и ко всему организму. Одним из наиболее полезных видов считаются те, что содержат ацидофильные бактерии.

Домашний ацидофилин

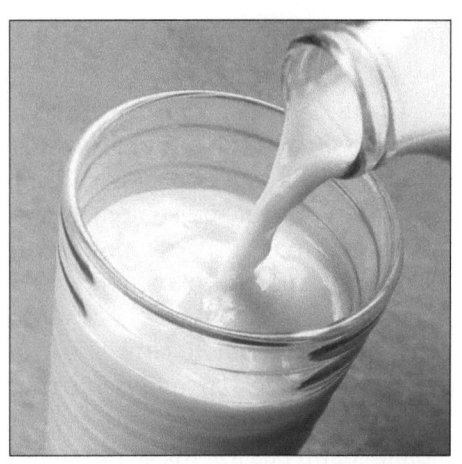

«...В нашей семье всегда любили молочные продукты: кто предпочитал молочко, кто ряженку, кто творожок. Но когда кто-то заболевает в семье, начинаешь по-другому смотреть на те же самые продукты — а можно ли это, а полезно ли, что лучше? Особенно в наше время сплошых консервантов. Вот и я, для того, чтобы под-держать маму после операции на кишечнике, стала готовить кефир и ряженку дома, ведь закваска продается в аптеке, или можно взять ложечку готового продукта из магазина. Вот как я готовлю ацидофильный напиток. Беру пастеризованное молоко и заквашиваю 2-3 ст. ложками приобретенной в магазине ацидофильной простокваши, ставлю его на несколько часов в теплое темное место. Домашнее молоко перед приготовлением ацидофильной простокваши необходимо вскипятить, чтобы убить имеющиеся в нем «дикие» молочнокислые бактерии, приводящие молоко к скисанию и образованию обычной простокваши. Ведь на молочных заводах молоко пастеризуют, нагревая его без доступа воздуха до 60°. После кипячения молоку дают немного остыть и еще теплым (но не выше 40°) заквашивают.

Если есть возможность, то будет лучше, если в качестве закваски вы используете сухую стандартную ацидофильную закваску — ацидофилус, продающуюся в аптеках. Такая закваска состоит из высушенных ацидофильных бактерий, помещенных в плотно упакованный флакон. Можно, в крайнем случае, заквасить обычное пастеризованное молоко заводской сметаной, которая также приготовлена на молочнокислых бактериях. Принимать такой напиток следует ежедневно по стакану, можно и больше. Хорошо выпивать стакан ацидофилина на ночь».

Рудкова Н. Л., С.-Петербург

КОММЕНТАРИИ СПЕЦИАЛИСТА

С годами организм не справляется с выводом отходов жизнедеятельности, в нем накапливаются камни, шлаки, соли, токсины, яды. Они накапливаются в кишечнике, печени, почках, суставах, лимфе, на стенках сосудов. В результате у человека десятки и сотни заболеваний — гастриты, запоры, язвы, камни, остеохондроз, атеросклероз, опухолевые процессы, наконец. Но все эти неприятные процессы можно остановить довольно простым способом: потреблять молочные продукты с ацидофильной закваской — ацидофильное молоко, ацидофильную простоквашу, ацидофильную пасту, ацидофильный творог. Это лечение впервые предложил знаменитый российский биолог И.И. Мечников. Причем наибольшей активностью обладает ацидофильная простокваша. Ее необходимо потреблять по 1 стакану ежедневно натощак или на ночь в течение 1-2 недель.

Антибактериальное действие ацидофильных продуктов настолько велико, что в годы Великой Отечественной войны при нехватке медикаментов ацидофильную простоквашу использовали для прикладывания к гнойным ранам и длительно не заживающим язвам.

Такое ежедневное питание быстро приводит к прекращению гнилостных процессов в кишечнике и полностью устраняет гнилостную интоксикацию организма. А после химио- и лучевой терапии кишечная микрофлора настолько сильно страдает, что гнилостные процессы развиваются очень активно. Такое лечение этим больным просто необходимо.

Какие жиры полезны?

Жиры — важная составляющая нашего питания, так как они составляют основу мембраны клетки. Клеточная мембрана является защитным скелетом наших клеток; кроме того, через нее происходит обмен веществ и «общение» клеток друг с другом. Жиры усиливают образование желчи и моторику кишечника; обмен холестерина также осуществляется за счет жиров. Однако современная наука четко разграничила жиры с точки зрения их полезности.

> Считается, что наибольшую ценность представляют продукты, содержащие ненасыщенные жирные кислоты (омега-6, омега-3), которые не синтезируются в организме и могут быть получены только с пищей. Источниками таких полезных жиров являются растительные масла, а также «белая» морская рыба.

При раковых заболеваниях необходимо снизить потребление жиров в 1,5-2 раза, иначе жиры будут способствовать росту опухоли. Это снижение следует провести, главным образом, за счет насыщенных жиров. Продукты, содержащие большое количество насыщенных жирных кислот (а именно: молоко, сливки, сыр и сметану), следует постепенно полностью исключить из рациона, либо по максимуму ограничить их потребление. Сливочное масло по желанию употребляют в небольших количествах.

> Наилучшим сочетанием полезных жиров и антиоксидантов славится оливковое масло холодного отжима. Оно препятствует старению организма, очищает от токсинов.

Готовим травяное масло

«...Когда я столкнулась с диагнозом рака почки у моего отца, то много народных рецептов перебрала. Но сейчас хочу поделиться с читателями своим рецептом приготовления масла лаврового листа, которому меня научила одна умная женщина. Это масло

160

очень хорошо применять при любых опухолях почек. Вообще масло можно готовить на основе разных трав в зависимости от места локализации опухоли или наличия другого диагноза.

Общий рецепт приготовления целебного травяного масла такой: 50 г сухого сырья залейте 500 г растительного масла. Настаивайте 3 недели в темном месте, периодически встряхивая, затем процедите. Приготовленное таким образом масло добавляйте в овощные салаты, можно капать на хлеб или даже принимать по 1-2 ч. ложки во время еды. Кроме того, он делал микроклизмы с лавровым маслом по 30-50 мл 2 раза в неделю».

Тиморева И. И., Брянская обл.

КОММЕНТАРИИ СПЕЦИАЛИСТА

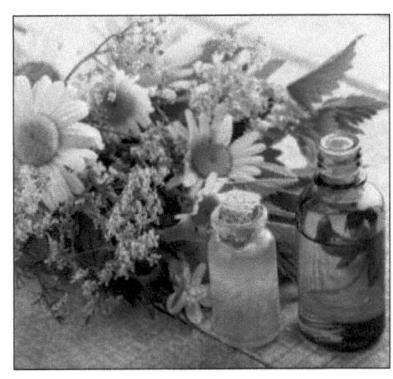

Исключительно полезно будет употребление в пищу некоторых масел, приготовленных на основе растительного масла и лекарственных растений. Указанный в письме рецепт лучше готовить на основе оливкового масла холодного отжима. Перечислю основные масла, которые можно приготовить самим, и их лечебные свойства.

● **Масло ромашки** уменьшит боли, рассосет уплотнения, укрепит силы, поможет при лихорадке.

● **Масло из корня лопуха** (репейное масло) будет очень к месту при больной печени, оно снимает интоксикацию и очищает кровь, оказывает противоопухолевое действие и улучшает работу внутренних органов, улучшает рост волос.

● **Масло розы** полезно при опухоли головного мозга, особенно в начале заболевания. Это масло повышает сообразительность, помогает работе желудка, печени, делает кожу чистой и свежей.

● **Лавровое масло** необходимо при опухоли почек и мочевого пузыря, также оно показано при хронической головной боли. Лавровый лист помогает от опухоли печени и селезенки. Лавр улучшает пищеварение, снимает интоксикацию, защищает нашу кровь от проникновения вирусов, а добавленный в пищу — делает ее вкусной и полезной.

● **Масло зверобоя** оказывает противовоспалительное и ранозаживляющее действие, особенно полезно применять его в послеоперационный период.

- **Масло клещевины** (касторовое масло) оказывает свое лекарственное действие при опухоли головного мозга. Оно поможет также при опухоли прямой кишки, миоме и фиброме матки в качестве наружного средства — в виде аппликаций на больное место (их делают 2 раза в неделю).
- **Миндальное масло** полезно при опухоли молочной железы, оно хорошо воздействует на желудок и селезенку, поможет от головной боли и при растяжении связок. Это масло можно купить готовое в магазинах «Здоровья», как и другие ореховые масла.

Если вы решили принимать масло отдельно от других продуктов, то посоветуйтесь с врачом, т.к. это большая нагрузка на органы пищеварения, например на печень или поджелудочную железу.

Повышаем гемоглобин

У онкологических больных на фоне развития болезни часто появляется анемия, поэтому как симптоматическое лечение требуются травы, улучшающие кровь, повышающие гемоглобин. Это растения, богатые железом (например, крапива, шиповник, рябина). Также нужны растения-витаминоносы, способствующие лучшему усвоению железа.

Витаминные травы

Полезно использовать растения (и это не только ягоды, фрукты и овощи), обладающие витаминными свойствами. К ним относятся в первую очередь плоды шиповника, ягоды облепихи, смородины, красной рябины, а из трав — лист брусники, черники, земляники, крапива, цветки клевера. Особенно хочу подчеркнуть пользу красных цветков клевера, обладающих выраженными противоопухолевыми свойствами. Восточная медицина использует клевер как одно из основных растений для лечения рака. Кроме этого клевер очень полезен пожилым, ведь он обладает еще и антисклеротическим действием и помогает от шума в голове, а также лечит суставы — чистит их. Советую готовить витаминные чаи, в которые обязательно надо включать 1-2 витаминных растения из перечисленных ранее и 1 из ароматических растений (мята, мелисса, душица) для коррекции вкуса.

Молодая зелень от анемии

«...У меня больна самая близкая подруга, ей 50 лет. У нее красная волчанка. И, кроме того, у нее анемия с 25 лет. Большой проблемой было для нее справиться с анемией. Препараты железа у нее, в конце концов, стали вызывать аллергию, а эффект наступал кроткосрочный. Пробовала она пить сок граната, но он сильно крепит, да и дорого такое лечение. Искали разные рецепты, чтобы помочь этой беде, и остановились на достаточно необычном, но эффективном способе. Подсказала нам одна старая женщина, местная жительница того поселка, где у нас с подругой дачи. Она посоветовала употреблять летом молодые зеленые листья разных растений: крапивы, одуванчика, свеклы, зеленый салат, а также цветки клевера (потому что они красного цвета) и так далее, а также пить смесь свекольного, морковного и яблочного соков. Из зелени готовила разные салаты, добавляла ее, куда только можно. Очень действенным оказалось такое лечение. А главное, никакой химии, ведь это все продукты питания. Вот как одним питанием можно лечить анемию.

С уважением
Альмира, г. Земнодольск»

КОММЕНТАРИИ СПЕЦИАЛИСТА

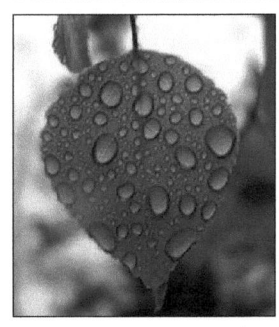

У растения аналогом крови является хлорофилл, поэтому согласно принципу Парацельса, что подобное лечится подобным, для лечения крови рекомендуются лекарственные растения, богатые хлорофиллом, то есть все зеленые листья: молодые листья свеклы, крапивы, подорожника, листья зеленого салата. То есть все, что зеленого цвета, благотворно действует на кровь, укрепляет ее. Кроме того, рекомендуют применять растения, имеющие красные цветки (например, клевер) и красные или желтые плоды (желтые плоды богаты каротиноидами, которые тоже нужны для улучшения крови): малина (лист), морковь, свекла, гранат, темный виноград, рябина, облепиха. Но при этом нужно помнить, что лекарственные дикие растения, такие как одуванчик, крапива, подорожник, нельзя употреблять неограниченно, поскольку они несут и основные свойства этих лекарственных растений. Горсть каждого растения в день не причинит вреда передозировки.

Как питаться при анемии?

При анемии в первую очередь нужно подобрать правильное питание. И европейские, и восточные врачи рекомендуют употребление в пищу красного мяса хотя бы 2 раза в неделю, а также супы на мясном бульоне. Рекомендуется молоко и молочные продукты, а также сахара, то есть сладости. Хорошо восстанавливают кровь некоторые фрукты, особенно эффективны соки из граната и черного винограда. Полезно использовать пищевые добавки, содержащие железо, витамины A и E. Известно, что препараты железа ослабляют пищеварение, поэтому желательно применять их совместно со средствами, его улучшающими.

Из лекарственных растений для улучшения пищеварения можно использовать душицу, аир, имбирь, корицу, причем имбирь и корицу можно использовать в качестве пряных добавок к пище.

ГРАНАТ ПОВЫШАЕТ ГЕМОГЛОБИН. Гранат улучшает кровь, повышает гемоглобин и общую энергетику организма, обладает очищающим и вяжущим свойствами. Гранат применяют при анемии во время лучевой и химиотерапии.

КРАСНЫЙ ВИНОГРАД УЛУЧШАЕТ КРОВЬ. Из сладких фруктов наиболее полезен темный виноград, а его противоопухолевая сила давно доказана врачами. Виноград хорошо укрепляет и питает организм, но кожура его медленно переваривается в желудке, пучит кишечник. Разрешается употребление винограда в виде сока в умеренном количестве (не более 100 мл в день), причем приготовленного из винограда красных и фиолетовых сортов — эти сорта предпочтительны для улучшения качества крови. Чрезмерная доза виноградного сока может вызвать брожение в кишечнике.

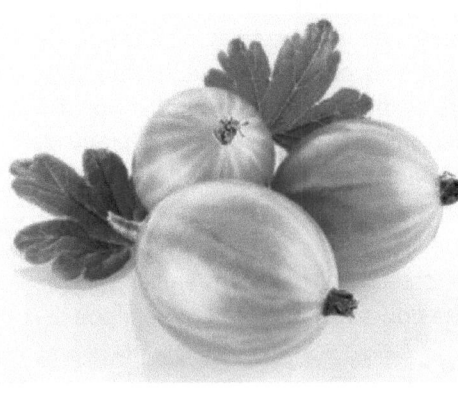

КРЫЖОВНИК. Благодаря содержанию серотонина спелый крыжовник обладает противоопухолевыми свойствами. Показан крыжовник и при малокровии и повышенной проницаемости сосудов. Ягоды крыжовника обладают освежающим, мочегонным, желчегонным, противовоспалительным, кровоостанавливающим, укрепляющим сосуды и общеукрепляющим действием.

Блюда из крыжовника

«...У меня мама — онкологическая больная. Ее прооперировали (рак молочной железы), но одной из проблем сейчас является, как правильно питаться, чем ее кормить. Много литературы я прочитала, со многими специалистами консультировалась и поняла, что надо питаться по сезону и местными продуктами. Поэтому я хочу поделиться рецептами приготовления крыжовника. Мне очень хвалили эту ягоду, и я стараюсь ее использовать в различных блюдах.

● *Индейка в маринаде из крыжовника.* 300 г филе грудки индейки, порезанного на кусочки, 1 небольшая луковица, 150 г крыжовника, 1 зубчик чеснока, 200 г натурального йогурта. Для маринада: луковицу и чеснок измельчить, с крыжовника удалить хвостики и разрезать каждую ягоду пополам. В миску с йогуртом добавить лук, чеснок, ягоды, посолить, поперчить. Индейку мариновать около 10 минут, после чего переложить с маринадом в глубокий противень и запекать около 30 минут. Подавать с рисом или овощами».

Митрофанова П.Р.,
г. Кострома

КОММЕНТАРИИ СПЕЦИАЛИСТА

Этот рецепт помимо крыжовника содержит много полезных ингредиентов. Мясо индейки — это самое диетическое мясо. Чеснок и лук также полезны для онкологических больных во всех видах. Кроме того, здесь нет уксусной эссенции и маринад очень натуральный.

❗ У больных раком аппетит снижен, а потому следует разнообразить их рацион различными оригинальными рецептами для аппетита.

● *Зеленая аджика*

3 стакана зеленого крыжовника, 1 перец сладкий болгарский, половинка острого перца чили, 2-3 зубчика чеснока, грецкие орехи и зелень (петрушка, базилик, мята), растительное масло и соль по вкусу.

Крыжовник помыть, перебрать, удалить оставшиеся плодоножки. У перца удалить семена, разрезать. В блендер выложить крыжовник, перец, чеснок, грецкие орехи, немного посолить и добавить растительное масло. Все взбить. Можно перемолоть это на мясорубке. Зелень измельчить и выложить в соус.

Очень хорошие рецепты, лишь хочу обратить внимание на то, что для второго рецепта лучше использовать такие растительные масла, как льняное или масло из орехов различных сортов.

● *Воздушный пирог*

Крыжовник — 2,5 стакана, сливочное масло — 6 ст. ложек, сахар — 1/2 стакана, пакетик ванильного сахара, 3 яйца, мука — 1/2 стакана, щепотка соли. Большую часть масла растопить, смешать с сахаром, желтками, ванильным сахаром и мукой, затем взбить белок, добавить соль и осторожно замесить тесто. Получившееся тесто разделить пополам, одну половину положить в предварительно смазанную маслом форму и равномерно покрыть поверхность крыжовником. Поверх крыжовника нанести остальную часть теста, поставить в духовку и запекать пирог в течение 40-50 минут при температуре 180°C. Готовый пирог вынуть из формы, смазать растопленным сливочным маслом.

Онкологическим больным не стоит злоупотреблять сладкими кондитерскими изделиями, но разнообразить ими стол иногда возможно. Во всяком случае, эти блюда должны содержать как можно больше ягод или фруктов.

Пряности в питании онкобольных

Многие пряности оказывают лечебное действие, кроме того, острые пряности обладают способностью разрушать токсины! Опухолевая интоксикация угнетает процессы пищеварения, нарушает выработку пищеварительных соков желудком и поджелудочной железой. В результате организм усваивает меньше полезных веществ, а это является первопричиной потери веса. Пряности восстанавливают пищеварение и аппетит, что является первым шагом к излечению, поэтому без пряностей в питании просто не обойтись!

Зонтичные

Хороши укроп, петрушка, тмин, фенхель, кориандр (семена кинзы) и прочие специи семейства зонтичных. Они выводят токсины, главным образом благодаря своему мочегонному действию, а также подавляют гнилостную флору в кишечнике. Эти пряности незаменимы при опухолях мозга, почек, желудочно-кишечного тракта. Петрушка еще помогает от кашля, астмы, стеснения в груди и при затрудненном дыхании. Зелень кинзы совместно с изюмом и медом назначают при раке предстательной железы.

- ● ***Рецепт очищающего сока***

Можно приготовить замечательный сок из яблок с добавлением сока лимона, а также сока укропа, петрушки, фенхеля. На 100 мл яблочного сока можно добавить до 50 мл сока зелени, а сок лимона по вкусу. Этот напиток прекрасно очищает весь организм. Его надо пить 1 раз в день до еды за 30 минут курсом 20 дней. В этот период диета должна быть преимущественно овощная.

- ● ***Зелень кинзы с изюмом и медом***

На стакан меда добавить 1/2 стакана запаренного изюма, смолоть туда 1 лимон и добавить 1/4 измельченной зелени кинзы. Смесь поставить в холодильник и принимать по 1 ст. ложке 2 раза в день. Курс неограничен.

Хрен, горчица и васаби

Хрен на Руси издавна применяли для лечения различных опухолей. Он обладает противомикробным, противоопухолевым, иммуномодулирующим действием. Применяется при циррозе и раке печени. 1 ч. ложку натертого свежего хрена смешать с 1 ч. ложкой меда и медленно съедать за час до еды. Курс лечения месяц.

Горчица имеет замечательные свойства: улучшает пищеварение, очищает кровь и рассасывает опухоли.

Хочу также сказать о пользе «японского хрена», или **васаби**. Это (если говорить о настоящей специи, а не о подделках, которые в полный рост представлены в большинстве суши-баров) богатый источник изотиоцианатов, которые относятся к натуральным антиоксидантам. Их свойства проявляются в том, что они способны тормозить образование метастазов, при этом не повреждая здоровые клетки, а «работая» исключительно с раковыми новообразованиями.

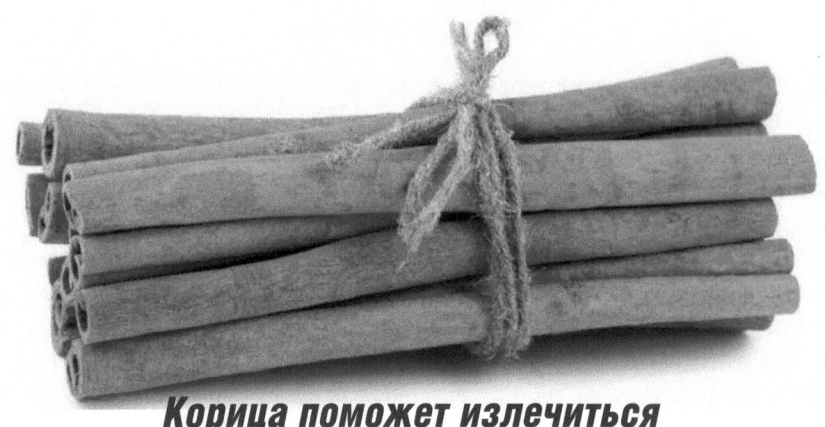

Корица поможет излечиться

«...Раньше я относилась к разным пряностям только как к ароматизаторам еды — с одними вкусно, с другими нет, т.е. добавляла их при готовке в блюда, те, что нравились. Но когда узнала об их лечебных свойствах, стала относиться к этому совсем по-другому. Например, австралийские ученые провели научные исследования противоопухолевого действия корицы и сделали вывод, что корица — прекрасное противоопухолевое средство. Даже на запущенных стадиях онкологических заболеваний корица может оказать существенную помощь. А заинтересовалась этими ее свойствами я, когда искала, как помочь своей свекрови. Пила ее свекровь согласно найденному мной народному рецепту. Мы, конечно, много чего применяли, чтобы выходить ее. Но мне кажется, этот рецепт сыграл немаловажную роль, а главное, он помог еще и пищеварение улучшить, которое очень сильно пострадало от химии.

Рецепт. В стакан горячей воды внесите на кончике ножа корицу, перемешайте в течение 5 минут, затем добавьте чайную ложку меда и выпейте медленными глотками. Ежедневно выпивают один стакан такого лекарства.

Это лекарство полезно не только онкологическим больным, но и тем, кто хочет похудеть. Кроме того, оно улучшает пищеварение, лечит болезни суставов, рассасывает холестериновые бляшки (то есть полезно при атеросклерозе), способствует улучшению памяти.

Месяц — самый короткий курс приема такого лекарства из корицы, после которого можно почувствовать результат лечения. Однако при запущенной форме онкологического заболевания его нужно принимать значительно дольше».

Тиморева И. И., Брянская обл.

Корица является довольно частым гостем на нашем столе. Как лекарственное средство эту пряность особенно широко применяют на Востоке. Обладая антитоксическим, рассасывающим и вяжущим свойствами, корица укрепляет все внутренние органы. Из старинных источников известно, что корица рассасывает внутренние опухоли. Современные ученые лишь подтвердили это ее свойство. Корицей с медом лечат язвы; при внутреннем приеме она улучшает работу желудка, печени, поджелудочной железы.

Надо сказать еще и о других не менее полезных пряностях. **Базилик, розмарин и шафран** обеспечивают стимуляцию работы сердца, что важно для больных с запущенными формами рака, так как у них наблюдается угнетение сердечной деятельности.

Базилик добавляют в конце варки при приготовлении блюд из мяса и рыбы. Он придает блюду пикантный вкус и аромат. Среди других специй самыми сильными детоксицирующими свойствами обладают **куркума, имбирь и кардамон**.

Красный перец считается на Востоке чуть ли не панацеей от многих заболеваний, в том числе онкологических, так как он замедляет рост раковой клетки, активизирует обменные процессы. Он растворяет слизь, оказывает болеутоляющее, слабительное, тонизирующее, антитоксическое действие; очищает легкие. Если перец жевать с изюмом, то он рассасывает всякую слизь. При отсутствии противопоказаний специи и пряности нужно употреблять и на завтрак, и на обед, и на ужин.

Овощи и «горячие» специи спасают от операции

«...Как можно продуктами питания воздействовать на процессы кистообразования в организме? Я глубоко убеждена, что питанию следует уделять большое внимание при любых опухолевых заболеваниях. От кисты в яичнике я избавилась народными способами и сейчас просто счастлива, что отказалась от операции. Пила различные травы, есть большое множество доступных, но эффективных рецептов. А сказать я хочу в своем письме о необходимости соблюдать правила в питании, ведь все эти кисты — это результат нарушения обменных процессов и зашлакованности организма. Поэтому питание должно предупреждать дальнейшее засорение организма токсинами внутреннего происхождения. А этого добиться можно только при соблюдении некоторых нехитрых правил. Одно из них — нужно подключить специи. В Индии, согласно аюрведическому учению, кисты образуются при избытке слизи. А слизи хорошо побеждают «горячие специи».

Очень полезны все виды перцев, лук, чеснок.

И еще о питании: исключите жирное, алкоголь и ограничьте излишне сладкое. Полезна преимущественно овощная диета: употребляйте больше листового салата, свеклу, морковь, репу, редьку. Очень полезны также изюм, корица и индийская пряность куркума».

Ильина К.Д., Алтайский край

КОММЕНТАРИИ СПЕЦИАЛИСТА

Противопоказания

● Острые и жгучие специи (перец, лук, чеснок) противопоказаны при опухолевых заболеваниях, поражающих слизистые оболочки (ЖКТ, мочевыводящие пути, дыхательную систему), поджелудочную железу и печень.

● При опухолях почек и мочевого пузыря противопоказаны перец и горчица, но прекрасно подойдут укроп, петрушка и фенхель.

● Горчицу, имбирь, гвоздику и базилик нельзя давать больным с опухолью мозга и при наличии судорог.

Образование кист всегда связано с застойными явлениями в организме, с застоем лимфы. Такие пряности, как перец, куркума, чеснок, корица, хорошо разгоняют кровь, улучшают лимфоток — и в результате этого способствуют рассасыванию кист. Так что не забывайте употреблять в пищу эти целебные пряности.

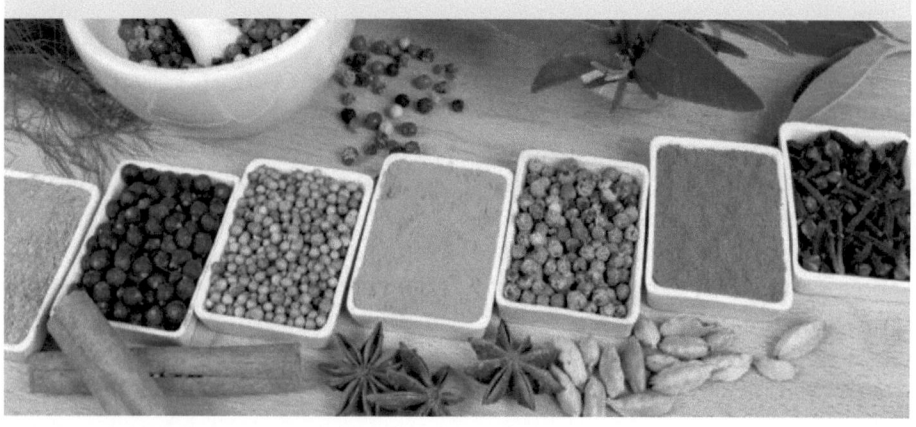

• Десерт «Гарам Масала»

Для приготовления блюда понадобится: черный шоколад — 400 г, сливки (жирные) — 300 г, по 1 ч. ложке перца розового, черного, молотой корицы, куркумы, молотой гвоздики, паприки; перец красный, ваниль.

Сливки наливаем в сотейник и ставим на медленный огонь. В ступку насыпаем по чайной ложке черного и розового перца и измельчаем. Добавляем молотую корицу, куркуму, гвоздику, паприку, красный перец и хорошенько все перемешиваем. Измельченные специи добавляем в сливки, которые стоят на огне, и доводим до кипения. Хорошенько все размешиваем, чтобы не было комков. Затем в отдельную емкость насыпаем черный шоколад и заливаем его горячими сливками со специями. Все тщательно перемешиваем до однородной массы. А затем ставим полученную смесь застывать в холодильник примерно на 5-6 часов. Когда масса застыла, берем примерно по десертной ложке и формируем трюфели. Обваливаем их в какао порошке. Теперь можно приступать к декорированию. Можно посыпать вокруг трюфелей разноцветные специи (оранжевую куркуму, красный и черный перец), разложить рядом палочки ванили и корицы и даже украсить тарелку бутоном розы. Украшаем и сами трюфели — на каждый обязательно кладем по дольке красного горького перчика чили и насыпаем несколько горошин душистого перца. Можно в уголке блюда положить несколько долек черного шоколада. Шоколадные трюфели с острыми специями подаются на аперитив перед едой. Блюдо вызывает аппетит, улучшает пищеварение и повышает жизненный тонус в организме человека.

Победили опухоль

«…Шесть лет назад обнаружили у меня уплотнение в молочной железе. Врачи такого наговорили, что хоть ложись и умирай. Но я так поняла, что рака у меня нет, а значит, шансов вылечиться много. Из поликлиники сразу пошла на работу, делиться бедой с подругами. Стали вместе искать методы лечения. Так и узнали мы о тройчатке, которая чистит кровь от вирусов и паразитов, которые все болезни провоцируют, особенно рак. Для приготовления тройчатки нужны пижма, полынь да приправа — гвоздика. Все это в сушеном виде надо на кофемолке перемолоть, через сито просеять и разделить на разовые порошки. Тут уж мне подруга помогла, она в аптеке работает — нужны были аптечные весы. Всего у меня получилось 100 порошков, в каждом: пижмы — 1 г, полыни — 0,25 г, гвоздики — 0,5 г.

Начала пить. В 1-й день — один порошок за 30 минут до завтрака. Во 2-й — по порошку перед завтраком и обедом. В 3-й — три раза, то есть еще и перед ужином. И так всю последующую неделю — трижды в день за полчаса до еды. Потом — только один день в неделю, но тоже 3 раза в день. Порошка довольно много. Так я его сначала в ложку столовую высыпала, осторожно в рот брала, водичкой смачивала, а уж потом глотала и водой запивала. А то поперхнулась в первый раз, еле прокашлялась.

Сначала боль оставалась, а вот уплотнения перестали расти. А вскоре и вовсе стали потихоньку уменьшаться. И я стала дополнительно пить сок лопуха 3 раза в день по 1 ч. ложке. Лопух брала молодой, перемалывала на мясорубке и отжимала через марлю. Пила сок два месяца, вроде и боли поутихли. Но я не успокаивалась, стала делать компрессы с дубовой корой, она, как я узнала, то-

же мастопатию лечит. 1 ст. ложку дубовой коры 30 минут варила в 0,5 л кипятка, потом укутывала и оставляла на 3 часа. В дубовом настое смачивала кусок махрового полотенца — и на день компресс на грудь. К ночи убирала. Прошло еще полтора месяца — исчезли и боли, и уплотнение одно. А второе уменьшилось до горошинки.

И напоследок решила я добить болячку болиголовом, его настойку мамина подруга принесла, сказала, помогает при любых опухолях. Пила болиголов по такой схеме: 1-й день — 1 капля настойки на 100 мл воды, 1 раз в день; 2-й день — 2 капли на 100 мл воды. И так добавляла каждый день по капле. Дошла до 13 капель — добавила 50 мл воды, до 26 — еще 50 мл воды. Так надо довести до 40 капель в день и начать по 1 убавлять, снижая и количество воды. Итог моих стараний: опухоль и боль исчезли совсем. Попробуйте. Вдруг и вам мое лечение поможет».

Супрунович И.Н., г. Раменское

ФЕРУЛА — И ПРИПРАВА, И ЛЕКАРСТВО. Хорошее лечебное воздействие при раке желудка оказывает ферула, или асафетида. Это растение индусы употребляют в виде приправы в пищу, которая улучшает работу желудка, снимает интоксикацию, оказывает противоопухолевое воздействие. Принимать ее нужно длительное время, годами. Однако надо учитывать, что ферула несовместима с болиголовом, который часто рекомендуют при этой патологии, особенно при наличии болевого синдрома.

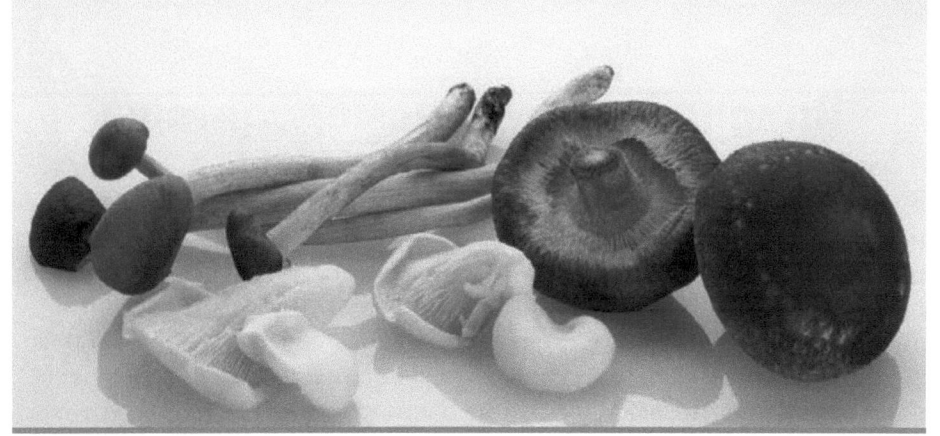

Грибы: еда или лекарство?

Если говорить о грибах как о продукте питания, то они содержат белки, которые трудно перевариваются в желудке — это не лучшая пища для онкологического больного, особенно при проблемах с желудком. Однако некоторые грибы оказывают противоопухолевое действие. В нашей стране такие широко известные грибы, как лисички и боровики, не только вкусны, но и обладают противоопухолевым действием; они вполне могут быть включены в рацион онкологического больного в умеренных количествах. Древние люди знали секреты приготовления безопасной пищи из грибов — добавляли при их варке базилик. Или же готовили блюда из сушеных грибов — из них питательные вещества усваиваются гораздо лучше.

В Японии и Китае широко употребляют в пищу грибы шиитаке, и на их основе выпущены препараты для лечения опухолевых заболеваний. В России есть очень целебный гриб веселка, который очень помогает при разных видах опухолей, гриб дождевик, который великолепно чистит кровь от шлаков и токсинов, выводит радиацию и тяжелые металлы. Гриб чага уже давно не нуждается в рекламе — он, пожалуй, единственный из огромного изобилия грибов признан у нас официальной медициной и фармакопеей.

Наука о лечении лекарственными грибами получила название фунготерапии. Фунготерапия сейчас в мировой практике признана приоритетным направлением в натуральной терапии. Если в России она пока еще относительно нова и непривычна, то на Востоке это самостоятельное направление медицины, которое существует уже не одну тысячу лет.

Природные иммуномодуляторы

Грибы содержат вещества — иммуномодуляторы в виде полисахаридов, способные укрепить противоопухолевый иммунитет. Природные иммуномодуляторы могут быть животного или растительного происхождения. Они помогают организму «осмотреться» — все ли в порядке, не нужно ли что-нибудь подправить? Ведь иммунитет — дело тонкое, вмешиваться в его работу следует в высшей степени осторожно. Иммуномодуляторы животного происхождения имеют белковую (пептидную) структуру. Это не очень стойкие растворы, которые хранятся в холодильнике и капаются на язык или в нос на слизистую. Иначе такие вещества просто не усвоятся. Растительные или грибные активные комплексы — это полисахариды. Большие, разветвленные, сложные молекулы, устойчивые к кислоте и ферментам желудка, они более удобны для приема, так как не разрушаются в желудочно-кишечном тракте, и из них можно приготовить таблетку или капсулу.

Особый интерес ученых вызывают полисахариды лекарственных грибов — шиитаке, мейтаке, рейши, кордицепса, веселки, лисичек и др. На Востоке грибы используются в народной медицине тысячелетиями, но только современные научные достижения позволили точно определить состав и механизм действия грибных полисахаридов. Оказалось, что это иммуномодуляторы, позволяющие укрепить противоопухолевый и противовирусный иммунитет.

Лисички против опухолей

«...Я много слышал, что почти все грибы обладают противоопухолевым эффектом, но далеко не все получается найти в наших лесах. А вот лисичек у нас хоть отбавляй, поэтому, когда меня научили в лечебных целях при опухолях и в качестве профилактики опухолевых процессов применять сушеные лисички, я был очень рад.

Сушить грибы лучше на солнце, но можно и другим доступным способом — главное, чтобы температура сушки была не выше 40°C. Крупные грибы разорвите на части вдоль волокон — это ускорит высыхание. Сухие лисички измельчите на кофемолке, получившийся порошок можно хранить в сухом месте при комнатной температуре более года. Порошок лисичек принимают на воде: налейте в стакан 100-150 мл теплой воды, высыпьте туда чайную ложку порошка и дайте настояться в течение 20-30 минут. После этого размешайте и выпейте с осадком. Грибы лучше пить натощак за 30 минут до еды, 1-2 раза в день.

Порошок лисичек хорошо добавлять в различные блюда, например посыпать в тарелку с супом. Это и вкусно (лисички даже в сушеном виде сохраняют приятный запах абрикосов), и полезно (в лисичках много разных витаминов и микроэлементов), и эффективная противопаразитарная профилактика (вещество хинноманоза из лисичек избавляет организм практически от всех паразитов, включая простейшие), и противоопухолевая терапия».

Мазур Г.В., г. Витебск

КОММЕНТАРИИ СПЕЦИАЛИСТА

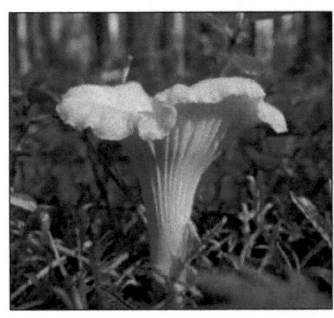

Многие предпочитают лисички другим съедобным грибам потому, что они никогда не бывают червивыми. Кроме того, лисички, в отличие от всех других грибов, не накапливают радиоактивные вещества, а наоборот, способствуют выведению радионуклидов из нашего организма. Не случайно лисички относятся к диетическим продуктам, хотя, как известно, большинство съедобных грибов считаются тяжелой пищей.

Лисички обладают противоопухолевым, противогельминтным, противовоспалительным и иммуностимулирующим действием. Лисички богаты аминокислотами, витаминами А, В1, В2, РР и такими ценными микроэлементами, как цинк и медь. Нужно отметить, что витамина А в лисичках содержится в несколько раз больше, чем в морковке, а витаминов В больше, чем в дрожжах.

(!) Противопоказанием к такому лечению лисичками являются беременность, период лактации, индивидуальная непереносимость, а также нежелательно детям до 3 лет.

Вешенки для здоровой жизни

Давно известны питательные и целебные свойства вешенки: эти грибы являются и деликатесным лакомством, и хорошим лекарством при многих заболеваниях. В вешенке белков содержится порядка 25%, причем белок вешенки, содержащий все незаменимые для человека аминокислоты, по составу близок белку куриного яйца. Он вполне может заменить мясо у онкологических больных. Этот гриб содержит большинство из необходимых человеку макро- и микроэлементов. По высокому содержанию витаминов (A, E, C, Д, группы B, PP) вешенка не уступает витаминным фруктам и зеленому салату. Тем, кто следит за калорийностью своего рациона, полезно знать, что в 100 г вешенки всего 35-36 ккал.

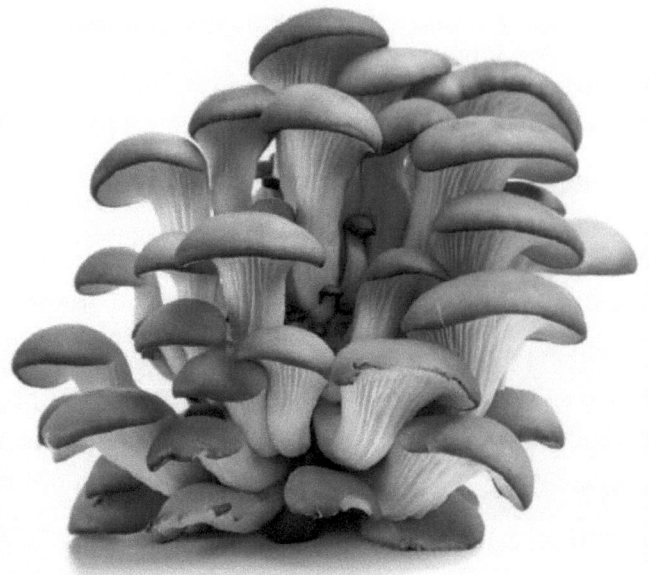

К основным лечебным свойствам вешенки относятся ее способность **снижать уровень холестерина и предотвращать возникновение опухолей**. Давно доказано, что лисичка в своем составе имеет оказывающие противораковое действие полисахариды. Вешенка же, выращенная даже на искусственной плантации, содержит этих полисахаридов в 2 раза больше, чем лисичка. Вешенка в отличие от многих других грибов, например шампиньонов, не накапливает в своем плодовом теле вредные вещества из окружающей среды — этот гриб никогда не содержит пестицидов и солей тяжелых металлов. Более того, вешенка способствует выводу радиоактивных веществ из нашего организма, снижает вредные последствия лучевой терапии, в ряде случаев повышает устойчивость организма к радиации. Сегодня сухой грибной порошок вешенки также все чаще используется в медицине как одно из средств для снижения холестерина. Однако главным образом лечение вешенкой заключается в употреблении вкусных блюд из этих грибов минимум дважды в неделю. Конечно, противоопухолевые свойства вешенки практически сводятся к нулю при термической обработке, но холестерин и другие вредные вещества она будет выводить из организма достаточно хорошо. Для сохранения противоопухолевых свойств грибы нужно солить холодным способом с малым количеством соли, т.е. квасить, как это всегда делали на Руси, или сушить при малых температурах.

Вкусные и полезные вешенки

«...Сейчас много говорят о целебных свойствах грибов, в частности об их противоопухолевых свойствах. К тому же грибы — это вкусный продукт питания. Я стал разводить на даче вешенку, и это оказалось просто. А уж готовить из вешенки можно практически все грибные блюда по известным рецептам. Этот гриб пригоден для всех видов кулинарной обработки, сушки, соления, маринования. Вешенки, сваренные в воде, являются прекрасной основой для супа. В воду можно добавить картофель и другие овощи, крупы, макаронные изделия, при этом можно совсем не добавлять масло, а лишь в тарелке заправить суп сметаной.

● **Суп из вешенки с лапшой.** Вешенки — 200 г, лук репчатый — 1 шт., корень петрушки — 1 шт., морковь — 1 шт., вода или куриный бульон — 4 стакана, сливочное масло — 1 ст. ложка, лапша — 60-80 г, зелень петрушки и соль — по вкусу. Нарезанные лук, корень петрушки и морковь отварите в воде или бульоне. Когда овощи будут почти готовы, положите нарезанные небольшими кусочками грибы и варите на слабом огне 10-15 минут. Затем добавьте отдельно сваренную лапшу, посолите, а перед подачей на стол заправьте зеленью петрушки».

Руднев М. П., Московская обл.

Грибное лечение

«...Отдыхал я в Белоруссии этим летом. Леса там богатые на дары, и грибы в том числе. Разговорились с одним местным жителем о грибах, и рассказал он мне, что грибы многие обладают противоопухолевыми свойствами, тот же белый гриб, рыжики, даже лисички, а дождевик все токсины, тяжелые металлы и даже радиацию выведет, только сам при этом должен в чистом месте расти. Главное, сушить их надо при температуре не выше 40 градусов. А потом порошок этот принимать по 1-2 ч. ложки 3-4 раза в день, можно в готовые блюда класть. И аромат грибной появляется. Рассказал он мне, что во времена его бабушки в тех краях о раке и не слышали, т.к. в сезон грибов прямо в лесу под елочкой с кусочком хлебушка и сольцой ели молоденькие грибочки — боровички или рыжики, к примеру. А сколько раз в лес за грибами сбегаешь за сезон? Вот тебе и профилактика рака! Особое почитание было грибу веселке — считалось особой удачей, если повезет в лесу набрать «грибных яиц» (так у них называли яйца гриба веселки). Если порубить это яйцо и залить сметаной, получится отличное противораковое лекарство. Если яиц находили много, то готовили настойку на вине или самогоне, которую пили уже раковые больные круглый год.

Что касается засолки грибов, то солили только холодным способом. Вот рыжики — вымачивать 3 суток, а потом, только обдав кипятком, чтобы мягче были, пересыпать солью, как обычно, да переложить засолочными травами: чесноком, листом смороды, укропом зонтиками и хреном. Можно вишневый лист добавить. Под гнет сильный ставят грибы, сливая периодически сок и заливая соленой водой, промывая гнет и досочки. Готовы такие грибы через 40 дней. И вкусно, и полезно».

Григорьев К.Д., г. С.-Петербург

КОММЕНТАРИИ СПЕЦИАЛИСТА

Далеко не все знают, что каждый гриб по-своему целебен, а кулинарная обработка (варка, жарение, маринование и др.) разрушает большинство полезных веществ, которые и позволяют победить ту или иную болезнь. Кроме того, разные грибы обладают разной степенью противоопухолевой активности. Вешенки — это гриб не самый богатый противоопухолевыми веществами (полисахаридами). А вот многие съедобные грибы наших лесов средней полосы России обладают достаточно сильными свойствами противоракового средства. К ним относятся, например, белый гриб, но наиболее сильные свойства присущи веселке, или еще называют этот гриб «Вонючий». Более известны в практике лечения опухолевых процессов китайские грибы шиитаке, рейши, агарик и кордицепс. О дозировках и выборе гриба лучше посоветоваться с врачом-специалистом в этой области — фунготерапевтом.

Кофе из чаги

«...Народная медицина за последние годы уделяет большое внимание грибу, растущему на стволе березы и называемому чагой. Она не ядовита и не вызывает побочных явлений. Из чаги, как правило, делают настои. Они целебны при язвенной болезни желудка, заболеваниях легких, а также при гастрите. Имеет чага и противоопухолевое действие на организм. В Сибири испокон веку пьют шульту, или настой чаги. Гриб сохраняет большинство полезных свойств, если его заваривать не кипятком, а водой 40-50°

(настаивать несколько часов). Это многим известно и многими практикуемо.

Но не все знают о кулинарных свойствах этого удивительного гриба. Можно, например, принеся чагу домой, сразу очистить ее от поверхностного слоя, а оставшуюся коричневую массу натереть как кофе, добавляя молоко. Получается приятный целебный напиток. Очень хороший своеобразный кофе получается и в том случае, если на килограмм очищенной чаги добавить 4 ст. ложки цикория и 2 ложки растворимого кофе. От такого напитка вы получите огромное удовольствие, не говоря уже о его лечебном действии».

В. Крылов, г. Сосновый Бор

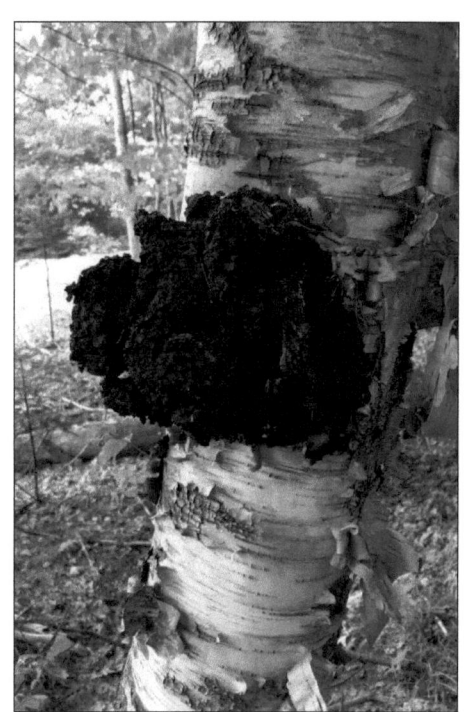

Веселка — гриб-спаситель Чернобыля

«...После чернобыльской трагедии в Белоруссии количество онкологических заболеваний увеличилось в несколько раз. Тогда на помощь пришла сама природа. Народ вспомнил про целебные свойства грибов, а особенно гриба, имеющего название «Вонючий», которым чаще лечили радикулиты и другие заболевания позвоночника.

Сначала моя матушка на протяжении многих лет лечила веселкой людей, а затем и я, когда поверил в то, что грибы могут «творить чудеса», стал предлагать его своим друзьям и знакомым. Я не врач и не знаю точного механизма действия, но на своем долголетнем опыте уже могу утверждать, что этот гриб прекращает рост доброкачественных и злокачественных образований. У моей знакомой был рак груди. Грудь разрезали, опухоль удалили, затем лечили химиотерапией. Как только мне стало об этом известно, я предложил ей помощь, но от моих услуг она сначала отказалась, посчитав за шарлатанство. И только когда врачи и родственники поставили на ней крест, она дала свое согласие.

Лечилась она так: по 1 ст. ложке настойки 3 раза в день за 20 минут до еды в течение 20 дней, затем 10 дней перерыв, и так 3 курса. Полностью их пройти не удалось, так как закончилась настойка, но и этого было достаточно, чтобы у врачей глаза на лоб полезли. Человек полностью восстановился, устроился на работу, живет полноценной жизнью и с нетерпением ждет следующего сезона, чтобы повторить лечение. А повторять надо раз в год в течение 3 лет, чтобы не было рецидива. На вопрос: «Татьяна, ты уверена, что это гриб тебя вылечил?» — отвечает: «Не знаю, но в том, что он вывел у меня на лице огромный жировик, возникший в процессе болезни, уверена на все сто».

Хмарик Г. А., г. Минск

КОММЕНТАРИИ СПЕЦИАЛИСТА

Методики лечения грибами, которые уже помогли спасти здоровье и жизнь многим людям, не относятся к разряду целительских, это абсолютно научный подход, основанный на микотической теории возникновения многих заболеваний (когда болезни вызываются патогенными грибами). Это подтверждено не только многочисленными излечениями, но и серьезными клиническими испытаниями в Российском НИИ онкологии им. Блохина. Самое важное и самое трудное в лечении грибами — это регулярность приема лекарства. Концентрация перфорина (это вещество, вырабатываемое нашим организмом при употреблении грибных полисахаридов и уничтожающее опухоли) в организме должна быть постоянна на протяжении длительного времени, чтобы организм сам стал уничтожать опухоль.

• *Рецепт грибной настойки*

Переберите грибы, очистите их от песка и земли, но не мойте. Банку наполните порезанными крупно грибами на 1/2 или на 1/3, потом залейте доверху (по плечики) хорошей водкой. Банку плотно закройте. В народе рекомендуют закопать на 30 - 40 дней в землю, но можно просто поставить в холодное темное место на этот срок. Полученную жидкость перелейте в темные бутылки с последующим хранением в темном и прохладном месте. Качественная настойка будет слегка мутноватой, иметь цвет коньяка и горьковатый привкус.

Пить грибную настойку рекомендуется по 1 ст. ложке или по 1 ч. ложке, в зависимости от концентрации настойки. Если банка на 2/3 заполнена грибом, то принимать следует по чайной, если наполовину — по столовой ложке. Не стоит принимать веселку при атрофированной щитовидной железе.

Если вы хотите убедиться в эффективности лечения, то перед началом лечения сделайте биохимический анализ крови. Повторный анализ через месяц покажет, нужно ли вам дальше продолжать или это просто не ваш гриб, но вреда точно не будет.

Хранить настойку лучше всего в глиняной бутылке, и чем дольше она так хранится, тем эффективнее. Чтобы в настойке сохранялось больше полезных веществ, используйте разбавленную в 2-3 раза качественную водку или такой же крепости спирт.

Точно так же можно готовить настойку из трутовика лиственничного, мейтаке (грифола курчавая), лекарственных видов шиитаке.

Разное

Витамин D против рака

«...Многим известно, что витамин D служит профилактикой рахита, но, оказывается, его можно использовать еще и для предотвращения рака толстого кишечника. Несколько лет назад, когда я стала интересоваться темой профилактики рака (у меня очень плохая наследственность, а у мамы обнаружили полипы кишечника), мне попалась одна интересная статья. Исследователи изучали роль факторов внешней среды, таких как диета, курение, физические упражнения и ряд других, в возникновении полипов кишечника. Известно, что при отсутствии должного лечения полипы могут эволюционировать в злокачественные опухоли. Установлено, что при достаточно высоких концентрациях витамина D существенно снижался риск развития полипоза кишечника. Ежедневная профилактическая доза для людей в возрасте 19-50 лет — 200 МЕ, 51-69 лет — 400 МЕ. Пожилым людям в возрасте свыше 70 лет необходимо 600 МЕ витамина D ежедневно.

Поэтому мы с мамой стали внимательнее относиться к своему рациону. Теперь в него обязательно входят продукты, богатые витамином D, или же добавки, его содержащие. Но также я поняла, что макароны и булочки —

не для нас, т.к в профилактике опухолей кишечника важную роль играет обязательное ежедневное употребление достаточного количества растительной клетчатки с пищей и уменьшение употребления красного мяса. Но все же перед началом употребления витамина D следует посоветоваться с врачом и уточнить свои дозировки, т.к. передозировки любого витамина, особенно если он не в продуктах, а в аптечных препаратах, чреваты ухудшением здоровья».

Зигич И.И., г. Благовещенск

Пейте на здоровье!

В течение дня обязательно нужно употреблять соки и напитки — всего 2-2,5 л жидкости в день, включая супы, кисели, компоты, настои трав. Однако во время приема пищи не рекомендуется пить много жидкости, особенно воды — лучше пить воду лишь понемногу, маленькими глотками. После приема пищи нужно воздержаться от питья в течение 1-1,5 часа, чтобы не разбавлять концентрацию желудочного сока. Травы, настойки и чаи лучше всего употреблять перед едой или не ранее, чем через час после нее.

Кофе и черный чай не рекомендуются, лучше пить травяные чаи с добавлением шиповника, листьев малины, черной смородины, душицы. Приятные на вкус травяные чаи, в зависимости от своего состава, могут повысить защитные силы организма или же способствовать выведению токсинов. Для придания изысканного вкуса можете добавить в травяной чай щепотку какой-нибудь пряности: имбиря, корицы, кардамона и т. п.

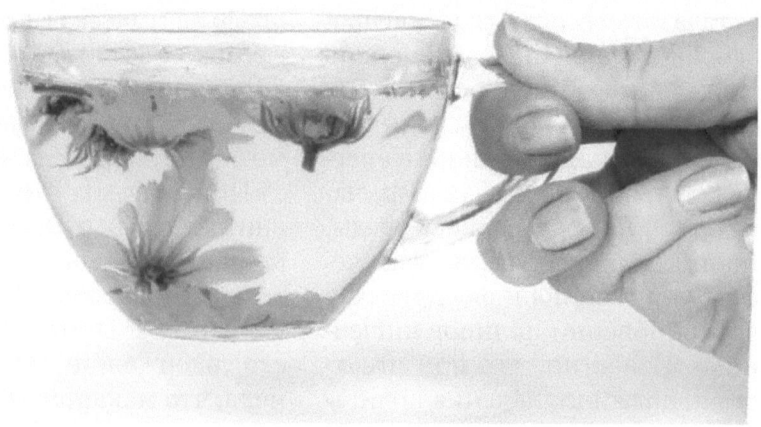

Богаты антиоксидантами зеленый чай, клюквенный морс, чай «каркаде». Так, напиток из зеленого чая показан во время проведения лучевой терапии. Напитков со льдом следует избегать, но полезно пить талую воду, т.к. она чище и мягче кипяченой воды, а по своей структуре наиболее близка к межклеточной жидкости нашего организма, поэтому талая вода в него легче «встраивается».

ГОТОВИМ ТАЛУЮ ВОДУ. Сделать талую воду можно в домашних условиях. Заполните холодной кипяченой водой эмалированную кастрюлю и поставьте в морозильную камеру холодильника. Когда замерзнет половина объема воды, слейте незамерзшую воду, а полученный лед оттайте.

Зеленый чай от радиации

«...Моей дочке не повезло. Чернобыльская авария коснулась ее самым непосредственным образом. Последствия не заставили себя долго ждать — анализы крови показывали, что радиация сделала свое черное дело. Спасибо случаю, который подсказал начать регулярно пить зеленый чай. Только чай следует обязательно покупать качественных сортов, настоящий, тогда поможет. Около года применяла зеленый чай моя дочь, пила не менее 3-х раз в день. Черный чай не употребляла совсем. И через год анализы значительно улучшились, мы были очень рады, что не только остановили процесс, но и повернули его вспять. Позже я прочитала, что японцы, пострадавшие в свое время от взрыва в Хиросиме и Нагасаки, спасались тоже зеленым чаем. Так что пейте этот чудесный напиток и как лекарство, и для профилактики».

Еремеева Р.Д., г. Москва

Здоровье в чашке чая

После взрыва атомных бомб население городов Хиросима и Нагасаки расселилось по всей Японии, в большинстве своем люди поселились в Уджи — районе чайного производства. Они пили много зеленого чая и не только выжили, но и стали чувствовать себя гораздо лучше. И вскоре первые полосы японских газет запестрели крупными заголовками: «Зеленый чай спасает от радиации». В последние десятилетия японские

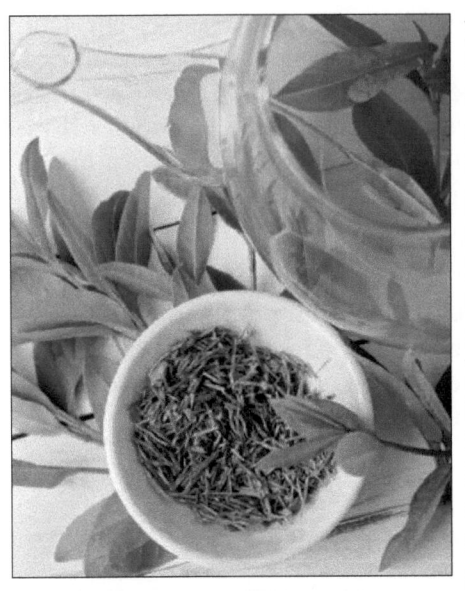

ученые усиленно изучают полезные свойства зеленого чая, установив его противораковое свойство. Они пришли к выводу: зеленый чай — эффективное противоядие при отравлении организма стронцием-90, наиболее губительным изотопом, который, попадая в организм, вызывает лейкемию или иное раковое заболевание и разрушает его. Ученые-биохимики, исследуя катехины, выделенные из зеленого чая, выяснили, что они представляют собой вещества с сильно выраженным свойством витамина Р, уменьшающего проницаемость капилляров, предотвращающего ломкость сосудов. Витамин Р обладает свойством усиливать активность витамина С, поэтому целесообразно одновременное их применение. По содержанию в зеленом листе витамина Р у чая в царстве флоры нет конкурентов, а витамина С в нем в 4 раза больше, чем в апельсинах и лимонах. Всего же в зеленом чае обнаружено до 130 компонентов различных веществ. Он богат витаминами В1, В2, РР, каротином, содержит аминокислоты, углеводы, пектиновые вещества, эфирные масла, макро- и микроэлементы, такие как магний, марганец, калий, кальций, йод, медь, фтор, столь необходимый для сохранения зубов, и…золото.

При опухолях почек полезен цинк

«...В организме человека почки концентрируют цинк, и поэтому для почек полезны растения, содержащие цинк. Такие растения повышают функцию почек, полезны при любом их заболевании. В природе существуют различные лечебные травы, содержащие цинк в тех или иных дозах, но также и растительные пищевые продукты. Лечение всегда нужно начинать с растений, содержащих малое количество цинка.

Перечислю пищевые растения, содержащие цинк, по мере увеличения в них количества цинка: имбирь, лавровый лист, малина, морковь, ольха, сабельник болотный, черемуха, черника. Много цинка в грецких орехах, миндале, семенах подсолнуха. Высокое содержание в морепродуктах, особенно в устрицах, а также в таких сортах рыбы, как сардины, меньше в треске, пикше, тунце.

Так что не обязательно принимать препараты цинка, можно просто правильно организовать свое питание».

Черногоров А.Л., С-Петербург

КОММЕНТАРИИ СПЕЦИАЛИСТА

Цинк содержится в значительных концентрациях и в мясных продуктах, но они не очень хороши при любых видах опухолей. Самая высокая концентрация цинка все же в устрицах, причем почти в 100 раз по сравнению с остальными продуктами — источниками цинка.

Лечебные проростки

В последние годы пророщенные злаки и бобовые, благодаря своим целебным свойствам, получили огромное распространение. Известно, что регулярное применение проростков оказывает благоприятное влияние на организм, восстанавливает обменные процессы, повышает иммунитет и помогает при лечении огромного спектра заболеваний. Это отличное средство лечебного воздействия на злокачественные опухоли. Экспериментально доказано, что употребление в пищу проростков пшеницы уменьшает количество метастазов, повышает жизненные силы больного и увеличивает продолжительность его жизни. Пшеничные проростки также отлично очищают организм от шлаков и токсинов и заставляют его бороться даже с застарелыми болезнями, однако ударные дозы проростков могут вызвать обострение этих заболеваний.

В злаках содержится большое количество витаминов, макро- и микроэлементов, минералов и аминокислот, необходимых для поддержания здоровья, все эти вещества содержатся и в проростках злаков. Кроме того, в них содержится хлорофилл, который благотворно влияет на обмен веществ и улучшает работу клеток, и наибольшее количество ферментов. Сегодня очень популярна энзимотерапия — лечение ферментами. Но даже самые новые медицинские препараты содержат не

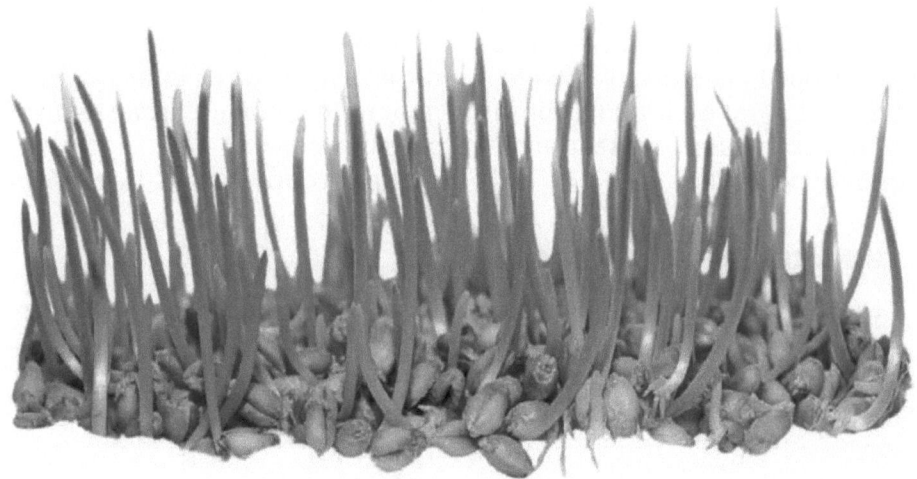

более 15 ферментов, в то время как проростки содержат более 450 подобных веществ. Ферменты оказывают благотворное действие непосредственно на слизистую оболочку, что при онкологии очень важно. Также эти вещества улучшают работу всего организма, влияют на снабжение клеток кислородом, выводят токсины и свободные радикалы.

Проростки можно употреблять в чистом виде, добавляя к салатам и десертам, а можно использовать для приготовления различных блюд. Мы приводим разные рецепты наших читателей, которые, возможно, пригодятся и вам.

КАК ПРИГОТОВИТЬ ПРОРОСТКИ ПШЕНИЦЫ. Для проращивания промойте в холодной воде зерна пшеницы и залейте их водой на 5-6 часов. Затем положите на блюдце влажную чистую тряпочку или сложенную в несколько раз марлю, сверху в один слой разместите вымоченные зерна пшеницы и прикройте их также влажной тряпочкой или марлей. (Чтобы избежать образования плесени, можете зерна пшеницы перед проращиванием подержать в слабом растворе марганцовки в течение 2 минут, после чего зерна нужно сполоснуть чистой водой.) По мере подсыхания марли вновь смачивайте ее водой — не следует допускать полного высыхания. Через 3-4 дня вы увидите, что из зерен проклюнулись белые проростки (длиной 1-2 мм) — такие зерна можно употреблять в качестве самостоятельной еды или добавлять в салаты.

- ***Салат из проростков***

1 киви, 1 банан, 100 г сыра, 2 ст. ложки пророщенной пшеницы, 3 ст. ложки гранатовых зерен, 2 ст. ложки пророщенных семян подсолнечника, половина лимона, 2 ст. ложки меда. Измельчить в мясорубке пророщенные зерна пшеницы и подсолнечника и натереть сыр. Мелко порезать киви и банан. Смешать и заправить все соком, отжатым из половины лимона. Готовый салат украсить зернами граната.

- ***Французский салат красоты***

2 ст. ложки измельченной пророщенной пшеницы, 2 ст. ложки овсяных хлопьев, 1 ч. ложка сахара, 1 зеленое яблоко, лимон. Залить пророщенную пшеницу и овсяные хлопья 6 ст. ложками кипяченой воды и оставить на 1 час. Затем добавить туда сахар, 3 ст. ложки теплого кипяченого молока и яблоко, натертое на крупной терке.

- ***Теплый салат из проростков***

По 100 г корня сельдерея и лука, 300 г проросшего гороха (нута), 2 дольки чеснока, соль и перец по вкусу. Корень сельдерея мелко нарезать, нашинковать лук и слегка пассеровать их на оливковом масле. Смешайте проросший нут, тертый чеснок, обжаренные овощи, посолите и поперчите по вкусу.

КОММЕНТАРИИ СПЕЦИАЛИСТА

Хотя сейчас можно встретить множество рецептов приготовления разных каш, супов или запеканок с проросшими злаками или бобовыми, но их полезность из-за термической обработки сильно снижена. Конечно же, самый полезный вид употребления проростков — в сыром виде в салатах или в составе других блюд без нагрева. Можно проростки предварительно измельчать, прежде чем добавлять в блюдо.

Для профилактики и лечения различных заболеваний, в том числе опухолевых, можно использовать не только пророщенные зерна пшеницы, но и овса, ржи, ячменя, проса, риса, гречихи и других. Помимо противоопухолевого действия эти проростки по-разному влияют на организм.

Проростки ОВСА восстанавливают мышечную силу, обновляют кровь и препятствуют образованию тромбов, благотворно воздействуют на слизистую желудочно-кишечного тракта.

Проростки ПШЕНИЦЫ и РЖИ способствуют нормальной работе мозга и сердца, стимулируют работу желудочно-кишечного тракта, облегчают последствия стрессов, улучшают состояние кожи и волос.

Проростки ГРЕЧИХИ повышают уровень гемоглобина, укрепляют стенки кровеносных сосудов, уменьшают проницаемость и ломкость капилляров, препятствуют кровоизлиянию в сетчатку глаза.

Проростки РИСА оказывают вяжущее действие, полезны при болезнях почек и мочевого пузыря, действуют успокаивающе, улучшают сон.

Проростки ПОДСОЛНЕЧНИКА нормализуют кислотно-щелочной баланс организма, укрепляют нервную систему, улучшают состояние кожи.

 Нельзя использовать в пищу проростки тыквенных семечек, т.к. они ядовиты!

Профилактика по Кацудзо Ниши

«...Среди методов профилактики онкологических заболеваний заслуживает внимание система здоровья, выработанная японским физиологом Кацудзо Ниши. Частью его системы являются 4 правила питания. Кстати, тот же Ниши считает, что рак в организме человека возникает в силу следующих причин:

1) накопления окиси углерода из-за сниженного поступления в организм кислорода;

2) недостатка аскорбиновой кислоты (витамина С);

3) зашлаковывания организма.

ЧЕТЫРЕ ЗОЛОТЫХ ПРАВИЛА ПИТАНИЯ ПО-ЯПОНСКИ

Первое правило — небольшой объем порций. Невоздержанность превращает в смертельный яд пищу, назначенную для сохранения жизни.

Второе правило — свежесть и соответствие сезону. Чем более свежий продукт используется для приготовления блюда, тем больше в нем полезных и нужных организму веществ. Японцы, как правило, употребляют только ту пищу, которая считается наиболее свежей для конкретного времени. Овощи, используемые по сезону, гораздо полезнее для здоровья. Пища для северян, по мнению японцев, должна быть более калорийна. Так, в зимние время и в холодную погоду предпочтительнее мясо, рыба и согревающие напитки и супы, в летний зной — холодные супы, освежающие виды морской живности, холодная лапша и салаты.

Третье правило — близость к натуральному, исходному виду продукта. Японская кухня отличается от европейской и даже от азиатской, например китайской, тем, что проявляет несказанное уважение к первоначальному внешнему виду продуктов, которые при этом должны быть наисвежайшими и по возможности высочайшего качества.

Четвертое правило — сохранение витаминов и минеральных веществ. Очень важно, как мы готовим продукты. От этого во многом зависит, насколько энергетически наполненной будет пища и сколько она принесет пользы.

Как известно, чем меньше затрачено времени на варку, тем больше витаминов и минеральных веществ сохраняется в продукте. Важна и особая нарезка, к примеру овощей. Всем известны полезные стороны вегетарианского стола. Клетчатка, витамины — все это жизненно необходимо нашему организму. И весьма доступно практически каждому человеку, какого бы достатка он ни был. Японцы употребляют и дикорастущие растения, такие, например, как корень лопуха «гобо», травы, водоросли, приносящие организму витамины и минералы.

В современном мире ни для кого уже не является секретом, что нужно употреблять меньше жиров животного происхождения, продуктов, содержащих холестерин, соль и сахар. И именно японская кухня во многом отвечает таким рекомендациям. Основой традиционной японской кухни являются:

- Рис;
- Овощи;
- Рыба и морепродукты.

Все, что составляет основу энергетического питания. Иными словами, то, что дает энергию жизни.

Кроме того, рекомендуется:

- Пить чай из листьев смородины, малины, шиповника, хурмы (до 3 л в день);
- употреблять в сыром виде овощи 5 видов (картофель, капуста, морковь, свекла, помидоры, репа и др.), а также фрукты».

Грачев Н.И., г. Москва

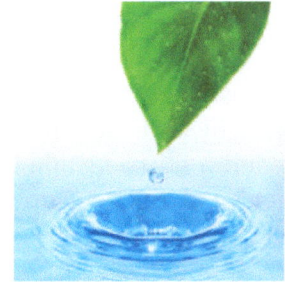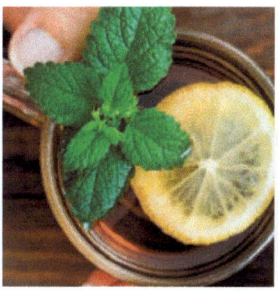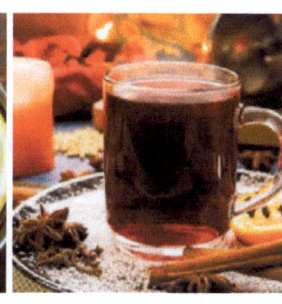

Целебные напитки

Мы много и часто говорим о еде, о том, что она может быть лекарством или, наоборот, способствовать накоплению шлаков и токсинов в организме, приводящих к разным болезням. Но ведь не малое место в нашем рационе занимают напитки. Порой мы пьем и не задумываемся, все ли полезно из того, что мы пьем. Оказывается, напитки также могут как нести здоровье, так и вредить ему. Существует множество старинных напитков, незаслуженно забытых, даже простая вода может исцелять или наносить вред при неправильном использовании. Но если вода — это напиток в полном смысле слова, то соки, например, считаются уже едой. При питье воды органы пищеварения практически остаются в покое, а при употреблении других напитков они начинают выделять пищеварительные соки. Поэтому мы и решили выделить напитки в отдельную тему и очень надеемся, что ваше питье будет всегда целебным. А данный спецвыпуск с письмами читателей и комментариями специалистов поможет вам узнать новые рецепты, а также секреты разных полезных напитков.

Напиток должен быть натуральным!

Первое, пожалуй, основное требование к напитку — он должен быть без химических добавок, консервантов, красителей, усилителей вкуса, т.е. натуральным. Только в таком случае он может принести пользу. Если это лимонад, то он должен быть из лимона, а не из лимонной кислоты, если это сок — то выжатый из фруктов, ягод или овощей, а не полученный с помощью ароматизаторов и красителей идентичных натуральным. Квас, пиво, да даже вода — все «какое-то неискреннее», как говорил великий классик… Почему же мы покупаем то, что заведомо вредно? На этот вопрос можете ответить только вы сами. Но, скорее всего, это возможно только в том случае, когда «наплевать» на здоровье свое и своих близких. Ведь информации сейчас море — что в газетах и журналах, что в различных передачах по телевизору или радио. А может, просто вы не знаете, что бывают вкусные и полезные домашние напитки? В таком случае мы предлагаем попробовать приготовить некоторые из них по рецептам наших читателей. Вам обязательно понравится. Приятного аппетита!

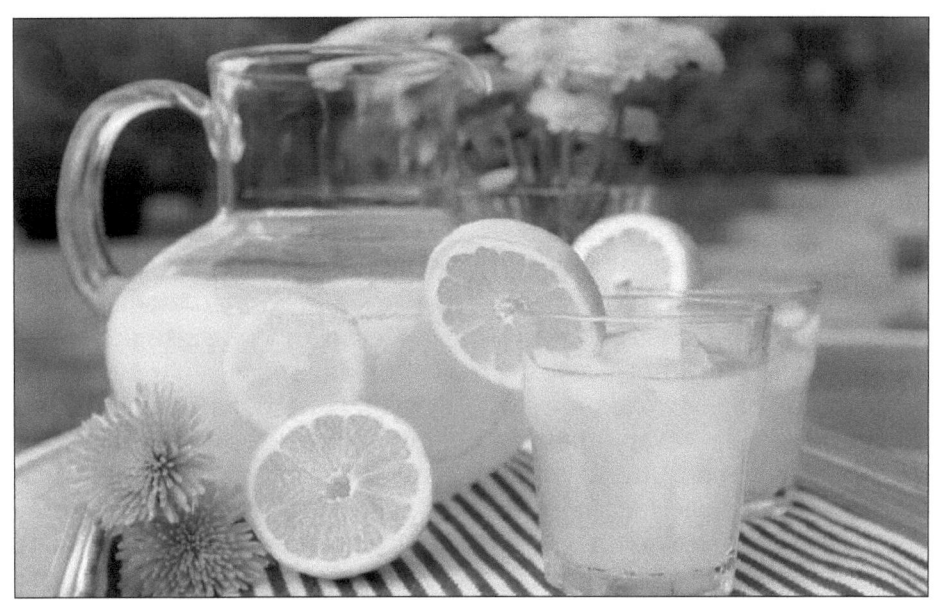

Рецепты домашних лимонадов

В XVII веке лимонадом назывался напиток, приготавливаемый из лимонного сока и лимонной настойки. Отсюда и его название — Limonade (Lemon added), что значит «лимонизированный». Лимонады в то время были приготовлены только из натуральных ингредиентов и служили на пользу здоровью, и лишь спустя время цель удешевить производство превратила их в абсолютно бесполезное, если не сказать вредное, питье.

Вкус детства

«…Когда-то в детстве и деревья были больше, и лимонады слаще. А главное — натуральнее. Но моя мама все равно очень редко покупала нам их, считала, что домашние лимонады, квасы, морсы гораздо полезнее для детского организма. И ведь жизнь показала, как она была права. Сколько проблем со здоровьем у нынешней молодежи просто из-за того, что пьют они литрами эти самые синтетические лимонады. А все начинается с детства! Готовьте для своих ребятишек вкусные и полезные домашние лимонады. Да и вам они пойдут только на пользу.

Турецкий лимонад

На 5 л воды нужно 7 лимонов, 500-700 г сахара (по вкусу) и несколько листочков мяты. Впрочем, можно обойтись и без нее. Лимоны необходимо тщательно помыть, так как в лимонад они пойдут вместе с цедрой. Затем порезать на небольшие ломтики. Складываем порезанные лимоны в емкость, посыпаем небольшим количеством сахара и добавляем листочки мяты. Перемалываем полученную смесь в кашицу. После этого перемолотые лимоны заливаем холодной водой и добавляем сахар по вкусу. Здесь следует вспомнить, что сахар в холодной воде растворяется достаточно долго, поэтому нужно быть осторожными, чтобы не пересластить. Не стоит заливать смесь горячей водой, иначе получится горький напиток. Полученную смесь с водой ставим на ночь в холодильник. Именно в холодильник, при комнатной температуре лимонад тоже может стать горьким. Наутро полученный напиток процеживаем через марлю и подаем к столу.

Лимонад витаминный

Этот лимонад не только вкусный, но еще и полезный. Ведь его состав полностью натуральный.

Впрочем, напиток на любителя.

Для лимонада потребуется 2 зеленый яблока, 2 свежих огурца, 2 стебля черешкового сельдерея, 1 лимон, 1 апельсин, 1 пучок петрушки, 1 пучок укропа и 1 пучок свежей мяты.

Яблоки нарежьте дольками, убрав косточки, но оставив кожуру. Мелкими кубиками нарезаем сельдерей. Дольками измельчите огурец. Он добавит напитку аромат, тем более, если будет прямо с грядки. Лимон очистите от цедры и удалите косточки. Иначе лимонад будет излишне горьким. Режем кольцами, кольца, в свою очередь, на четвертинки. Аналогичная процедура проделывается и с апельсином. Далее мелко шинкуем укроп и петрушку. А вот мяту лучше порвать руками. Раскладываем ингредиенты в емкость, например в кувшин, в котором лимонад будет настаиваться. Предложенного количества хватит примерно на 4 л. Заливаем холодной водой, ставим в холодильник и вынимаем оттуда лишь спустя сутки. Подавать к столу лимонад лучше со льдом».

**Литова И.Г.,
г. Краснокаменск**

КОММЕНТАРИИ СПЕЦИАЛИСТА

Так называемый **турецкий лимонад**, впрочем, как и все остальные, очень богат витамином С. Он отлично освежит и утолит жажду в жару, а также поможет выстоять в сезон простуд. Кстати, турецкий лимонад ценен тем, что его не надо варить, а значит, в нем сохраняются витамины. Использование лимона вместе с цедрой повышает ценность напитка. Кожура лимона (цедра) содержит эфирные масла, пектиновые вещества гораздо больше, чем мякоть. К примеру, витамина С в кожуре лимона находится в 3 раза больше, чем в мякоти. Поэтому хоть цедра лимона и не такая вкусная, как мякоть, она тоже очень и очень полезна. Но перед употреблением лимона кожура должна быть хорошо вымыта. **Витаминный лимонад** еще более полезен за счет добавления других натуральных растений, их полезные вещества переходят в напиток и обогащают его также минеральными веществами и эфирными маслами. Для приготовления лимонада иногда используют газированную воду, но это снижает полезные свойства напитка.

Домашний «Тархун»

«...Домашний «Тархун» пользуется особой любовью в нашей семье. Это лучший напиток, утоляющий жажду в жаркий день. Для приготовления тархуна вам понадобится трава эстрагон (тархун — ее второе название). Летом траву используют в свежем виде, а на зиму ее можно заморозить. Домашний «Тархун» не содержит консервантов, а его вкус, несомненно, превосходит все промышленные варианты. Сейчас на прилавках магазинов можно встретить много различных видов этого напитка. Но большинство из них — это сплошные красители и ароматизаторы. Мало кто знает, что тархун очень легко приготовить в домашних условиях. Хочу предложить вам его, он очень прост.

Рецепт домашнего лимонада «Тархун»

100 г эстрагона (можно использовать и листья, и стебли), 4 ст. ложки сахара, 2-3 лайма, 700 мл воды. Траву эстрагон измельча-

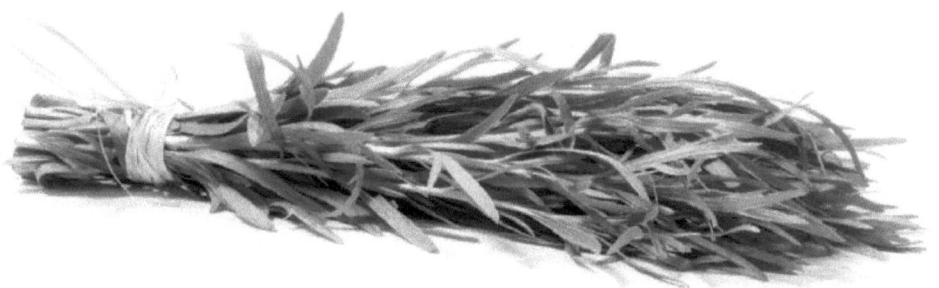

ем в блендере. Туда же добавляем 1/2 части сахара и нарезанный на небольшие кусочки лайм. Готовую смесь перекладываем в кастрюлю и заливаем 700 мл кипятка. Получившуюся массу накрываем крышкой и оставляем на ночь в прохладном месте. После этого добавляем оставшийся сахар, тщательно перемешиваем и затем процеживаем смесь через сито. Готовый концентрированный тархун переливаем в стеклянную емкость и храним в холодильнике. Перед употреблением разбавляем тархун минеральной водой по вкусу и добавляем колотый лед».

Казакова М.Р., г. Псков

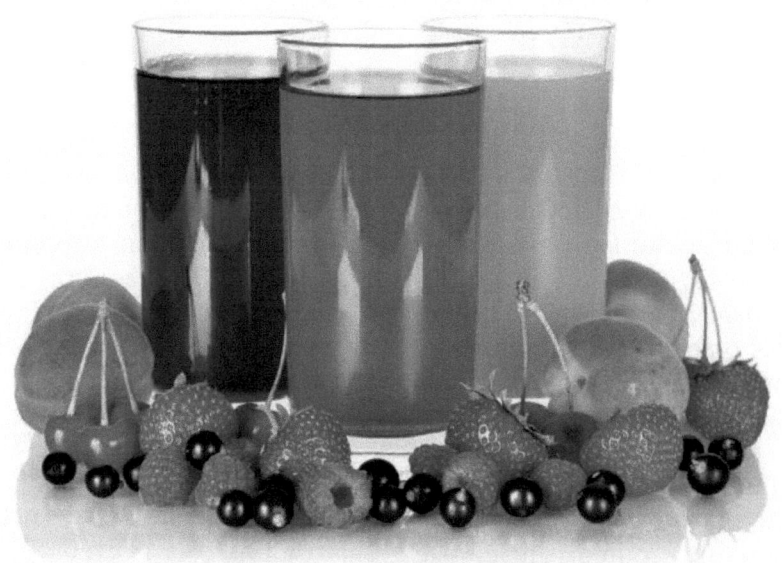

Компоты без сахара

Зимой и весной, когда нет изобилия ягод и фруктов, хорошим подспорьем для поддержания организма могут стать фруктово-ягодные компоты. Все диетологи сходятся во мнении, что домашние компоты, приготовленные без красителей и консервантов, предпочтительнее любых покупных напитков. Несмотря на то, что витамин С во время варки этого напитка практически исчезает, зато остаются каротиноиды, витамины группы В, пектины, антиоксиданты и минеральные вещества. Большое количество углеводов в компоте придаст сил и энергии, а жира и белка в компоте практически нет, что делает его напитком, который подойдет любому человеку.

Фруктовая аптечка

«...У меня муж болен диабетом, а потому рацион домашний получается ограниченным. Чтобы как-то расширить и разнообразить его, я готовлю осенью на зиму компоты, но использую сироп на подсластителях, не пользуюсь сахаром. А также добавляю некоторые травы. Получаются очень полезные и вкусные компоты, источники витаминов на всю зиму. Разные ягоды и плоды можно потом использовать для разных целей, как фруктовую аптечку.

● **Абрикосовый** компот полезен при сердечных, почечных заболеваниях, болезни печени.

● **Персиковый** компот восстанавливает силы, возбуждает аппетит, помогает пищеварению, улучшает работу печени, укрепляет сердце и улучшает зрение.

● **Клубничный** компот содержит много пектина и антиоксидантов.

● **Грушевый** компот используется при желудочных, почечных, сердечных, инфекционных заболеваниях, помогает в лечении опухолей.

● **Сливовый** компот оказывает расслабляющее действие, регулирует работу желудка, улучшает состояние почек и печени.

● **Малиновый** компот хорошо помогает при простуде, ангине, высокой температуре.

Рецепт сиропа для компота

Компотный сироп для заливки фруктов и ягод готовят на сахарине или фруктозе, при этом растворяют такое количество подсластителя, чтобы раствор по сладости (на вкус) соответствовал сахарному сиропу, используемому для данных ягод. Сироп готовят следующим образом: в эмалированную кастрюлю наливают воду, доводят ее до кипения и всыпают сахарин или фруктозу, после растворения сироп кипятят еще 2-3 минуты, а затем фильтруют через несколько слоев марли. Горячим раствором заливают фрукты в банках, банки стерилизуют и закатывают.

● **Компот из брусники с анисом.** 1 кг ярко-красных ягод брусники, 500 г сахара, 2 г молотого аниса. Ягоды перебрать и дать им высохнуть. Положить ягоды в кастрюлю, засыпать сахаром, добавить немного воды и поставить на огонь. Довести до кипения, положить анис. Через 5 минут переложить компот в банку. Закрыть крышкой и перевернуть вверх дном.

● **Компот из вишни.** На одну банку емкостью 1 л взять 750 г вишни и 120 г сахарина или фруктозы.

● **Компот из черники.** На банку емкостью 0,5 л берут 400 г ягод и 50 г сахарина (фруктозы).

- **Яблочный компот.** Компот из половинок или четвертинок яблок — на банку емкостью 1 л берут 750 г кусочков яблок и 80 г сахарина (фруктозы).
- **Компот из слив.** Компот из целых слив — на банку емкостью 1 л берут 700 г плодов и 100 г сахарина (фруктозы).
- **Компот из смородины в малиновом соке.** При приготовлении компотов с заливкой из натуральных соков подготовленные для консервирования плоды бланшируют 5-10 минут в кипящей воде, затем укладывают в банки и добавляют пару ложек воды, банки стерилизуют на 5 минут дольше обычного. Для приготовления компота из красной смородины нужно уложить ягоды в банки, залить их холодным соком малины или других ягод. Поставить в кастрюлю с холодной водой, довести ее температуру до 80° и выдержать 0,5 л банки 7-8 минут, 1 л банки 12-14 минут и закатать».

Попова П.А., г. Казань

КОММЕНТАРИИ СПЕЦИАЛИСТА

Компоты — один из самых распространенных способов заготовки фруктов и ягод. В отличие от варенья, в них лучше сохраняются вкус и аромат плодов. Но для некоторых людей компоты на сахаре противопоказаны, в этом случае можно использовать компоты на сахарине или фруктозе. Сахарин — это синтетическое сладкое вещество, самый известный синтетический подсластитель. Он в 300-550 раз слаще сахарозы, а его стабильность при высокотемпературной обработке продуктов, а также при хранении в готовых напитках не ограничена, то есть он идеально подходит для фруктово-ягодных компотов. Кроме того, это инсулинонезависимый подсластитель, не вызывающий кариес. Что касается фруктозы, то это натуральный сахар, содержащийся во фруктах и меде. Фруктоза усваивается, не требуя гормона инсулина и не вызывая гормональных всплесков. Из полезных свойств: фруктовый сахар сохраняет в организме запасы железа и цинка, он менее аллергичен, чем обычный сахар, поэтому его вводят в рацион детей и аллергиков. Также диетическими являются компоты с заливкой из плодовых и ягодных соков, когда вместо сиропа употребляют плодово-ягодные соки. Лучше всего использовать натуральный сок кислых сортов яблок или соки других плодов в смеси с яблочным, по вкусу можно добавлять сахарин или фруктозу. Такие компоты можно использовать вместо лекарства всю зиму.

Кисели, взвары, морсы

КИСЕЛЬ — одно из традиционных, издавна любимых в России блюд. Только изначально его не загущали крахмалом, а готовили на заквашенных отварах злаков, на крахмале кисели обычно варили густыми и подавали с молоком. Кисель — блюдо очень питательное: в нем и витамины, и калории. Поскольку непременным составляющим киселя является крахмал, его рекомендуют пить при гастритах с повышенной кислотностью и язвенных болезнях желудка и двенадцатиперстной кишки. Кисель оказывает подщелачивающее действие на организм, что очень важно для людей, страдающих повышенной кислотностью. Кисель, приготовленный из высококачественных ягод или соков, по количеству органических кислот прочно держит первое место среди прочих напитков, к тому же он обладает целебными качествами, которые во многом зависят от того, из каких плодов сварен кисель.

- **Кисель из клюквы** — лучший напиток при простуде и гриппе, при болезнях почек.

- **Черника в киселе** эффективна при заболеваниях желудочно-кишечного тракта, инфекционных заболеваниях, а также для улучшения остроты зрения.

- **Яблочный кисель** рекомендуется для профилактики анемии, гиповитаминозов и для улучшения пищеварения.

- **Кисель из рябины** полезен при заболеваниях печени и желчного пузыря, обладает легким слабительным, желчегонным действием.

- **Кисель из вишни** обладает антисептическими свойствами и является хорошим средством при воспалительном заболевании дыхательных путей.

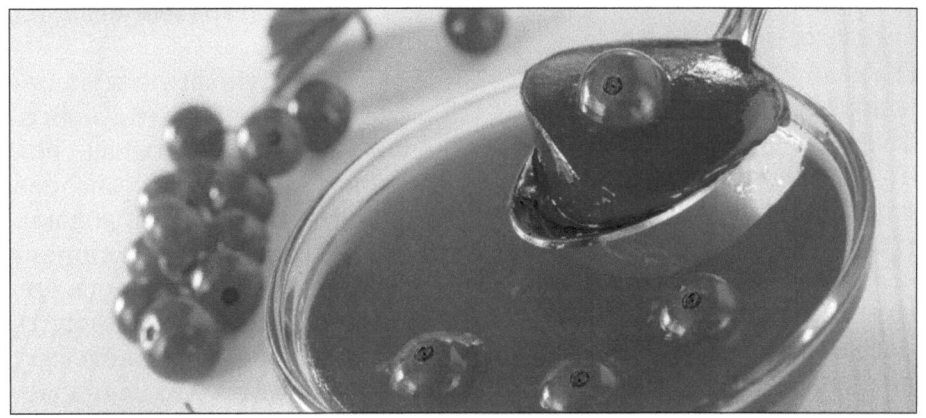

МОРСЫ отличаются от киселей тем, что не имеют загустителя. Фактически это сок с водой, часто вместо воды используется отвар жмыха.

ВЗВАР — специальное сладкое блюдо для Рождественского и Крещенского сочельника, но этот напиток великолепно пьется и в течение всего года, особенно в зимнее время, когда нет достатка в свежих ягодах и фруктах. Взвары и компоты из сухофруктов и меда, как и рецепт блинов, были привнесены в русскую кухню в IX веке завоевателями-варягами. Взвар готовят на отваре из сушеных плодов и ягод, подслащенном сахаром или медом. По сравнению с компотом взвар получается более сладким и концентрированным (меньше добавляют воды). Иногда его варят с рисом и с добавлением вина.

Рецепты киселей и морсов, а также их польза, мне кажется, известны всем, поэтому мы не будем здесь на них останавливаться, а вот взвар предлагаю приготовить по любому из предложенных рецептов. Вам наверняка понравится.

Бабушкины взвары

«…Мое детство неотрывно связано с таким традиционным русским блюдом, напитком, как взвар. Каких только взваров не готовила моя бабушка. Он заменял нам сладости, и мы всегда ждали его приготовления. Бабушка готовила и густые взвары в виде десерта, как теперь это называют, и жидкие сладкие напитки. Очень жаль, что многие из современников даже не слышали о таком блюде. А мы сохранили в семье традицию приготовления взвара. Приведу 2 рецепта, может, они понравятся читателям.

Взвар из сухих фруктов

Сухие фрукты и ягоды — по 100 г груш, яблок, вишни, слив, 50 г изюма, 2/3 стакана сахара или меда, 1 л воды.

Сухофрукты перебрать, хорошо промыть, залить водой и варить, учитывая срок варки каждого фрукта. Сначала отварить сухие груши и яблоки, затем положить сливы, вишни, изюм и довести до кипения. Отвар слить, процедить, растворить в нем мед или сахар, залить сваренные фрукты и ягоды и довести до кипения. Затем поставить взвар в холодное место и дать настояться 5-6 часов.

Можно приготовить взвар из любых сушеных фруктов и ягод.

Взвар из сушеных фруктов с рисом и красным вином

1/3 стакана риса, по 5 сухих яблок и сухих груш, 1 стакан чернослива, 1,5 стакана сахара, 1 стакан красного вина.

Рис отварить в большом количестве воды, откинуть на сито и промыть холодной кипяченой водой. Сушеные фрукты промыть, залить небольшим количеством воды, положить 1/2 стакана сахара и сварить до готовности. Затем отвар слить, добавить оставшийся сахар и сварить густой сироп. Залить им рис, влить половину красного вина и хорошо перемешать. Форму смочить водой, обсыпать сахаром и уложить слоями фрукты, рис, снова фрукты и т.д. При подаче форму перевернуть, выложить взвар на блюдо и полить оставшимся вином.

Взвар особенно часто мы готовим в период поста. Эти рецепты могут разнообразить ваш стол».

Попова М. Т., г. Псков

Рецепты разные, но все полезные

Шиповник от ста болезней

«...Многие наслышаны о шиповнике как о лекаре от многих недугов: укрепляет сердце, сосуды, помогает бороться с инфекциями, опухолями и др. Я готовлю из него разные напитки. Это и вкусно, и полезно. Больше всего в нашей семье почитаем чай из шиповника — мы любим его пить вместо других напитков, как горячим, так и холодным. Но недавно я узнала, что такой чай как ценное лечебное средство, богатое витаминами, пьют при различных заболеваниях, даже таких как скарлатина, туберкулез и др.

Вот какие напитки и чаи можно приготовить из шиповника.

● **Чай из плодов шиповника с изюмом.** *Изюм промыть, мелко измельчить, залить кипятком (в соотношении 10:100 мл), прокипятить на медленном огне 8 минут, отжать, процедить, прибавить столько же настоя шиповника, пить по полстакана 5-6 раз в день.*

● **Чай с медом и лимоном.** *Можно измельчить 1 ст. ложку плодов, залить кипятком, настоять 2-3 часа, затем добавить 1 ст. ложку меда и 2-3 ст. ложки сока лимона, подогреть, размешать, пить перед сном каждый* день. Такой напиток улучшает обмен веществ, снимает усталость, улучшает работу печени.

● **Чай с травами.** *По 1 ч. ложке размолотого шиповника, травы спорыша и крапивы — залить 1,5 стакана кипятка, настоять, пить по половине стакана.* Тонизирует организм, улучшает работу ссрдца, уменьшает одышку, повышает работоспособность, бодрость.

● **Отвар корней шиповника** (*1 ст. ложка на стакан кипятка, пить по 1 ст. ложке 3 раза в день*) назначают при камнях в почках и мочевом пузыре. Наружно отвар используют для ванн при болях в суставах и мышцах ног.

● *А если взять 2 ст. ложки измельченных плодов шиповника, 5 ст. ложек измельченных побегов хвои сосны, залить 800 мл холодной воды, кипятить на медленном огне 10 минут, затем настоять в термосе, утром процедить и выпить в течение дня за 5-6 приемов до еды* — такой настой полностью восстанавливает сосудистую систему, выводит радионуклиды, токсины, обладает противомикробным, противовоспалительным, отхаркивающим, мочегонным свойством.

Но помните, что препараты шиповника не следует применять при тромбофлебите. И больше 3-4 стаканов в день пить также не следует, т.к. излишки витаминов выводятся из организма, не усваиваясь».

Баляйкина М., г. Торжок

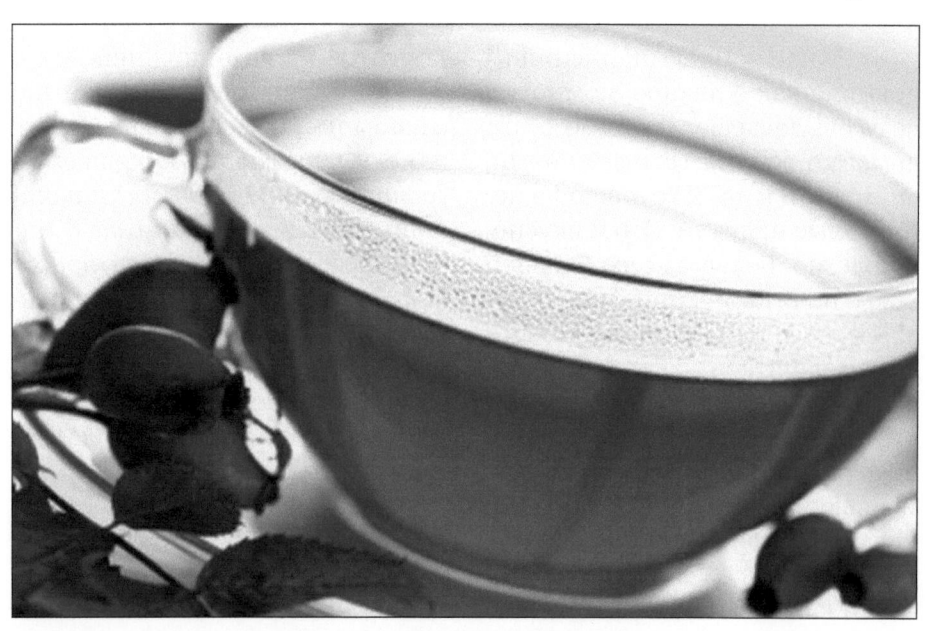

Природе было угодно сделать колючий **шиповник** настоящей фабрикой витаминов, и сегодня, наверное, нет более популярного лечебно-профилактического средства, чем плоды шиповника. Главная ценность плодов — в высоком содержании и разнообразии витаминов. Витамина C в плодах шиповника в 80-100 раз больше, а витамина P — в 10-15 раз больше, чем в апельсинах, лимонах, мандаринах и яблоках. Дневную потребность организма человека в витамине C может обеспечить употребление всего нескольких плодов шиповника. В мякоти зрелых плодов шиповника коричного содержится также значительное количество каротина (провитамина A), витамины В1, В2, P и PP, K, E, соли железа, марганца, магния, фосфора, сахара, пектин, широкий спектр органических кислот и флавоноидов.

И варенье, и чай, и кисель...

«...Шиповник — любимое растение у меня. Он украшает мой участок, его аромат радует и поднимает настроение, а плоды — питают витаминами круглый год. В шиповнике полезны все части растения. Поделюсь своими любимыми рецептами.

Варенье из лепестков шиповника

Ели вы когда-нибудь варенье из лепестков роз? Нет? Тогда предлагаю попробовать.

100 г лепестков шиповника, 700 г сахара, 1 л воды, 1 г лимонной кислоты.

Лепестки шиповника залейте приготовленным сахарным сиропом, добавьте лимонную кислоту и доведите до кипения. Разлейте варенье в чистые банки и храните на холоде

Витаминный чай с плодами шиповника

Этот чай зимой или в начале весны — настоящая находка. Он помогает справиться с авитаминозом, хронической усталостью, депрессией или простудами. Стакан сухих плодов шиповника, стакан сушеной рябины, полстакана сушеной черной смородины, горсть сухих листьев земляники, стакан сушеной моркови.

Все компоненты перемешайте и используйте для заварки: в чайник всыпьте 2 ст. ложки витаминного чая, залейте 2 стаканами кипятка и выдержите 5-7 минут.

Кисель из плодов шиповника

С детства я очень люблю пить разные кисели и не только из садовых ягод, но и из плодов шиповника. Самое простое — 100 г измельченных сухих плодов шиповника измельчите в ступке, залейте 1 л воды и кипятите в кастрюле 15 минут. Отвар процедите через три слоя марли, добавьте 0,5 г лимонной кислоты (но лучше ломтики лимона), 150 г сахарного песка, влейте разведенные в воде 50 г крахмала и, постоянно перемешивая, доведите до кипения».

**Тарасова М. И.,
г. Санкт-Петербург**

КОММЕНТАРИИ СПЕЦИАЛИСТА

Лепестки цветков шиповника жуют свежими или в виде варенья используют при аритмиях для укрепления сердечной мышцы. При отрыжке, тошноте и рвоте также полезно жевать лепестки шиповника. При болях в желудке заваривайте их как чай и пейте по полстакана 3-4 раза в день.

Неприхотливая морошка

«…Болот в Северо-Западном регионе не счесть — а вот ягоды на них становится все меньше и меньше. Не умеем мы ее собирать. На болоте и в голову не придет мыть каждую ягоду перед тем, как съесть: тут все чисто! Например, морошка обладает сильными бактерицидными свойствами. Свежим морошковым соком не только ссадины смазывают, чтобы скорее заживали, но даже от чесотки спасаются. Да и мох на болотах, где она растет, тоже бактерицидный. Моя бабушка рассказывала, как во время Великой Отечественной войны, когда в полевых госпиталях не хватало перевязочного материала, вместо ваты врачи использовали мох сфагнум.

Так что собранную на чистом моховом болоте ягоду мы дома не промываем и не перебираем, не отрываем от ягод чашелистики (они не портят вкус, к тому же очень полезны для нормальной работы почек), а сразу насыпаем в трехлитровые банки доверху. В огромной кастрюле тем временем закипает вода. В нее добавляется мед — примерно по стакану на каждый литр заливки. И чуть-чуть надо соли, всего-то щепотку, только для вкуса. Кипящим суслом заливаем морошку в банках. И тут же закатываем крышки.

Если морошки маловато, то специально, чтобы было побольше освежающей морошково-медвяной воды, насыпаем в банку литр-полтора ягод и заливаем суслом. Туда для вкуса можно добавить щепотку корицы. Горячие банки сразу закатываем и укуты-ваем для стерилизации. Как остынут — сразу в кладовку.

Лето в городе, асфальт от жары плавится. А ты остудишь морошковую воду в холодильнике и пьешь в свое удовольствие — хорошо!»

Миронова В.Н., г. Выборг

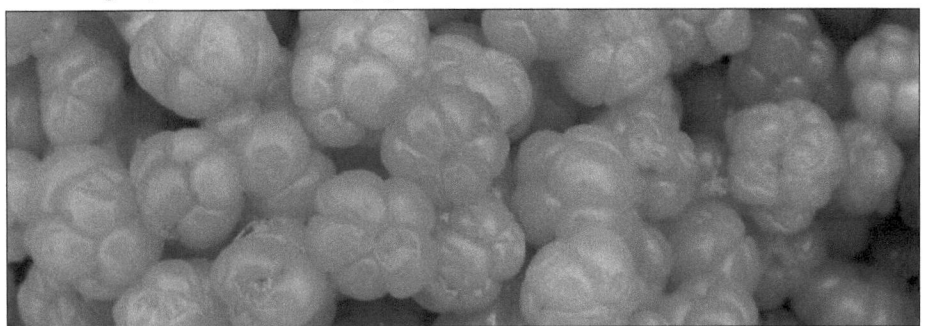

КОММЕНТАРИИ СПЕЦИАЛИСТА

Морошка имеет богатый состав: полисахариды, пектины, органические кислоты, фитонциды, витамины (особенно много Е и С). В семенах содержится жирное масло. Ягода эта целебная, используется как общеукрепляющее, жаропонижающее, мочегонное, потогонное, вяжущее, гемостатическое, ранозаживляющее, витаминное, противовоспалительное, антибактериальное, жаждоутоляющее средство. При болезнях желудка морошка снимает воспаление слизистой и предотвращает кровотечения. При простудных заболеваниях применяют морошку как потогонное, понижающее температуру средство и для выведения токсинов. Напитки из морошки укрепляют иммунитет, ее рекомендуют при синдроме хронической усталости, при беременности. Используют морошку для лечения детей, больных рахитом, слаборазвитых, со стоматитом. Для нормализации обмена веществ и стимуляции процессов потери веса показано включать морошку в рацион больных ожирением. При анемии и нарушениях кроветворения морошка способствует нормализации процессов образования кровяных телец. Ягода препятствует возникновению атеросклеротических изменений в сосудах, полезна она и при гипертонии.

Напитки на всякий случай

«…Хочу поделиться с читателями своими рецептами целебных, да и просто вкусных и полезных напитков. Эти напитки можно пить, когда жарко и мучает жажда или для того, чтобы поправить здоровье — в них много и витаминов, и других очень полезных для нашего организма веществ. Попробуйте, может, и у вас на столе они станут постоянными гостями.

1. Апельсиновый напиток. *Апельсин натереть на терке, добавить 1 л холодной кипяченой воды. Поставить настаиваться на 8 часов. Затем процедить. Напиток развести 3 л холодной кипяченой воды и добавить сок двух лимонов. Хорошо перемешать. По вкусу добавить сахар или мед. Поставить на 1-2 часа в холодильник и пить охлажденным — так вкуснее.*

2. Напиток из можжевельника. *1 ст. ложку ягод можжевельника залить 500 мл горячей кипяченой воды. Настаивать час под плотно закрытой крышкой, затем процедить. Можно добавить кусочки лайма или лимона. Принимать охлажденным после обеда.*

3. Чай из ромашки. *Столовую ложку сухих цветков ромашки залить стаканом кипятка. Накрыть тканью и настаивать 15 минут. Процедить и дать немного остыть. Подсластить напиток можно, добавив 1 ч. ложку меда. Так напиток получается еще вкуснее и полезнее. Пить по полстакана 3 раза в день».*

**Гладышева Е.В.,
г. Ростов-на-Дону**

КОММЕНТАРИИ СПЕЦИАЛИСТА

Апельсиновый напиток богат витамином С. Кроме того, апельсин является мягким биостимулятором, он тонизирует, придает силы, снимает усталость и даже повышает настроение.

Напиток из можжевельника содержит биологически активные вещества: эфирные масла, флавоноиды, органические кислоты, смолы. Они способствуют очищению почек, обладают мочегонным эффектом и бактерицидным действием. Особенно полезен при заболевании почек, а также летом в жару рекомендуется сердечникам, поскольку ликвидирует отеки.

Чай из ромашки полезен для тех, кто страдает заболеваниями желудка и кишечника, обладает дезинфицирующим свойством, противовоспалительным действием, в том числе на слизистые желудочно-кишечного тракта. Дезинфицирует мочевыводящие пути.

Яблоками прогоним соли

«...Из-за отложения солей у меня сильно болели пальцы на руках, ныл и позвоночник. Но все средства, которые мне советовали друзья и родственники, как-то не подходили. А помогло то, от чего я и не ждала никакого эффекта. Оказалось, что самый простой и эффективный способ — яблочный компот. Три яблока среднего размера порезать, залить литром воды, поставить на огонь, довести до кипения, выключить огонь и настаивать всю ночь. Для приготовления компота нужно использовать только эмалированную посуду. На следующий день добавить по вкусу мед и выпить компот в первой половине дня, так как это очень сильное мочегонное средство, и если пить на ночь, то бессонная ночь будет гарантирована. Я почувствовала облегчение уже через две недели. Но пить этот компот советую регулярно: летом варите его из свежих яблок, а зимой из сушеных. Только так можно надеяться на то, что вы на самом деле сможете выгнать лишние соли из организма и справиться с болью в суставах».

Щукина Н.С., г. Феодосия

КОММЕНТАРИИ СПЕЦИАЛИСТА

Яблоки обладают хорошим очищающим свойством. Это мочегонное средство, которое выводит соли из суставов, регулятор кислотности крови, источник витамина С, столь нужного суставам. Кроме всего, яблоки содержат пектины — нежную клетчатку, очищающую не только кишечник, но даже кровь.

Полезный «энергетик» — «апельсолевая» вода

«...Сейчас очень распространены энергетические напитки. Молодежь их пьет, надо и не надо. А ведь врачи уже бьют тревогу и просят запретить их к продаже, т.к. эти напитки приносят гораздо больше вреда организму, чем пользы. Я же хочу рассказать об очень интересном средстве, которое помогает мне справляться с нагрузками, не теряя энергии и сил. Это «апельсолевая» вода. Как понятно из названия, для ее приготовления нужны апельсин и соль и, конечно, сама вода. Рецепт ее приготовления был предложен американским специалистом для спортсменов, теряющих много физических сил во время спортивных соревнований. Главное ее свойство — быстрое восстановление физических кондиций, способность аккумулировать жизненные силы организма во время выполнения больших физических нагрузок. Но я убедилась, что эта вода может быть полезна не только спортсменам, но и всем людям, которые выполняют тяжелую физическую работу.

Для приготовления «апельсолевой» воды *нужно смешать стакан талой воды с 2 ст. ложками апельсинового сока и 1/3 ч. ложки поваренной соли.*

Мне эта вода очень помогла во время занятий аэробикой. Я пила 2 стакана «апельсолевой» воды за 15 минут до занятий. А мой муж увлекся занятиями в тренажерном зале — тягает штангу по 3-4 часа подряд. Так вот, ему тоже мой рецепт очень помогает. Он выпивает «апельсолевую» воду, как и я, до тренировки, а также по стакану каждые 15-30 минут во время тренировки и не менее 2 стаканов — после окончания занятий.

Результатом он очень доволен, говорит, сил как будто прибавляется. А мне этот рецепт позволил, наконец, привести свою фигуру в порядок, потому что раньше мне просто не хватало физических сил после работы идти в спортзал. А этот коктейль дает такой всплеск сил, что и вечером я готова двигать горы. Так что не нужны будут никакие другие, весьма дорогие энергетики, если под рукой всегда такой напиток — полностью натуральный и действительно энергетический. Попробуйте и сами убедитесь».

**Жукова П.М.,
г. Санкт-Петербург**

КОММЕНТАРИИ СПЕЦИАЛИСТА

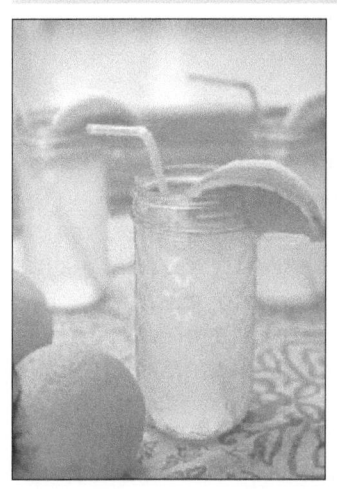

Этот напиток помогает быстро восстановить водно-солевой обмен при больших физических нагрузках. Потеря натрия хлорида с потом ведет к слабости мышц и обезвоживанию клеток тканей. Добавление небольшого количества соли изменяет осмолярность напитка, и такой напиток не вызывает отеков, как обычная вода, а обеспечивает быстрое восполнение обезвоженных клеток водой. Талая вода является структурированной и она легче усваивается организмом. Свежеотжатый апельсиновый сок наполняет напиток биологической энергией и витаминами.

Как я внучку от диатеза вылечила

«...Привезли мне в деревню мою внучку, когда ей 2 годика было. На личике живого места не было от диатезных пятен и корок. Мучилась бедная девочка. А дело было ранней весной. Сок березовый только пошел. Вот и вспомнила я про его целебную силу. Стала поить девочку соком, сначала по ¼ стакана 3 раза в день. А потом она пила, сколько ей захочется. Очень ей нравилось это березовое лакомство. Вместе ходили с ней и собирали сок, и березку благодарили потом. А еще делала я ей примочки на все ее кожные высыпания из сока. Так и вылечились — очистилась кожа. Внучку не узнать стало — румянец, блеск

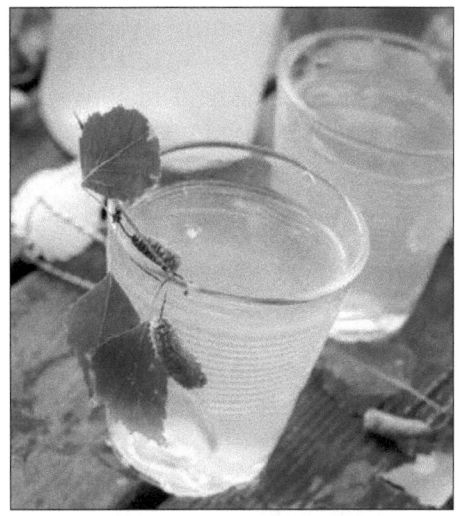

в глазах, даже волоски заблестели, а то тусклые совсем были. Вот такое простое средство помогло».
Шанькина В.Р., Псковская обл.

КОММЕНТАРИИ СПЕЦИАЛИСТА

В качестве наружного средства березовый сок применяется при различных кожных заболеваниях: диатезе, экземе и кожном лишае. Хорошо применять сок для увлажнения сухой кожи и очищения при лечении угревой сыпи.

Как и что пить в жаркую погоду

«...Всем известно, что в жаркую погоду нужно больше пить, но не все так просто. Науку пить в жару я изучил, когда служил в Самарканде. К солдату требования особые, ведь еще и боеспособность надо сохранять, а неправильный режим питья мог вывести бойца из строя. Очень интересные сведения я тогда собрал. На всю жизнь пригодились.

В процессе жизнедеятельности и обмена веществ в организме непрерывно совершаются химические реакции, и подавляющее большинство их сопровождается образованием тепла. В пределах температуры воздуха 15-25 ° уровень теплопродукции остается постоянным, так называемая зона безразличия. При повышении температуры преобладающую роль в теплоотдаче играет испарение пота. А при резком ограничении количества вводимой в организм жидкости уменьшается выделение с мочой продуктов распада, появляется жажда, ухудшается самочувствие, снижаются аппетит и интенсивность процессов пищеварения.

Но несомненный вред приносит и излишнее питье: усиливается потоотделение, «разведенная» кровь хуже справляется с ролью переносчика кислорода, а увеличенный ее объем создает добавочную нагрузку на сердце, сосуды, почки. Поэтому даже в самый жаркий день не следует выпивать много жидкости за один прием: жажду не утолите, а большая часть выпитого выведется из организма в течение 2 часов с потерей большого количества соли. Выпитая вода не сразу утоляет жажду, а примерно через 10-15 минут, по мере ее всасывания. Воду лучше подсаливать немного и глотать не залпом, а подержав в полости рта. Общее количество выпитой жидкости в сутки не должно превышать 1,5 л. Горячий чай, согревая зимой, освежает летом. Секрет прост: содержащиеся в нем вещества заставляют систему терморегулирования нашего организма работать в форсированном режиме.

Испаряясь с поверхности тела, чай способен заставить организм выделить тепла в 50 раз больше, чем он приносит с собой. В жару особенно полезен зеленый чай, который содержит много танина.

В жаркую погоду очень полезно пить кисломолочные напитки: кефир или простоквашу, они препятствуют обезвоживанию организма в период жары».

Иванов А.П., г. Москва

Грибные напитки

Напитки из грибов многим знакомы с детства, когда почти в каждой семье жил чайный гриб. Сейчас во многих семьях можно встретить еще и индийский морской рис, и тибетский молочный гриб, и калиновый гриб. Грибы зооглеи, ведущие паразитирующий образ жизни, очень богаты различными ферментами, способны синтезировать множество витаминов и полезных органических кислот. И я вам скажу, что хорошо, если такие живые и очень полезные «паразиты» будут в каждом доме.

Чайный гриб — вкусный и целебный

В состав чайного уксуса входят очень важные вещества, и они не просто полезны, а жизненно необходимы для организма человека. Настой чайного гриба улучшает обменные процессы и является биостимулятором, так как в его состав входят легко усвояемые сахара, органические кислоты (уксусная, глюконовая, щавелевая, лимонная, яблочная, молочная, пировиноградная); кофеин, дубильные и антибиотические вещества; ферменты (каталаза, амилаза, протеаза и др.), микроэлементы, витамины (С, В, D, Р).

Газировка времен моей бабушки

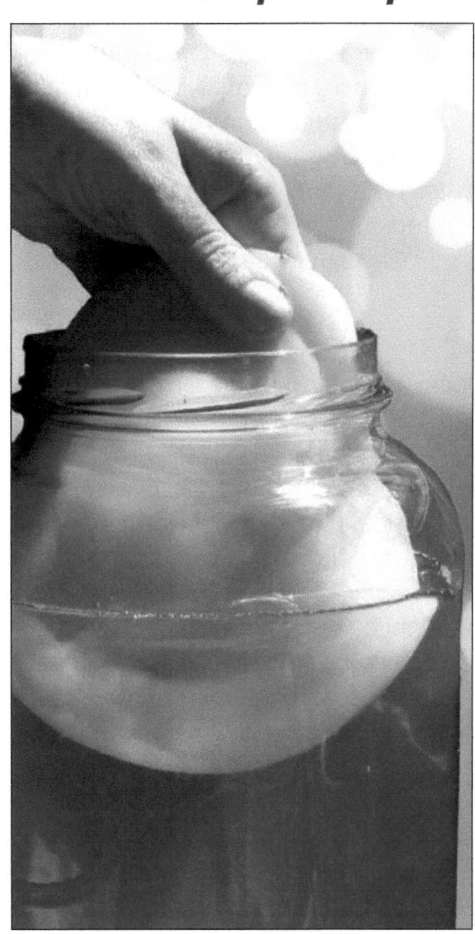

«...Хочется на страницах вашего издания поговорить обо всем нам известном чайном грибе, поделиться старинными и эффективными рецептами, которые неоднократно проверены временем и уже на протяжении столетий помогают нам справляться с болезнями, приобретать здоровье и душевное равновесие.

Чайный гриб живет в наших детских воспоминаниях, он раньше пользовался повсеместно большой популярностью и был напитком, который вызывал приятные вкусовые ощущения, что-то вроде газировки, но в отличие от современных газированных напитков чайный гриб обладает целебными свойствами, которые проверены временем. Его использовали для лечения, поддержания и восстановления здоровья. Это продукт натурального растительного происхождения, насыщенный ценными веществами. Напиток очищает наш организм от скопившихся за годы токсинов и шлаков, он способствует укреплению защитной системы организма, повышает работоспособность человека и убивает все вредные для человека вирусы и микробы.

● Мигрень пройдет после приема 2-3 стаканов в день настоя чайного гриба.

● При таких заболеваниях, как атеросклероз, гипертония, настой не только очищает кровь от жиров, снижает повышенное содержание холестерина в крови, что способствует сгущению крови, но и разжижает кровь. Прием 2-3 стаканов настоя гриба в день успешно снимает повы-

шенное артериальное давление.

Но не забудьте: реакция организма у людей на 7-8-суточный напиток может быть различной в зависимости от кислотности ЖКТ. У людей с пониженной кислотностью желудочного сока самочувствие, как правило, быстро улучшается, а при продолжительном приеме может нормализоваться до нормы.

При повышенной кислотности иногда возникает изжога или тошнота. В таком случае необходимо пить настой 3-5-суточный в теплом виде, 7-суточный настой разводить минеральной водой «Ессентуки» №4, 17, «Боржоми», «Славянская».

Сангаджиева Г.А., Татарстан

КОММЕНТАРИИ СПЕЦИАЛИСТА

Настой чайного гриба содержит почти все нужные нам минеральные вещества. Калий — внутриклеточный элемент, от уровня которого зависят активность ряда ферментов, передача нервных импульсов, уровень артериального давления, фильтрация мочи. Он обеспечивает деятельность мышц, прежде всего сердечной, и способствует выведению жидкости из организма. Кальций — необходим для укрепления костей и поддержания нормального состава крови, нормализует обмен воды в организме, участвует в передаче нервно-мышечного возбуждения, в образовании ацетилхолина. Фосфор — важнейший элемент, который входит в состав белков, жиров, нуклеиновых кислот, костной ткани, необходим для образования и сращивания костей, процессов кроветворения. Фосфорные соединения являются аккумуляторами энергии, регуляторами жизнеобеспечения организма, активаторами умственной и физической деятельности человека. Магний — входит в состав костной и зубной ткани, предотвращает спазмы, участвует в процессах углеводного и фосфорного обмена. Медь — необходима человеку для правильного течения обмена веществ, особенно тканевого дыхания, кроветворения, деятельности центральной нервной системы. Медь стимулирует выработку гормонов гипофиза. Недостаток меди вызывает сложные заболевания, нарушения обмена веществ, нервно-психические сдвиги. Марганец — входит в состав ферментативных систем и принимает участие в окислительно-восстановительных процессах, активно влияет на обмен белков. Органические кислоты и ферменты настоя чайного гриба чистят кровь и сосуды, выводят соли. К тому же это еще и круглогодичный источник витаминов.

Чайный гриб вам в помощь

«...Возможно, мои советы помогут многочисленным читателям, они возьмут на вооружение предложенные рецепты и смогут их применить для поправки своего здоровья. Речь идет о применении небезызвестного чайного гриба, который поможет вам в самых разных ситуациях:

● Если ваш организм по какой-либо причине теряет способность полноценно усваивать и перерабатывать, сжигать жиры и они начинают оседать не только в сосудах, но и в тканях, что часто становится причиной ожирения, то пейте чайный квас перед каждым приемом пищи за полчаса. Если вы серьезно задались целью похудеть, то можете дополнительно вместо уксуса столового использовать чайный — в салатах с маслом или при приготовлении разных соусов или заправок. И вкусно будет, и полезно, т.к. такой уксус поможет восстановить

пищеварение и обмен веществ.

● Хроническая усталость, стрессы, с которыми приходится сталкиваться человеку в современной жизни на каждом шагу, переживания и нервные напряжения истощают даже самого здорового человека. Приготовьте питательную смесь из половины чашки меда и 3 ст. ложек 5-7-дневного настоя чайного гриба. Все смешать и съедать по 2 ч. ложки смеси перед сном. Это средство успокоит нервы, снимет напряжение, избавит от бессонницы, вызванной нервным напряжением. При бессоннице также эффективно поможет снадобье: по полстакана воды и настоя чайного гриба, 2 ч. ложки меда — все тщательно перемешать и выпить перед сном.

● Ослабление памяти — склероз, сильный стресс, переутомление, эмоциональное перенапряжение. Если регулярно пить по стакану в день чайного кваса с медом во время приема пищи, то улучшится не только память, но и быстрота реакции, работоспособность.

● В случае ангины я всегда полощу горло настоем гриба и пью по полстакана напитка 3-4 раза в день, ангина быстро проходит.

Использую я чайный гриб и наружно при ожогах, порезах, для очищения кожи, но об этих рецептах расскажу в следующий раз. Ведь все это реально помогает по жизни мне и моим друзьям, а проверены рецепты уже временем вдоль и поперек — обязательно пригодится чайный гриб, если вы выделите ему скромное местечко на кухонном столе. Выручит, поможет, исцелит...»

Гарнцева Г.Л., г. Белгород

КОММЕНТАРИИ СПЕЦИАЛИСТА

Несомненно, чайный гриб — это чудо природы, полезные свойства которого чрезвычайно обширны и порой уникальны. Настой из гриба подобен биостимулятору, его действие направлено на улучшение обменных процессов в организме. Самая большая активность гриба и, как следствие, максимум полезных веществ наблюдается на 7-й день после обновления жидкости. Он эффективно помогает от многих болезней, при этом его настой — абсолютно натуральный продукт, который лишен недостатков, присущих лекарственным средствам. При регулярном употреблении чайного гриба можно укрепить иммунитет, похудеть, очистить организм от шлаков, улучшить состояние кожи, волос и ногтей и т. д. Доказано, что чайный гриб способствует лучшему пищеварению, улучшает аппетит и приносит пользу при лечении и профилактике различных заболеваний. Настой из чайного гриба помогает задержать развитие болезнетворных бактерий. Кроме того, он является вкусным, освежающим напитком, который великолепно снимает похмельный синдром. Еще не все: настой чайного гриба поможет при дизентерии, разных желудочно-кишечных заболеваниях (не рекомендуется пить при повышенной кислотности), для лечения печени и желчного пузыря, при запорах, мигренях, ожирении, эффективен при атеросклерозе и повышенном артериальном давлении, при воспалении ротовой полости, ангине, насморке и т. д. Местное применение для лечебных целей обусловлено противомикробными свойствами гриба. Это природный антибиотик, обладающий одновременно противовоспалительным и болеутоляющим действием.

Чайный гриб следует пить не менее чем через 3 часа после последнего приема пищи. Выпитый на голодный желудок гриб подготовит пищеварительную систему к приему пищи, а полстакана чайного гриба, выпитые перед сном, продезинфицируют желудок, успокоят нервы и настроят на сон.

⓵ **Противопоказание к приему чайного гриба — повышенная кислотность желудка или наличие сахарного диабета, но если гриб настаивать на чае с добавлением меда вместо сахара, в небольших количествах его применение принесет пользу.**

Чудо-доктор калиновый гриб

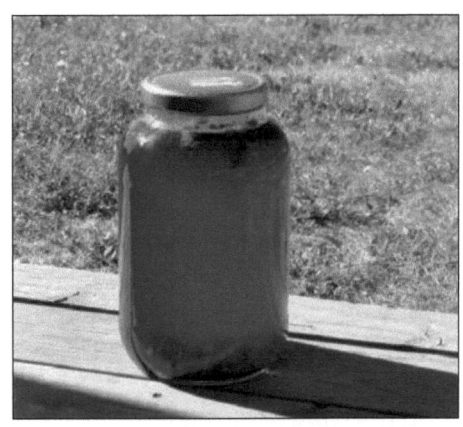

«...О целебных свойствах калины написано много, но, прочитав эту историю, вы с удивлением и, надеюсь, с пользой для себя узнаете еще одно поразительное лечебное свойство этой осенней ягоды. А вернее, не ее, а гриба, который можно вырастить из... калины.

Прошлым летом в связи с нервным перенапряжением и навалившимися проблемами у меня участились боли в сердце. Как будто кто-то иголкой тычет. И я решила обратиться за помощью к своей знакомой травнице с более чем 20-летним стажем. Она дала мне

двухлитровую банку с розовой водицей, поверх которой плавала студенистая полупрозрачная масса, и сказала: «Это калиновый гриб на гречишном меду. Пей этот настой 3-4 раза в день по полстакана за час до еды». Настой оказался пахучим, с пикантной горчинкой.

Пила я его, словно целебную воду, а через месяц приема забыла о болях в сердце, стала более спокойной. Сейчас продолжаю пить настой в качестве иммуноукрепляющего средства.

При гипертонии и болезнях сердца калиновый гриб — первый помощник. Если горлом маетесь, ларингиты да фарингиты вас одолели, пейте настой и полощите им горло — со временем о своей напасти напрочь забудете. Поможет гриб и при болезнях кишечника и желудка, мигренях, женских болячках, особенно опухолях, избавляет от коросты. И вообще, полезен всем для общего укрепления организма.

Рецепт выращивания калинового гриба. *Возьмите двухлитровую банку ягод калины, промойте и просушите. Затем высыпьте в трехлитровую банку, залейте чуть теплой кипяченой водой, добавьте мед, лучше гречишный. Накройте посуду марлей, поставьте куда-нибудь в теплое, но темное место на неделю, а потом начинайте посматривать. Вначале поверх ягод должен появиться налет беловато-сероватой плесени. Потом он станет толще. И, в конце концов, образуется та самая полупрозрачная медузообразная масса, которую называют калиновым грибом.*

Верхняя часть — головка гриба — скользкая и чуть-чуть розоватая, а под ней волокнистая бурая пленочка. Где-то через месяц от вашего гриба отделится тонкий нежный слой, который нужно перенести в другую банку для размножения. Можно брать и отдельные кусочки, которыми вы сможете поделиться со всеми желающими. Растут они быстро.

Для лечения нужен семисуточный настой. Осторожно отлейте из банки половину жидкости, процедите через марлю и поставьте в холодильник. Выпить его нужно за 3-4 дня, иначе он потеряет силу. А после того, как настой отольете, займитесь самим грибом.

Любит он, когда его чуть тепленькой водичкой хорошенько промоют и свежеприготовленным медовым раствором зальют. А если этого вовремя не сделать, у него не нежном тельце появляются дыры, он болезненно переворачивается, долго лежит боком, а потом и вовсе умирает, медленно опускаясь на дно.

Этот гриб полезен всем для общего укрепления организма».

Агеева А.С., г. Пенза

КОММЕНТАРИИ СПЕЦИАЛИСТА

При высоком давлении и болезнях сердца (невроз, сердечная недостаточность) хорошо помогает калиновый гриб. Здесь играет роль не только сам гриб, который вырабатывает биологически активные вещества, но и питательная среда из калины и меда, которые сами по себе уже обладают лечебными для сердечно-сосудистой системы свойствами. При воспалительных заболеваниях: ларингитах, фарингитах гриб окажет противомикробное действие, пейте настой и полощите им горло — гриб избавляет от хронических инфекций. Местное применение на кожу одновременно с приемом настоя внутрь избавляет от кожных заболеваний. Здесь калиновый гриб очень схож с действием чайного гриба.

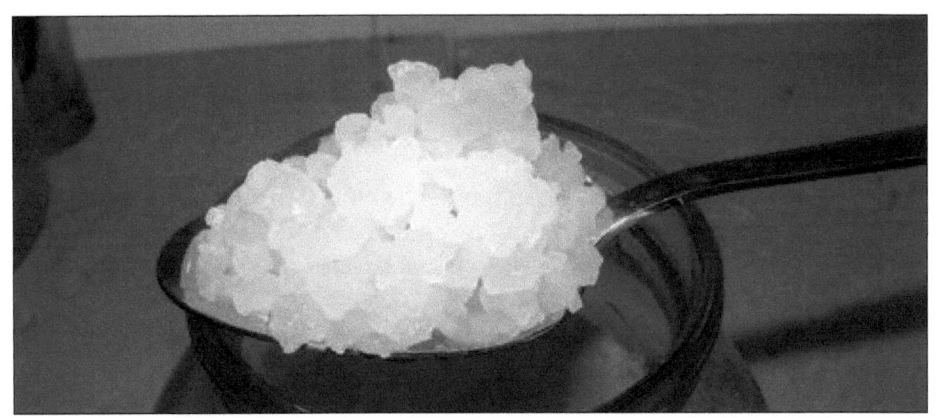

Морской рис — чудо-гриб

С точки зрения науки настой морского гриба — продукт двух видов брожения. Первый происходит благодаря нескольким видам дрожжеподобных грибков, а второй — благодаря уксусной кислоте. При спиртовом и уксусно-кислом брожениях, помимо спирта и уксусной кислоты, образуются различные органичные кислоты и другие продукты. Параллельно происходит и синтез витаминов C, D. Таким образом, химический состав морского риса — это источник его целебной силы.

Кроме того, гриб содержит различные ферменты: липазу (расщепляет жиры), амилазу (расщепляет углеводы), протеазу (помогает переваривать белки), ферменты, активно расщепляющие соли мочевой кислоты и соли, откладывающиеся в суставах, кофермент Q (участвует в синтезе АТФ, источнике биоэнергии, является хорошим антиоксидантом).

Есть в грибе и жироподобные вещества типа холина (важные вещества для нервной системы, улучшают память). Богатый состав органических кислот: фосфорная, уроновая, глюкуроновая, уксусная, щавелевая, лимонная, молочная, фолиевая.

Фосфорная улучшает деятельность головного мозга. Уроновая и глюкуроновая кислоты имеют огромное значение в восстановлении тканей суставов и позвоночника, пораженных болезнью, они необходимы для поддержания нужной вязкости суставной жидкости, а также тургора кожи. Уксусная и щавелевая кислоты, как и все органические кислоты, при попадании в кровь становятся щелочеобразующими. Щавелевая кислота ограничивается при склонности к образованию оксалатов в почках. Лимонная кислота способствует растворению камней в почках и панкреатических камней. Молочная — дает энергию, способствует усвоению углеводов и служит топливом для печени при производстве глюкозы и гликогена. Фактически, молочная кислота — это природное средство, призванное помочь нашему организму справляться со стрессовыми ситуациями.

Фолиевая кислота имеет огромное значение в замедлении старения человеческого организма и его защите от рака, необходима для обновления крови и выработки антител, особенно важна в период беременности.

Целебный морской рис

«…Многие знают о целебных свойствах индийского морского риса. И я слышала, а вот самой попробовать не доводилось. Но все бывает в первый раз. Проблема была в отложении солей, что весьма актуально для людей старшего возраста. Стали болеть почти все суставы, ночами не спала, ходить было больно, руками что-то делать — проблематично. В моем случае результаты превзошли все ожидания — боль постепенно ушла и возобновлялась все реже и реже, к суставам начала возвращаться подвижность. Прогресс в лечении замечался день ото дня, и теперь все почти нормализовалось. *Для приготовления средства*

нужно 1 ст. ложку морского индийского риса залить 0,5 л холодной отстоянной воды, добавить 1 ст. ложку сахара, 10-15 изюминок без косточек или 3-4 дольки сухого абрикоса, 1 ч. ложку кваса или кусочек подсушенного серого хлеба. Все вместе поместить в стеклянную банку, накрыть марлей и поставить на светлое прохладное место (не на солнце). Настоять 48 часов, процедить и поставить в холодильник. Принимать по 100 мл в день за 8-10 минут до еды. Можно пить и по желанию.

Теперь я точно знаю, что вряд ли можно найти лучшее средство для растворения солей в суставах».

Громова М.Л., г. Москва

КОММЕНТАРИИ СПЕЦИАЛИСТА

Индийский морской рис — прекрасное средство для выведения солей из суставов. Кислоты, входящие в состав настоя морского риса, растворяют соли и выводят их из организма. Кроме того, настой понижает кровяное давление, лечит атеросклероз, головную боль нервного характера, способствует восстановлению обмена веществ, применяется при болях в сердце, желчных путях, язве желудка и кишечника, замедляет развитие раковых клеток. Он способен очистить слизистую оболочку, снять налеты, воспаление кожи, благотворно влияет при радикулитах.

 Противопоказан морской гриб людям, страдающим язвенной болезнью желудка и 12-перстной кишки.

Тибетский целитель — молочный гриб

Среди людей, всерьез заботящихся о своем здоровье, в последнее время стал очень популярным настой тибетского молочного гриба, завезенный в Европу из Индии польским профессором, который там с его помощью излечился от рака желудка и печени, а уезжая, профессор получил его в дар. К середине XIX века молочный гриб появился в России, и повсеместно стали открываться кефирные лечебницы. Истории о чудесных исцелениях и необычайных свойствах грибного кефира как чудесного эликсира, продлевающего жизнь, передавались из уст в уста. Гриб полезен при многих заболеваниях. Он лечит аллергию, восстанавливает микрофлору кишечника, в том числе и после курсов антибиотиков. С ним худеют, снижают сахар при диабете, очищают печень и желчный пузырь. Он прекрасно чистит сосуды и суставы. Применение грибного кефира способствует рассасыванию доброкачественных опухолей: фибром, миом, полипов, аденомы простаты и т.д.

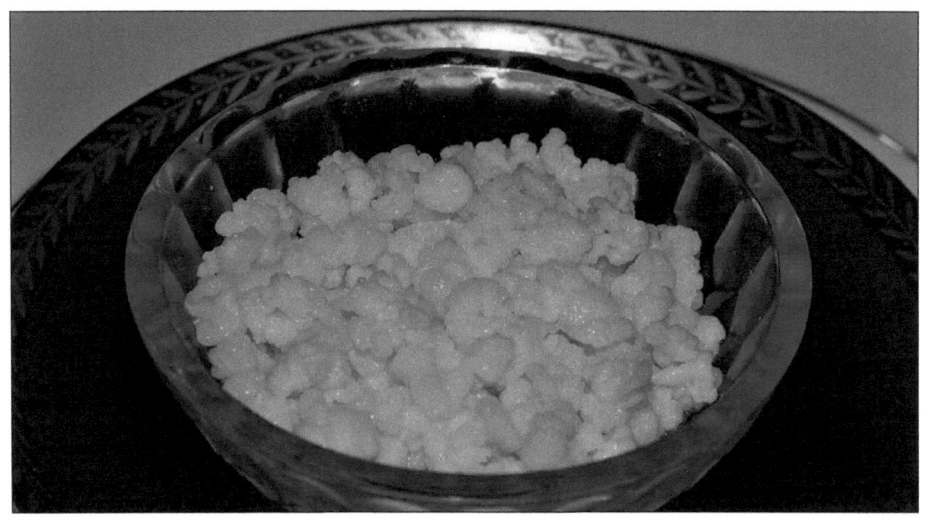

Тибетский гриб от детского диатеза

«...Одна из главных особенностей грибного настоя — способность сглаживать и вылечивать аллергические заболевания, в том числе у детей. Моя дочь с рождения страдала различными высыпаниями на коже типа диатеза. Когда я в прикормы стала вводить кефир, то мне врач посоветовала делать кефир с помощью молочного гриба. Дочка пила этот кефир, аж дрожала от удовольствия, видно, организм требовал. Давала я ей сначала по ложечке, а потом до 200 мл в день выпивала.

Делала перерывы каждые 20 дней, заменяла тибетский напиток на обычный кефир, но, что интересно, грибной ей нравился больше. И сама, конечно, я тоже его пила. Уже после 2-х курсов такого лечения кожа очистилась у моей дочурки, ребенка стало не узнать. Так и выросли мы на грибном кефире. Все тело ребенка я тоже протирала кефиром, а потом смывала водичкой. Про аллергию мы больше и не вспоминаем...»

Романова К.Л.,
Тверская область

Грибной кефир снижает давление

«...Много лет страдала я гипертонией. Думала, до конца дней уже не расстанусь с этой болезнью. Но подарила мне соседка молочный гриб — существо живое. Пришлось ухаживать и пить. Дала она мне очень интересную методику лечения с помощью этого гриба от повышенного давления. Хочу поделиться ею со всеми, потому как мне очень помогла она нормализовать давление. Курс лечения гипертонии состоит из нескольких этапов:

Этап первый: восстановление функций кожи, открытие пор с помощью русской бани или сауны. Париться гипертоникам лучше без веника, а выйдя из парной, необходимо с головой облиться холодной водой. Во время отдыха пить минеральную воду или травяной чай. Между парениями полезно протереть кожу жесткой мочалкой или варежкой — это способствует раскрытию пор и притоку кислорода в кровь.

Этап второй: двухнедельное лечение лимоном и медом. Утром и перед сном съедать по 2 тонких ломтика лимона с кожурой и заедать его медом. Мед надо медленно рассасывать во рту, чтобы усвоение происходило максимально через слизистую рта и гортани. Это необходимо для того, чтобы напитать сердечную мышцу калием.

Этап третий: лечение грибным кефиром. Выпивать натощак 2 раза в день утром и вечером по 150 мл настоя тибетского гриба, после этого ничего не пить и не есть в течение 15 минут. Такую дозировку нужно соблюдать первые 2 недели. Вторые 2 недели дозировку увеличивать и выпивать за день уже не 300 мл, а 500, то есть по 250 мл утром и вечером.

Этап четвертый: перерыв. После первого курса нужно дать организму отдохнуть. На ночь желательно принимать хвойные ванны и как можно больше гулять. Перерыв должен быть не меньше 2 недель, но не больше месяца. Затем курс лечения следует повторить».

Дмитриева П.Р.,
г. Санкт-Петербург

Тибетское лечение атеросклероза

«...Настой молочного гриба способствует очищению организма, и поэтому его прием актуален при атеросклерозе и болезни Альцгеймера. Я пою этим грибом свою маму, которая страдает болезнью Альцгеймера уже более 2-х лет. Болезнь остановилась в своем развитии, и это уже хорошо. А себе я нормализовала цифры холестерина.

Пьем мы с ней гриб по специальной методике:

1 неделя — принимать грибной кефир по полстакана перед сном. После этого желательно не пить ничего в течение часа.

2 неделя — принимать грибной кефир утром по полстакана за полчаса до завтрака. Вечером перед сном — по стакану.

3 и 4 недели: то же, что и во 2 неделю.

Затем перерыв месяц. После чего повторить курс».

Васильева П.А., Воронежская обл.

КОММЕНТАРИИ СПЕЦИАЛИСТА

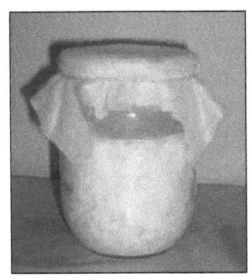

Грибной кефир облегчает течение и даже вылечивает сердечно-сосудистые заболевания. Это прекрасное средство от гипертонии, но лечиться надо долго — 2-3 года. Он способствует выведению шлаков, солевых отложений, очищает сосуды от холестериновых бляшек, преобразует вредные вещества в полезные аминокислоты и благодаря этому прекрасно справляется с атеросклерозом и старческим склерозом.

Худеем с грибным кефиром

«...Кто хочет похудеть без проблем, могу предложить очень простой метод — диету на грибном кефире. Только готовить кефир надо из молока самой низкой жирности. Пить кефир можно сколько хочешь. Хорошо добавлять фрукты. И больше ничего, кроме воды, пить не следует. За неделю такой диеты 5 кг как минимум уходит. А главное, сильного чувства голода нет, и чувствуешь себя хорошо. И вообще это для всех органов оздоровление. А потом, когда с диеты уходишь, гриб следует оставить в своем рационе. Тогда вес назад не возвращается.

Чтобы приготовить грибной кефир, понадобится молоко и собственно сам грибок, который придется искать по знакомым. Когда раздобудете ценное сырье, приступайте к приготовлению грибного кефира. *Молочный гриб в количестве 2 ч. ложек залить 0,5 л молока комнатной температуры и оставить на 24 часа. Так нужно делать раз в сутки, в одно и то же время, лучше вечером, и хранить при комнатной температуре. Молоко полностью сквашивается через 17-20 часов. Признаком полного сквашивания служит появление сверху густого слоя, в котором находится грибок, а также отделение сквашенного молока на дне банки. Кефир процеживают через сито в стеклянную банку.* После процеживания молочный гриб промывают от остатков сквашенного молока под струей чистой холодной воды, затем помещают опять в банку и заливают новой порцией молока. Если молочный гриб ежедневно не промывать и не заливать свежим молоком, то он не будет размножаться и станет коричневым, потеряет лечебные свойства и даже может погибнуть. Сквашенное молоко нужно употреблять по 200-250 мл, последний прием за 30-60 минут до сна на пустой желудок. Принимать следует 20 дней, затем нужно сделать перерыв на 10 дней и снова повторить 20-дневный прием. Стандартный курс лечения составляет 1 год. При повторном курсе категорически запрещается употребление крепких напитков, настоев, лекарств. В течение 10-дневного перерыва нужно продолжать ухаживать за грибом.

Процеженный кефир можно использовать для приготовления творога, протирать им руки и лицо. В крайнем случае, можно и в выпечку добавить — на таком кефире получаются великолепные блины или оладьи. Но если вы худеете, то эту вкусноту уже будут с удовольствием поглощать ваши домочадцы...»

Харитонова Р.Л., г. Москва

Настой тибетского гриба борется с ожирением, преобразуя жиры в более простые соединения, которые затем выводит из организма. Одновременно происходит очищение всего организма, начиная от кишечника, печени и почек до сосудов и суставов.

Чистотел на тибетском грибе — от язвы желудка

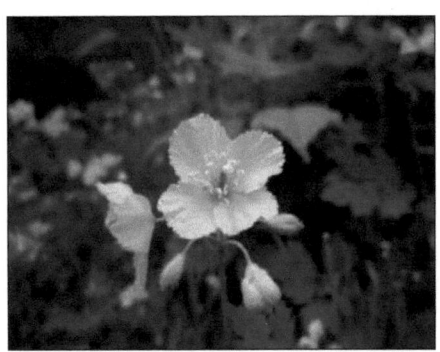

«...Удивительно, но простой настой молочного тибетского гриба позволяет вылечить гастрит, колит, энтероколит, а также первичные язвы. У моего отца был сложный эрозивный гастрит с множественными язвами. Меня научили, что это заболевание можно вылечить специальным настоем молочного гриба. Надо в молочную сыворотку добавить сахар и травы, тогда в этой среде выживут только сильные бактерии. Именно они, размножаясь, станут чрезвычайно целебными, поскольку продукты их жизнедеятельности обладают уникальными свойствами.

Для лечения нужно сквасить коровье или козье молоко тибетским грибом в течение 1-2 суток. Затем на литр сквашенного молока добавить 1/3 стакана сахарного песка и 1/3 стакана измельченной сухой травы чистотела или 1/3 стакана измельченной зеленой массы чистотела (лучше взять стебель и листья). Траву нужно поместить в мешочек из марли и с помощью привязанного грузила опустить на дно литровой банки. Банку закрыть несколькими слоями марли и поставить в прохладное место на 2 недели. За это время сформируются очень сильные особи молочнокислых бактерий.

Полученный настой следует использовать в качестве закваски: в литр молока добавить 2 ст. ложки полученного фермента и заквашивать сутки. Пить по стакану 4-5 раз в день при язве желудка и двенадцатиперстной кишки.

Спасибо за этот совет, он помог заживить все язвы отцу и избежать калечащей операции. Буду рада, если этот метод поможет еще кому-нибудь».

Митрофанова К.Л., г. Самара

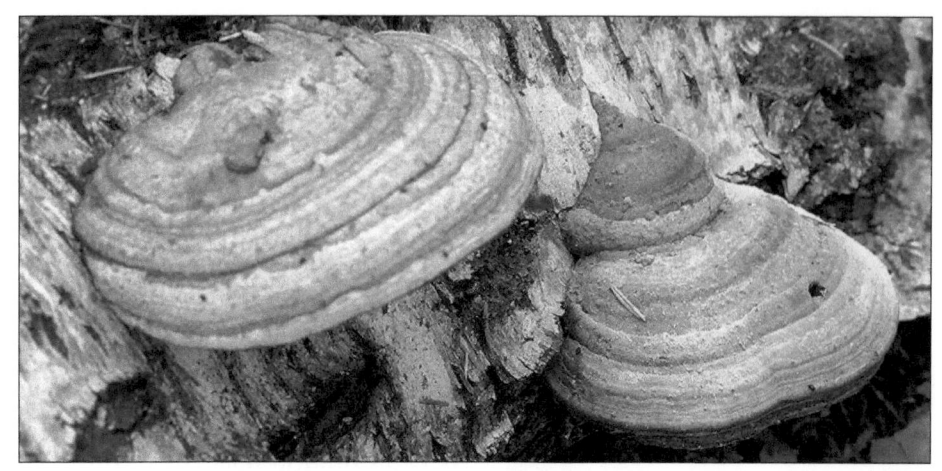

Напитки трутовичные

Трутовики для древних славян были самым первым лекарством. В селах Сибири и Дальнего Востока чагу и другие трутовики часто пили и пьют вместо чая. И по одной простой причине — они всесезонные. И летом, и зимой можно отыскать на стволах деревьев и чагу, и бетулину (березовый трутовик), и траметес, и ложный трут. Именно трутовики всегда поддерживали северные народы в долгую зиму микроэлементами, витаминами, целебными веществами, восстанавливали им силы, помогали справиться с болезнями.

Напиток сибиряков шульта

«…Целебный гриб чага известен достаточно широкому кругу людей, у нас в Сибири его называют — шульта. Я уверен, что во многом своим крепким здоровьем сибиряки обязаны чаге — очень популярен здесь чай из черного березового гриба, но пьют и перебродивший «чажный квас», например, при запорах и геморроидальных коликах.

Рецепт чая из чаги. *Засыпать в термос измельченный гриб, та-ежные травы, залить 1:5 кипятком и выдержать в течение 6-10 часов. Пить как чай, добавляя по вкусу мед.*

Рецепт «чажного кваса». *В теплый напар чаги березовой в термосе (6 ст. ложек порошка чаги на 0,5 л горячей воды 50-60°C) положить горсть черных сухариков, добавить 5 г сухих дрожжей и поставить в теплое место для брожения».*

Зорин Б.Ю., г. Новосибирск

В народной медицине отвар чаги используют для профилактики онкологических заболеваний, а также как общеукрепляющее и противовоспалительное средство при заболеваниях желудочно-кишечного тракта. Чага повышает защитные реакции организма, активизирует обмен веществ в мозговой ткани, действует противовоспалительно при внутреннем и местном применении. Отвар гриба снижает артериальное и венозное давление, урежает пульс, снижает уровень сахара в крови. Чага не оказывает побочного действия и может быть рекомендована не только как лечебно-профилактический препарат, но и как добавка в пищевые продукты. Чажный квас аккумулирует в себе все полезные свойства чаги и кваса.

Худеем с трутовиком

«…Измельченный трутовик лиственничный на Алтае (я оттуда родом) всегда был в почете у женщин, особенно рожавших, ведь всем известно, как трудно восстановить форму после родов: лишние килограммы могут так на всю жизнь и остаться, если не приложить усилия. У меня трое детей, но вес — как был еще в институте, мои подруги мне завидуют, ведь у них минимум по 10-20 кг лишнего веса за жизнь накопилось. А выручает меня всегда трутовик — родственники не забывают присылать его мне каждый год с Алтая.

Вот какой напиток я всегда использую, когда мне нужно похудеть. Он и аппетит снижает, и жировой обмен налаживает. Про чистку печени я уже и не говорю — ведь при таком питье она не нужна. *2 ч. ложки измельченного трутовика лиственничного залить 200 мл кипятка и держать на водяной бане 15 минут. Пить небольшими глотками в течение дня. Если добавить мяту, ромашку, лист смороды, зверобой, то получим приятный целебный напиток, который можно пить, как чай*».

Иванова П.Р., г. Северодвинск

Трутовик лиственничный — это уникальный гриб, известный с древних времен именно как лекарство. В Сибири уже тысячелетия трутовики используют в каждой семье — и лекарство, и профилактика.

Известны 4 направления применения трутовика.

1) — выводить токсины и канцерогены из организма, 2) — способность восстанавливать печень и ее нормальную работу, тем самым приводить вес человека в норму и снижать уровень сахара в крови, 3) — лечить легочные заболевания от плеврита до туберкулеза и злокачественных опухолей легких и бронхов, 4) — запоры и дисбактериоз.

Дело в том, что грибы трутовики имеют очень серьезный ферментный аппарат, т.е. вещества, которые нормализуют обмен веществ, заставляют организм работать как часы и очищают его.

Чайные секреты

Чай — напиток, который все мы пьем практически ежедневно, да еще и не по одной чашке в день. Особенно хорошо согреться и полечиться чаем в холодное время года. В последнее время ученые обнаружили в составе чая около 300 биологически активных веществ, которые влияют на многие биохимические и физиологические функции организма. Именно поэтому чай называют чудо-напитком, обладающим ценными пищевыми и лечебными свойствами.

Что же представляют собой черный и зеленый чаи? Для чая срывают самые молодые листочки или верхушки побегов чайного куста. Используя специальные технологии, на чайных фабриках из свежесобранного чайного листа получают 4 вида чая: черный, зеленый, красный и желтый.

Черный чай является ферментированным. Процесс ферментации происходит благодаря брожению, что приводит к резким изменениям в химическом составе черного чая. При этом содержание танина уменьшается почти на 50%, снижается количество эфирных масел, а содержание витамина РР в несколько раз увеличивается.

Зеленый чай является неферментированным, так как для его получения листья чайного куста подвергаются обработке горячим паром, а процессы завяливания и ферментации исключаются. Потеря танина при производстве зеленого чая незначительна и составляет всего лишь 2-3%.

Красный и желтый чаи являются промежуточными видами между черным и зеленым. Красный чай подвергается неполной, а желтый —

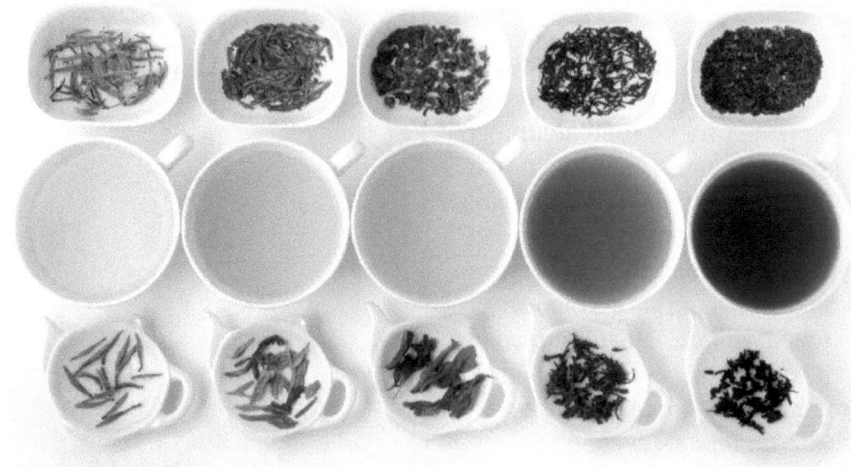

частичной ферментации. В связи с этим красный чай более близок к черному, а желтый — к зеленому чаю.

❗ Лечебные свойства черного чая известны очень давно. Он стимулирует жизнедеятельность, регулирует пищеварение, обладает бактерицидными свойствами, полезен при расстройствах желудка. Установлена важная роль этого напитка в нормализации обмена веществ. Чай улучшает дыхательный обмен.

За счет танинов чай приобретает терпкий, вяжущий вкус и темно-коричневую окраску. Танины полезны при лечении многих кишечных заболеваний. Чайные катехины, обладающие свойствами витамина Р, укрепляют кровеносные сосуды и снижают проницаемость их стенок. Говоря о витаминах, надо подчеркнуть, что в чае имеется чуть ли не весь комплект витаминов: С, В, В2, РР, пантотеновая кислота и др. В напиток переходит 80-90% витамина С. Также в чае содержатся белковые вещества (около 17 аминокислот), различные пигменты, глюкозиды, углеводы.

Многие из нас думают, что черный чай высокой концентрации вреден для здоровья, но оказывается, для организма вредно не повышение концентрации чая, а то чрезмерное количество воды, которое вводят в организм вместе с чаем, перегружая тем самым сердце. Японцы, например, используют для чая чашки на 30-50 мл. Лучше выпить несколько таких маленьких чашечек, но крепкого, ароматного чая, чем залпом пару стаканов жиденького чайку.

Чайные бальзамы

«...При простуде в нашей семье в первую очередь готовится чайный бальзам на основе зеленого чая, который очень хорошо помогает. Этому научила меня еще моя бабушка в детстве. У нас в доме всегда имеется заранее приготовленная смесь для такого бальзама.

- *Смешайте 250 г тщательно измельченного зеленого чая и также хорошо измельченные травы: 2 ст. ложки травы зверобоя, 2 ст. ложки травы мяты перечной, 1 ст. ложку чабреца. Храните эту смесь в стеклянной банке с плотно завинчивающейся или притертой крышкой. Заваривайте чайный бальзам как обычный чай, накрывая его на 15-20 минут салфеткой.*

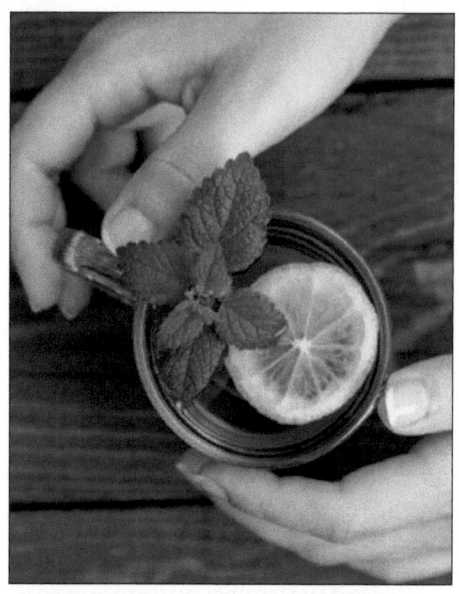

- Еще один рецепт чайного тонизирующего бальзама на основе черного чая: *взять 2 части черного чая, по 1 части сухих плодов рябины красной, листьев земляники, ежевики и мелиссы. Все сухие ягоды и листья измельчить, смешать с чаем и засыпать в заварной чайник. Настаивать 12-15 минут, процедить и пить без сахара.*

- И еще. При ангине, ларингите, фарингите, стоматите полезно полоскать горло и ротовую полость крепким настоем зеленого чая несколько раз в течение дня — и ваше самочувствие быстро улучшится. При насморке также подготовьте крепкий зеленый чай (возьмите чайную ложку на стакан кипятка, настаивайте 15-20 минут) для промывания носа от накопившейся слизи, а на ночь закапывайте в нос пипеткой теплый настой зеленого чая по 3-4 капли в каждую ноздрю.

- А если вы промерзли, то для профилактики и чтобы согреться очень хорошо пить черный чай с алкоголем. В этом случае *очень хорошо в чашку крепкого горячего чая влить столовую ложку коньяка или рома. Если нет коньяка или рома, замените их 2 ст. ложками водки. Такую горячую смесь нужно выпить небольшими глотками —* не больше стакана.

Надо сказать, что чай эффективен как средство профилактики

заболеваний, возникающих на фоне переохлаждения, а некоторые ученые утверждают, что любители чая невосприимчивы к гриппу.

● Если вы почувствовали сухость в горле, першение, сухой кашель, то *к стакану зеленого чая добавьте полстакана минеральной воды (лучше «Нарзана»), сок половины лимона, затем растворите столовую ложку меда.*

Пейте этот напиток по полстакана 2 раза в день.

Температура принимаемого лечебного чая должна быть 37-38°C, что хорошо воспринимается слизистыми оболочками полости рта и желудка, способствует лучшему усвоению биологически активных веществ из растений».

**Столярова К.Р.,
г. Санкт-Петербург**

КОММЕНТАРИИ СПЕЦИАЛИСТА

Добавление трав и растений в чай дополнительно насыщает его витаминами, повышают противовоспалительный эффект, заставляет активизироваться иммунную систему. Мелисса и мята также снимают спазмы и успокаивают нервы.

Чай спасает от отравлений и от... похмелья

«...Я давний приверженец чая и всегда был убежден, что напрасно так ополчились в последние годы на черный чай, защищая ценность зеленого. Я много читал о полезных свойствах и того, и другого. Все вы наверняка переживали случаи пищевого отравления, и многим известно, что в случаях острого и длительного расстройства желудка чай, бывает, остается единственным продуктом питания, который больной может принять. Нередко в этих случаях врачи предписывают больным в качестве диеты принимать на протяжении нескольких дней только чай с сухарями. Но люди часто забывают о том, что при отравлениях алкоголем, лекарствами или наркотиками тоже нужно принять очень крепкий горячий чай, но с молоком и сахаром, при тошноте и позывах на рвоту — пожевать сухой зеленый чай, а при ожогах — приложить к пораженному месту растертый сухой черный чай.

По-настоящему испытанным средством от похмелья служит либо крепко заваренный чай с молоком и сахаром, либо столь же крепкий чай, но с лимоном. Это подтверждено медицинскими авторитетами. В такой ситуации стакан крепкого чая снимает состояние обезвоживания, которое обычно вызывается алкоголем. Но этот спасительный чай должен быть свежезаваренным, горячим и хорошо настоянным.

Зеленый чай тоже целебен. Он обладает сильно выраженными бактериальными свойствами, особенно чай высоких сортов. Причем эти свойства у готового настоя зеленого чая сохраняются (и даже повышаются) в течение суток после его приготовления. Зеленый чай — эффективное средство лечения дизентерии (выздоровление наступает уже через несколько дней).

Интересно, что некоторые люди опасаются пить чай, полагая, что он может вызвать запор. В действительности это не так: чай, наоборот, не ухудшает, а улучшает пищеварение. Однако при склонности к запорам лучше пить чай «по-американски» — холодным, добавив в него немного свежего молока.

Так что не забывайте об этом природном лекарстве, которое всегда под рукой».

Томич И.Г., г. Тольятти

Лечите грипп чаем

«…Простудившись или заболев гриппом, мы обычно пьем чай. Оказывается, этот напиток очень полезен при простуде, хотя бы потому, что при вирусной интоксикации, высокой температуре общее количество выпиваемой жидкости должно составлять 2-3 л в сутки. Чай в этих случаях является самым популярным напитком — и не напрасно. Он содержит витамин РР, укрепляющий стенки капилляров, и даже витамин С. Он облегчает состояние, даже снимает головную боль и ликвидирует слабость за счет своего тонизирующего эффекта. Очень хорошо помогает справиться с болезнью чай с лимоном, в таком напитке концентрация витамина С резко возрастает, кроме того, фитонциды лимона усиливают его антибактериальное действие.

При гриппе также хорошо использовать английский вариант чая — с молоком. В чай с молоком можете добавить немного минеральной воды («Ессентуки-17» либо «Нарзан») или щепотку питьевой соды, а также мед или малину, протертую с сахаром. В итоге у вас получится антигриппозный коктейль, который следует пить горячим несколько раз в день и перед сном. Если говорить о пропорциях чая, молока и минеральной воды, то оптимальным соотношением будет следующее: *на 3 части настоя чая взять 1 часть горячего молока и 0,5 части минеральной воды.*

Еще при простуде советую попробовать чай с черным перцем. Ополосните чайник кипятком, положите в него чайную ложку черного чая и щепотку черного перца, залейте стаканом кипятка и дайте настояться. Пейте такой чай с медом при простуде 2-3 раза в день и на ночь».

Седых И.М., г. Калуга

КОММЕНТАРИИ СПЕЦИАЛИСТА

Известно, что при гриппе вирус поражает нервы и сосуды. Особенно страдают от токсического действия вируса гриппа мелкие сосуды — капилляры. Их стенки делаются хрупкими и пористыми, а это создает предпосылки для возникновения кровоизлияний, особенно у гипертоников. Также при гриппе страдают красные кровяные тельца (эритроциты), и падает их способность переносить кислород к тканям, что проявляется головокружением, ощущением удушья. Чай содержит витамины, укрепляющие нервы и сосудистую систему, поэтому он быстро снимает головную боль и эффективно противостоит мелким кровоизлияниям.

К тому же чай эффективен как средство профилактики бактериальных осложнений гриппа — ведь он обладает еще и антимикробным действием. Особенно полезен чай с лимоном. Он дает более выраженный лечебный эффект, так как способствует нейтрализации вирусов в крови, снимает неприятное першение в горле и сухой кашель. Черный перец, мед усиливают разогревающий эффект, можно добавить имбирь. Молоко и минеральная щелочная вода способствуют отхождению мокроты.

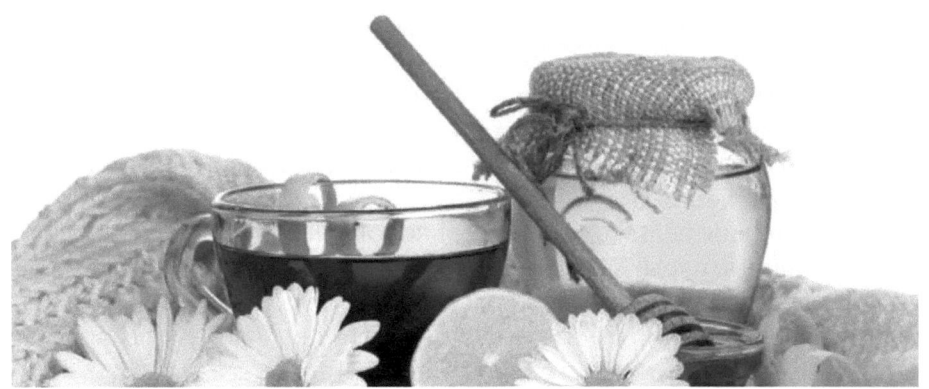

Когда алкоголь целебен

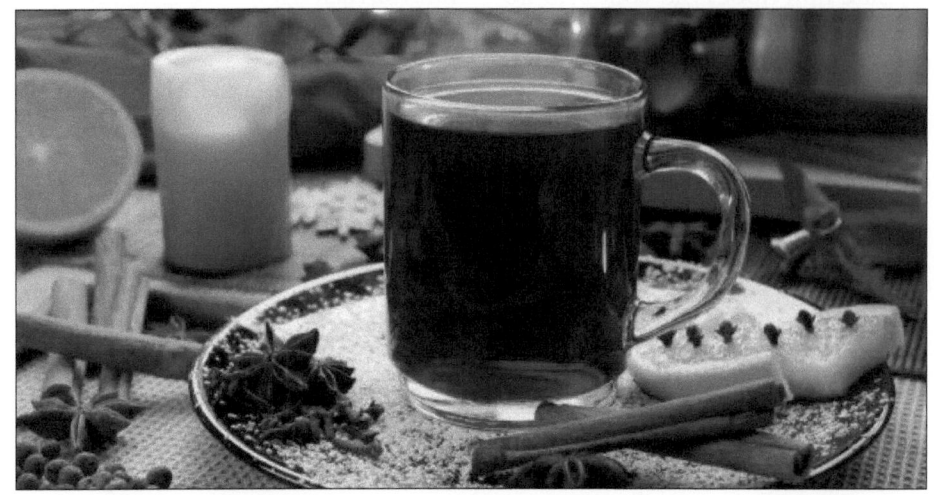

«Пылающее вино» согреет душу

Такой напиток незаменим в холодное время года, именно поэтому горячие винные напитки очень популярны в скандинавских странах. Глинтвейн (от немецкого gluhende wein — «пылающее вино») — чисто европейский напиток, его пили на привалах шотландские и немецкие охотники и солдаты.

Глинтвейн не только согреет, но и поможет в период восстановления после болезней, при физическом и психическом истощении. Этот божественный напиток готовят из красного вина, в которое добавляют в небольшом количестве по вкусу сахар и пряности: корицу и гвоздику. Иногда добавляют яблоки и цитрусовые, но так, чтобы это не изменяло вкус напитка. Искусство приготовления глинтвейна сродни приготовлению настоящего кофе: он ни в коем случае не должен закипать. Нагревать его надо до тех пор, пока не исчезнет образующаяся сначала белая пена.

Ну а пить глинтвейн надо обязательно горячим, сразу после нагрева, вдыхая эфирные пары. Хороший глинтвейн кроме желудка согреет еще и душу, а это ли не самое главное? Попробуйте на праздник приготовить чудесный напиток глинтвейн для своих гостей, тем более что особенных навыков и экзотических ингредиентов для этого не требуется.

Напиток, создающий праздник

«...Когда собираются друзья, я частенько готовлю божественный напиток глинтвейн. Это всегда обеспечивает самую теплую обстановку. Глинтвейн согревает не только тело, но и душу, создает особую душевную и праздничную атмосферу. Даже летом вечером на даче у костра этот напиток приходится к месту. Наше лето такое, что днем жара, а вечером уже и сырость, и прохладно, особенно в августе. Многие совершают ошибки при приготовлении глинтвейна. Хочу дать несколько советов, да и несколько рецептов, которые я за многие годы опробовала и полюбила:

— нельзя пить глинтвейн охлажденным — нагретое один раз вино уже навсегда теряет свой букет и вкусовые качества;

— глинтвейн ни в коем случае не должен закипать, иначе вам придется пить горячий компот со специями;

— не надо напиваться глинтвейном допьяна. Во-первых, это против главной идеи глинтвейна: глинтвейн хорош, пока греет. Во-вторых, основное удовольствие при его употреблении — постепенное пробуждение вкусовых и обонятельных ощущений вместе с несравнимым, медленно разливающимся по телу теплом. Это опьянение умиротворяющее.

Классический глинтвейн

Возьмите 2 л красного вина, полусухого или полусладкого — по вкусу. Но начинайте готовить глинтвейн не с вина, а с воды: залейте 3 стакана в эмалированную кастрюлю и добавьте специи (всего по чуть-чуть): гвоздику, кардамон, кориандр, шафран, лавровый лист, душистый перец горошком. Экспериментируйте, но не переборщите. Воду со специями доведите до кипения и добавьте сахар (примерно стакан, если вино полусухое, полстакана — если полусладкое). Воду с сахаром кипятите 5-7 минут, затем залейте вино и добавьте фрукты (лимон, апельсин, яблоко, можно любую ягоду). Теперь нужно следить, чтобы вино не закипело. Когда появятся пузырьки, то лучше выключить и дать нагретому напитку настояться.

Как изысканную изюминку, достойную бокала короля, добавьте в готовый глинтвейн буквально по капельке натуральных эфирных масел розмарина и лимона. Розмарин и лимон не только наполнят глинтвейн особой чувственностью и ароматом, но и помогут победить миллионы вредных бактерий и микробов в вашем организме.

Цитрусовый глинтвейн

Из 1 лимона и 1 апельсина выдавить сок. В большой кастрюле на небольшом огне нагреть сахар (2-4 ст. ложки) до состояния карамели, долить соком лимона и апельсина, стаканом вина, размешать, чтобы сахар растворился, добавить корицу и гвоздику, лимонные и апельсиновые корки и поварить 5-10 минут. Добавить 2 л красного сухого вина и 100 мл рома, нагреть почти до кипения, но не кипятить.

Кофейный глинтвейн

Две чашки крепкого натурального кофе, 0,75 л красного столового вина, 150 г сахара, три рюмки коньяка смешать и подогреть в эмалированной кастрюле до 70-80 градусов.

Горячительный напиток принято подавать в прозрачных стаканах и обязательно с плавающими фруктами. Кстати, именно в них скапливается весь алкоголь».

**Соловьев М.Р.,
г. Санкт-Петербург**

Поговорим о пиве

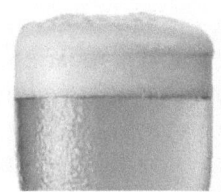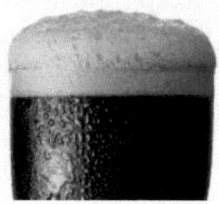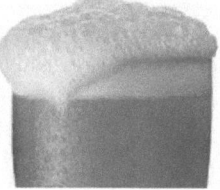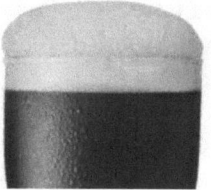

Пиво пить — здоровью вредить?

«…Начиталась я о вреде пива и теперь не знаю, как к нему относиться. Попались мне сведения о влиянии пива на мужскую и женскую половую сферу: мужчины при употреблении пива становятся «женоподобными», у них растет живот, появляется большое количество жировых отложений на бедрах, ягодицах, в области грудных желез. Как правило, снижаются мужские способности — возникает импотенция, и в более раннем возрасте может появиться аденома простаты. Женщины, употребляющие пиво, становятся мужеподобными — у них грубеет голос, могут появиться «пивные» усы. Дисгормональные нарушения приводят к ранней менопаузе, а молодых женщин — часто к невозможности выносить и родить ребенка или к рождению детей с теми или иными заболеваниями и уродствами. Вроде пиво пьет весь мир, неужели оно такое вредное?»

Хорошева В.П., г. Самара

КОММЕНТАРИИ СПЕЦИАЛИСТА

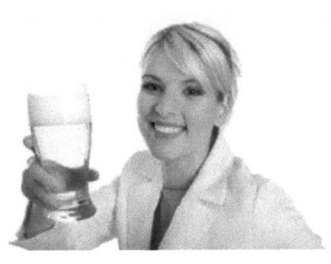

Одна из причин пагубного воздействия пива на организм человека состоит в том, что технология приготовления пива в последние годы сильно изменилась. В настоящее время не приходится уже говорить о пиве как о натуральном продукте, когда его варили из зерна ячменя, скажем, с добавлением хмеля. Пиво превратилось в алкогольный суррогат, напичканный различными химическими веществами, весьма вредными для человека, особенно для молодого растущего организма.

Особо отрицательное влияние пива сказывается при его злоупотреблении, а также употреблении в подростковом возрасте. Пиво, потребляемое в больших количествах, нарушает обмен веществ в организме. Как правило, вымываются минералы, в первую очередь из костей, что приводит к остеопорозу и повышенной ломкости костей даже у молодых людей. Смолы, находящиеся в пиве, способствуют возникновению рака почек и мочевого пузыря, а также вызывают интоксикацию организма. Биогенные амины в пиве вызывают различные заболевания почек — пиелонефрит, мочекаменную болезнь, хроническую почечную недостаточность. Способствуют они также возникновению подагры.

Многие токсические вещества пива отрицательно действуют на сердечно-сосудистую систему. Формируется у любителей пива «бычье сердце». Стенки миокарда расширяются и утолщаются. В определенный момент сердце становится не способным выполнять свою функцию и случается острый инфаркт миокарда, который очень часто любителей пива приводит к гибели.

В пиве находятся аналоги половых гормонов, которые разрушительно действуют на эндокринную систему человека, как женщин, так и мужчин. Пиво, как и другие алкогольные напитки, приводит к заболеваниям желудочно-кишечного тракта — хроническому гастриту, синдрому раздраженного кишечника, дисбактериозу, алкогольному гепатиту, циррозу печени и, в конечном итоге, к гибели человека.

Понятно, что в летнее время, когда жарко и хочется чего-нибудь выпить, следует пить свежеприготовленный сок, зеленый чай, минеральную воду, компот, родниковую воду, квас. Но ни в коем случае не пиво.

В защиту пива

«…Ругают пиво многие, а я вот хочу сказать о полезных его свойствах, о которых многие просто не слышали. Пиво стало одним из самых популярных напитков в России. Редкий мужчина проводит выходные без этого янтарного напитка. Жены все твердят: «Вредно, калорийно». Не верьте им, мужики. В небольших дозах оно может даже оздоровить организм. Ученые, например, установили, что употребление не более 0,5 л пива в день абсолютно не влияет на вес тела, частоту пульса, кровяное давление, улучшает координацию движений и скорость рефлексов.

Пиво хорошо утоляет жажду в связи с высоким содержанием минеральных веществ, углекислоты, витаминов группы В и микроэлементов. Все эти компоненты способствуют расширению сосудов в желудке и быстрому поступлению жидкости в кровь. В клиниках Чехии и Австрии очень популярно лечение урологических больных с помощью пива. Мочегонное действие этого напитка многие на себе испытали.

При почечнокаменной болезни рекомендуется пить *пиво с 1-2 каплями лимонного масла, по полстакана 2-3 раза в день перед едой.*

Главное при употреблении пива — дозу не превышать. Органические кислоты пива влияют на кислотно-щелочное равновесие.

При поносе можно приготовить *коктейль из половины стакана светлого пива и чайной ложки яблочного уксуса. Выпить его* нужно небольшими глотками в течение дня. Противно, конечно, но помогает хорошо.

Утверждают, что умеренное потребление пива положительно влияет на нервную систему человека, успокаивает, снимает раздражительность и вспыльчивость. Пиво уменьшает спазм сердечных сосудов, помогает от бессонницы, вегетососудистой дистонии, у женщин облегчает течение климакса.

При депрессии *возьмите 4-5 ст. ложек измельченных корней гравилата речного, залейте литром темного пива, настаивайте неделю, процедите, пейте по полстакана 2-3 раза в день в течение 15 дней. Храните в холодильнике.*

Стимулирует половую функцию и улучшает потенцию одно старое народное средство. *Возьмите по 30 г семян и листьев мелиссы, по 20 г травы льнянки обыкновенной и слоевищ цетрарии исландской, все перемешайте. Столовую ложку смеси залейте стаканом кипящего пива, оставьте в теплом месте на 2 часа, процедите и принимайте по стакану настоя в день. Курс лечения месяц.*

236

Цистит, уретрит, аденома предстательной железы, геморрой и вирусные инфекции сдают свои позиции после двухнедельного приема нижеуказанного средства. *2 ст. ложки татарника колючего залейте стаканом кипятка, поставьте на водяную баню на 15 минут, охладите, процедите, долейте кипяченой воды до исходного объема. Принимайте по трети стакана настоя с половиной стакана пива 3 раза в день после еды.*

Ну что, дорогие любители пива? Теперь вы сможете смело оправдывать перед женами свою любовь к янтарному напитку, давать советы друзьям и лечить близких. Конечно, не последнюю роль играет и качество напитка — не стоит экономить на удовольствии во благо, потому что, в первую очередь, пиво должно быть натуральным, а точнее «живым». Только в таком случае можно говорить о его целебных свойствах».
Мухин Д., г. Санкт-Петербург

КОММЕНТАРИИ СПЕЦИАЛИСТА

Факты положительного влияния пива при правильном использовании его, приведенные в письме, в основном верны. Пиво можно использовать как компонент лечебных рецептов, примеры которых приведены в письме. Народные рецепты, безусловно, подразумевали использование пива, сваренного по древним технологиям. Этот момент тоже надо учитывать. Главное, на что следует обратить внимание — на количество и качество выпиваемого напитка. А также всегда следует проконсультироваться с врачом, прежде чем начать лечение пивом.

Старинные русские напитки

Квасные традиции

Квас — традиционный русский напиток, пользующийся особой популярностью в летнюю жару. Но квас способен не только освежить и утолить жажду, он во все времена считался очень полезным напитком. Испокон веку при больницах и солдатских казармах существовали специальные квасоварни и квасники, так как считалось, и не без основания, что хорошо приготовленный квас улучшает пищеварение и укрепляет здоровье. Квас готовят на основе воды, солода, хмеля или дрожжей. Созревая, квас бродит, но в отличие от пива здесь преобладает молочнокислое, а не спиртовое брожение. Во время брожения в квасе образуются кислоты: уксусная, молочная, муравьиная и другие, благоприятно воздействующие на организм. Пророщенные зерна, из которых получают солод, обогащают квас ферментами, витаминами, особенно группы В, минералами. Алкоголя в квасе очень мало — 0,7-2,6%. Но когда-то квас варили очень крепким — крепче и гуще современного пива. Именно поэтому пьяницу называли «квасник», и до сих пор говорят — «опять заквасил», «наквасился».

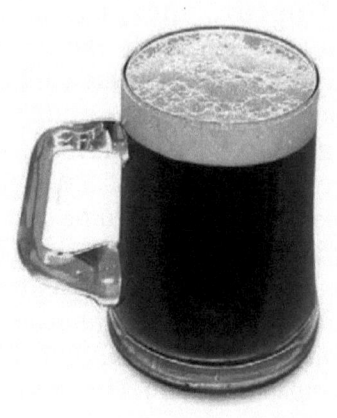

Квас «березовик»

«...Все знают о пользе кваса. Но квас квасу рознь. О тех, что продаются в пластиковых бутылках, даже говорить не стоит — это и не квас вовсе, скорее газированный напиток. Настоящий же квас сейчас встретишь не часто. Вот я и хочу подсказать, как приготовить квас, да не простой, а очень вкусный и удивительно полезный медово-березовый квас (березовик), который готовят один раз в году, в пору гона березового сока.

Я не буду рассказывать, как правильно собирать березовый сок, расскажу о квасе. Собранный сок сразу переносят в теплое помещение, процеживают и сливают в эмалированную посуду, можно в деревянные кадки. Сок быстро портится, поэтому для длительного хранения его перебраживают или пастеризуют.

Для брожения в сок вносят сусло и бродило. Чтобы получить сусло, мед разводят подогретым соком из расчета 1:2 и варят. Образующуюся при кипении пену снимают шумовкой. Сусло считается готовым, когда выделение пены прекращается. Его выливают в емкость с березовым соком (100-150 г на 1 л). Бродило делают заранее, для чего 10 г перги вместе с 50 г меда разводят в 1 л теплого сока. Сосуд с этой смесью накрывают марлей и выдерживают 3-4 дня в теплом месте, пока жидкость не зашипит. Готовое бродило вливают в сусло из расчета 1 л на 12 л (ведро). Для приготовления бродила можно использовать дрожжи, лучше сублимированные: 10-15 г дрожжей вводят в воду с медом, через сутки эту смесь кладут в сусло (50 г на 1 л). На каждое ведро сусла добавляют один-два нарезанных лимона. После выполнения всех вышеописанных операций сусло готово. Оно должно перебродить, и получится медово-березовый квас отличного качества.

Процесс брожения сусла при 20-24°С продолжается 4-5 дней, затем его разливают по бутылкам из-под шампанского или пластиковым, тщательно закупоривают и ставят в прохладное место. В течение месяца березовик дображивается и осветляется. Готовый березовик по вкусу напоминает сухое виноградное вино. Употребляют его как легкий алкогольный диетический напиток.

При температуре от 5 до 12°С березовик можно хранить до 7 месяцев, далее он перекисает и превращается в так называемые березовые щи, которые наши предки применяли для приготовления многих мясных и рыбных блюд. Мясо и рыба, обработанные в березовых щах, лучше перевариваются, благодаря чему стенки желудочного тракта предохраняются от преждевременного изнашивания».

Прудников И., г. Новгород

КОММЕНТАРИИ СПЕЦИАЛИСТА

Березовый сок отличается особенными свойствами. Превосходный лечебный напиток состоит из сахаров, органических кислот, солей калия, кальция, железа, микроэлементов. Также в березовом соке имеется большое количество витаминов, никотиновая, яблочная и глютаминовая кислоты и фитонциды, необходимые при лечении различных воспалений. Применение березового сока нормализует обменные процессы, укрепляет организм, очищает кровь, активизирует восстановление тканей. Прием одного стакана березового сока в день в течение 2-3 недель поможет организму устоять перед весенней слабостью, авитаминозом, усталостью. Полезный сок способствует разрушению камней в мочевом пузыре, в желчном пузыре и почках, усиливает обменные процессы. Это первый помощник при язве желудка, заболеваниях печени, двенадцатиперстной кишки, пониженной кислотности. В процессе лечения различными препаратами в комплексе с березовым соком быстрее наступает облегчение состояния при радикулите, ревматизме, артрите, подагре.

Свекольный квас в помощь желудку

«...Необычный для многих, но очень полезный свекольный квас помог мне избавиться от гастрита. *Нужно 2-3 свеклы очистить и залить 3 л охлажденной кипяченой воды. Варить при полуоткрытой крышке 2-4 часа, пока воды не останется 1 л. Затем свеклу выньте, а отвар остудите до 40° и слейте в литровую банку. Положите туда кусочек черного хлеба и поставьте в темное место, тепло укутав, но крышкой не накрывайте. Через трое суток квас процедите и пейте 3 раза в день по стакану до или во время еды в течение 2 недель. Потом сделайте перерыв неделю и пейте потом еще 2 недели.* До этого я пробовала лечиться настоем полыни, но не смогла из-за горечи, а этот квас мне понравился — и на вкус приятен, и для желудка полезен».

Пожарова Я.М., г. Гатчина

Рисовый квас для суставов

«...Мой муж всю жизнь проработал строителем. Работа тяжелая и для здоровья не полезная: всегда на улице, в жару ли, в мороз. Питался тоже кое-как. Сильно уставал, но работу не бросал долго — семья большая, дети, внуки... И все бы ничего, но к 50 годам одолели его боли в суставах. И что самое печальное — никакие, даже дорогостоящие средства не давали должного эффекта. Так и мучился он, пока не попался нам на глаза один рецепт.

Оказывается, отличным средством для лечения отложения солей и болей в суставах является рисовый квас. Вычитали мы его рецепт в небольшой книжонке и решили испробовать.

Надо наполнить литровую банку водой, мы брали очищенную, покупную, и добавить туда 4 ст. ложки риса, 3 ст. ложки сахара и штук 10 изюмин. Прикрыть банку хлопчатобумажной тканью и поставить в комнате в место, защищенное от солнечных лучей. Настаивать 3-5 дней. Когда квас дозреет, его надо процедить и хранить в холодильнике.

Принимать рисовый квас 4 раза в день по половине стакана после еды. Во время повторного приготовления можно вторично использовать рис и изюм, дополнительно добавив половинную дозу всех компонентов. При лечении рисовым квасом надо помнить, что он выводит все соли из организма без разбора. А значит, вместе с солями и шлаками из организма вымывается и калий, необходимый для работы сердца. Содержание калия надо обязательно восполнять. Поэтому во время лечения налегайте на продукты, содержащие калий: картофель «в мундире», пшено, бобовые, изюм, курагу. Уже через три недели с начала лечения квасом муж стал чувствовать себя заметно лучше, боли уменьшились, а подвижность суставов, наоборот, увеличилась. Полный курс 6 месяцев. Но повторные курсы мы проводим уже

в течение месяца 2-3 раза в год.

Кстати, попробовала попить рисовый квас и я сама. Мои результаты такие: пропали отеки и заметно снизился вес. Интересно то, что никакой дополнительной диеты я при этом не соблюдала — просто пила квас. Так что советую попробовать это лекарство не только больным, но и здоровым людям, для профилактики».

Баранова Г.В., г. Курск

КОММЕНТАРИИ СПЕЦИАЛИСТА

Очищение суставов рисом — методика, которая пришла к нам с Востока, а вот очищение рисовым квасом — это уже дань русским традициям. В основе лежат все те же свойства рисовых зерен, но в виде кваса этот продукт более удобоварим для желудка.

Квас из целебных растений

«...Мы привыкли к традиционному вкусу хлебного кваса, но его можно готовить не только из хлеба. Используя целебные свойства различных растений, можно приготовить лечебный квас направленного действия на основе этих растений. Растения для этого высушивают и измельчают. В нашей семье квас — один из любимых напитков, а поскольку лекарственные травы наша бабушка очень хорошо знает и использует, мы готовим различные квасы с этими травами — и вкусно, и полезно.

Например, квас, приготовленный на основе растений, таких как шалфей, строфант, ландыш, содержит набор веществ, обладающих необычайно целительными свойствами: улучшает работу сердца, стимулирует деятельность поджелудочной железы к выработке инсулина, улучшает работу коры надпочечников, регулирует выделение многих гормонов. Кроме того, этот квас способствует растворению солей в стенках кровеносных сосудов.

Вот несколько рецептов из наших семейных архивов.

Шалфейный квас

Необходимо взять полстакана сухой травы шалфея, стакан сахара, чайную ложку сметаны, 3 л профильтрованной воды. В трехлитровую банку с водой засыпьте сахар, траву положите в марлевый мешочек и с помощью груза уложите на дно банки. Добавьте сметану, перемешайте. Горлышко банки покройте трехслойной марлей, закрепите резинкой и поставьте банку в темное теплое место. Через 2 недели квас готов. В течение 3 месяцев он не теряет своих качеств. Пьют его по 1-2 стакана в день за 20-30 минут до еды. Отпив из банки какое-то количество кваса в течение дня, вечером добавьте в банку с квасом воду и сахар из расчета 1 ч. ложка на стакан воды.

Квас из бобовых

Замечательными целебными свойствами обладает квас из пророщенных бобовых. Для этого их надо тщательно промыть, засыпать в трехлитровую банку, залить водой в 2 раза большим объемом, накрыть горлышко банки марлей, закрепить резинкой. Затем делайте все так же, как при проращивании зерен. У гороха и маша ростки появляются уже через 8-10 часов, у сои — через 48 часов. Проросшие зерна поместите в трехлитровую банку, залейте профильтрованной водой, добавьте сахар, ложку сметаны. Накройте горлышко банки марлей и настаивайте 2 недели. Квас употребляют в течение трех месяцев, добавляя воду и сахар по мере использования. По истечении 3 месяцев оставшиеся квашеные бобовые не выбрасывайте. Их можно использовать для приготовления салатов или, пропустив через мясорубку, сделать вкусные и полезные котлеты.

Морковный квас

На 3 л кваса вам понадобится 200 г хлеба, 200 г моркови, 25 г прессованных дрожжей, полстакана меда или сахара, 1 ст. ложка муки. Настой ржаных сухарей соединить с настоем или отваром моркови, охладить до температуры 18-20 градусов, добавить дрожжи, подбитые мукой, сахар или мед и оставить для брожения на 10-12 часов. Пить 2-3 раза в день по стакану».

КОММЕНТАРИИ СПЕЦИАЛИСТА

Шалфейный квас полезен страдающим гипертонией, почечными заболеваниями, сахарным диабетом, атеросклерозом, ишемической болезнью сердца. Для людей старше 40 лет квас этот должен стать ежедневным круглогодичным напитком — достаточно в день выпивать 1-2 стакана.

При заболеваниях печени, атеросклерозе полезны **квасы из бобовых** — гороха, сои, маша. Принцип приготовления тот же, но все бобовые предварительно рекомендуется проращивать.

Морковный квас используют в период выздоровления после тяжелых заболеваний, а также при болезнях верхних дыхательных путей, охриплости, трахеитах и бронхитах.

Веселящие медовые напитки

«И я там был, мед-пиво пил...» — этими словами заканчиваются многие русские народные сказки. Действительно, в старые добрые времена ни одно застолье не обходилось без веселящих медовых напитков, которые были и на вкус приятны, и для здоровья полезны.

Каких только медов ни делали наши мудрые предки. Мед простой, пресный, вишневый, смородиновый, можжевеловый, оборный, приварной, красный, белый паточный, малиновый, черемуховый, старый, вешний, мед с гвоздикой, княжий и боярский.

Мед оставался самым любимым напитком русских до конца XVII столетия (в эпоху Петра I меды уходят на второй план, а их место занимают заморские вина и водки). Нашим русским медам удивлялись иностранцы, так хорошо их готовили наши предки. Являясь застольным напитком, мед, кроме того, ценнейшее универсальное и высокоэффективное целебное средство.

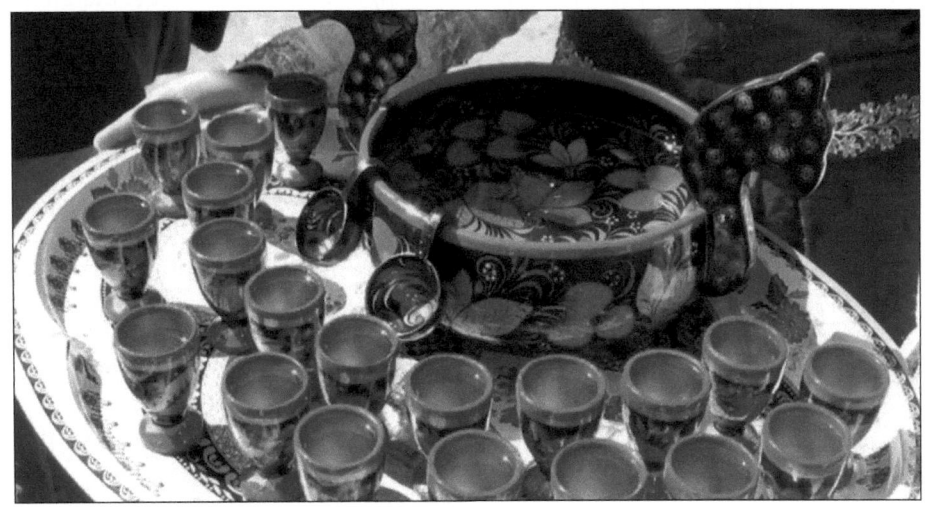

Хмельной мед — и вкусно, и полезно

«...Медовые русские напитки забыты в наше время, но я считаю, что совершенно напрасно. Я держу пасеку и использую мед, как только возможно. В нашей семье все праздники встречают с хмельным медом. Рецептов его приготовления очень много, а польза неоспорима. Поэтому я хочу поделиться некоторыми своими рецептами приготовления такого напитка.

На Руси разделяли меды по способу приготовления на вареные и сдавленные. Вареные меды готовили с помощью тепловой обработки, а сдавленные — холодным методом. В домашнем быту больше ценились меды, которые готовились из меда и сока свежих ягод вишни, смородины, малины, черники, клюквы, ежевики и других. Для придания напитку вкуса и запаха пряностей в мед добавляли гвоздику, корицу, кардамон. Пряности заворачивали в тряпочку и вешали в бочку с бродящим медом.

Приведу рецепт вареного хмельного меда. *На 1 часть меда берут 1 часть воды, и на 1 часть смеси 0,1 части хмеля. Например, на 3 л воды берут 3 кг меда, размешивают и варят на слабом огне 1,5-2 часа. Во время варки в сосуд опускают марлевый мешочек с 30 г хмелевых шишек и 1 стручком ванили. После снятия с огня мешочек удаляют, а в охлажденный отвар добавляют закваску (10 г разведенных в кипяченой воде пивных дрожжей) и хорошо перемешивают. Смесь ставят в теплое место для брожения, которое может длиться 2-3 недели. И по готовности разливают в бутылки.*

Не менее хорош **клюквенный мед**, приготовленный холодным методом. *Ягоды клюквы перебирают, промывают в холодной проточной воде, разминают деревянным пестиком в деревянной или эмалированной посуде, отжимают сок. Полученный сок сливают в стеклянную бутыль, которую закрывают крышкой и помещают в холодильник. Жмых заливают водой, ставят на слабый огонь, кипятят 5-7 минут, немного охладив, процеживают. В еще теплый отвар добавляют мед. После растворения меда в отвар вливают клюквенный сок и тщательно перемешивают. На 1 л смеси (сока и отвара) берут 80 г меда. Напиток можно пить сразу, но он будет намного приятнее, если его выдержать в прохладном месте около 7 дней.*

Думаю, этот напиток понравится многим, и у нас возродится традиция варения медов».

**Митрофанов И. П.,
Воронежская обл.**

Хмельной мед, или медовуха — действительно уникальный напиток с целебными свойствами. Мало кому известно, что этот напиток великолепно снимает похмелье, обладает тонизирующим, кроветворным, регенерирующим, противосклеротическим и целым рядом других важных для организма человека свойств. Мед известное средство от старения и болезней. Он благотворно действует на все органы и системы, регулируя и стимулируя их деятельность, повышая устойчивость организма к различным заболеваниям. В нем содержится свыше 100 биологически активных веществ, основную часть из которых составляют сахара — глюкоза и фруктоза, пищевые ферменты, витамины, макро- и микроэлементы, органические кислоты, фитонциды, биогенные стимуляторы, белки и др.

Сбитень — самый русский напиток

Еще в начале прошлого века очень широко был распространен другой истинно русский безалкогольный или слабоалкогольный медовый напиток — сбитень. Появился сбитень на Руси не менее тысячелетия назад. Его пили бедные и богатые, дети и взрослые.

Его пили по нескольку раз в день, особенно утром. Горячий напиток в первой четверти минувшего века в Москве на старом Арбате разносили сбитенщики в медных самоварчиках. В наше время сбитень стал редкостью, хотя по своим питательным свойствам вытеснивший сбитень чай значительно уступает ему. А если учесть, что он не содержит вредного для организма кофеина, то станет ясно, что именно такому напитку сейчас место на нашем столе, и не только праздничном.

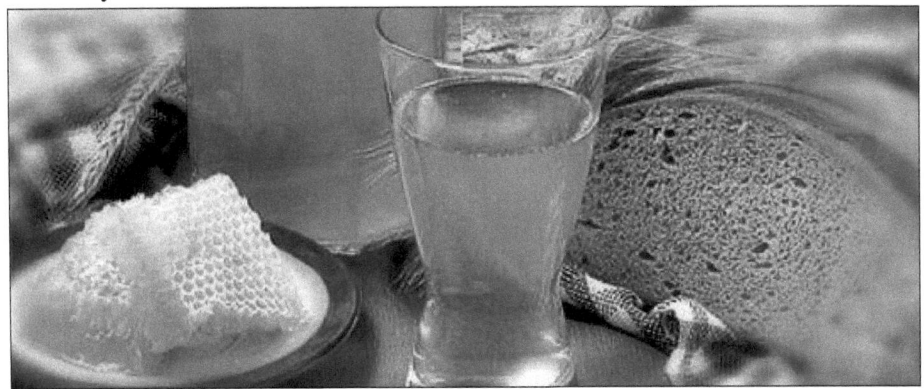

Готовили сбитень в сосудах, напоминающих самовар. В напиток добавляли пряности и душистые травы: имбирь, лавровый лист, кардамон, корицу, гвоздику, а также мяту, зверобой, шалфей. Только неизменным компонентом всегда оставался мед. Напиток получался не только вкусным, но и полезным, так как входящие в его состав травы, как правило, обладают целебными свойствами.

Не пей пива кружку — выпей сбитня на полушку

«...Я коллекционирую рецепты старинных русских напитков. И особую любовь в моей коллекции завоевал такой напиток, как сбитень. Сейчас многие совсем ничего не могут сказать про этот напиток, а ведь когда-то этот безалкогольный напиток пили все — от мала до велика. Его полезные свойства сложно преувеличить, ведь в основе его приготовления лежит использование меда и трав. Про сбитень говорили: «Не пей пива кружку, выпей сбитня на полушку!» Он быстро возвращает силы, насыщает организм энергией и полезными веществами. Он хорош и в холод, и в жару. Вот пара самых простых рецептов этого целебного напитка.

Дачный сбитень

3 ст. ложки меда, 2 стакана воды, по 1/2 ч. ложки сухой мяты, листа смородины, эстрагона или других ароматных трав. Листья и травы залить крутым кипятком и дать настояться полчаса или час. После того, как настой немного остынет, его требуется процедить, добавить мед и лимон по вкусу.

Липовый сбитень

100-150 г меда, 5-6 ч. ложек сухих цветов липы, 1 л воды. Цветы липы залить кипящей водой и настаивать в течение 10-15 минут. Затем настой процедить, добавить мед и воду, довести до кипения. Подавать в горячем виде».

КОММЕНТАРИИ СПЕЦИАЛИСТА

Надо заметить, что по своим полезным свойствам чай значительно уступает сбитню. Этот замечательный древний напиток снимает усталость, раздражение, улучшает сон, предохраняет от простуды, нормализует кровяное давление. Он полезен для глаз, кожи, костей, нормализует состав крови. Положительно влияет на рост и развитие детей. Способствует нормальному обмену веществ. Сбитень богат антиоксидантами, выводит холестерин.

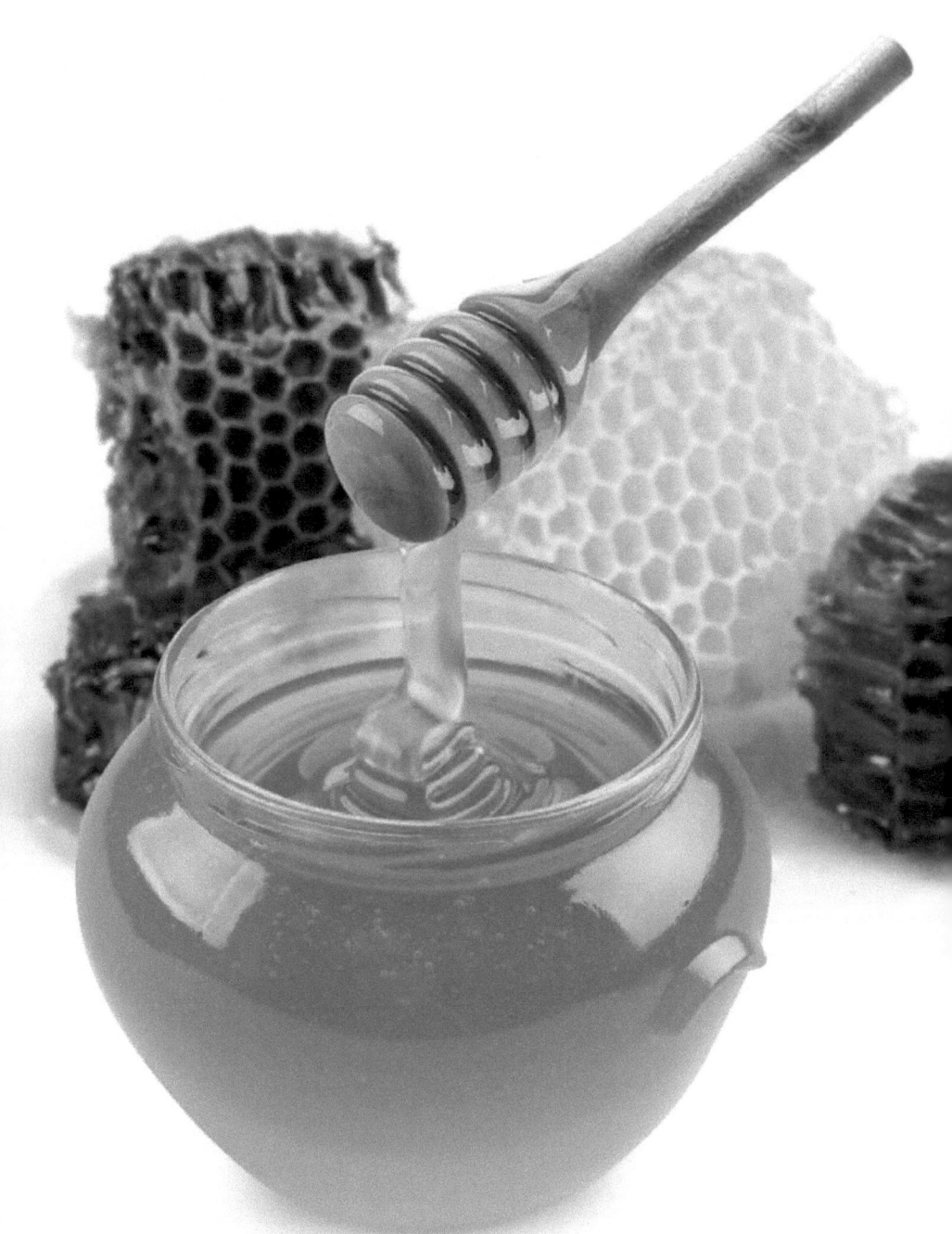

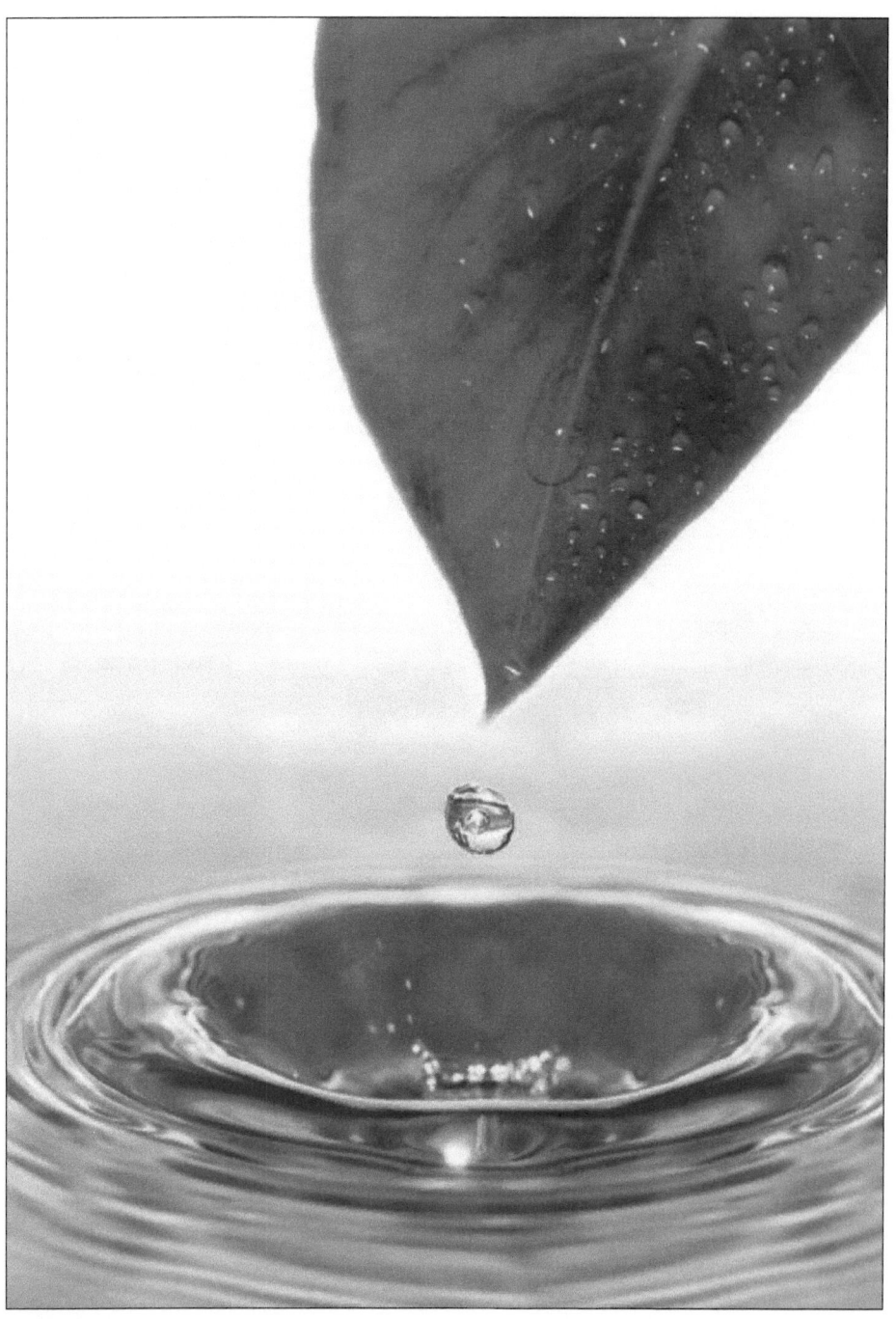

Жизнью правит вода

Без воды не может обойтись ни одно живое существо, она жизненно необходима. Более того, научно доказано, что употребление необходимого организму количества чистой качественной воды с большой долей вероятности поможет человеку забыть о запорах, болях в спине, мигрени, ревматических болях, гипертонии. Но мало пить, надо еще пить правильно и то, что нужно — ту воду, которая пойдет только на пользу, а не принесет больше вреда.

В человеческом организме постоянно происходит водный обмен — вода выходит в виде пота, испарений, а также через мочевой пузырь и прямую кишку. В среднем человеческий организм выделяет в течение суток 3,5 л воды. Особенно водные потери возрастают летом в жару. Чтобы восполнить эти потери, нужно принимать в течение суток столько же жидкости, сколько выделилось.

Но какую воду лучше пить? Как улучшить качество водопроводной воды, непременной составляющей которой является хлор и другие ненужные примеси? Письма читателей и мнение специалистов помогут вам.

«Живая» протиевая вода

«...В своем письме хочу напомнить людям о том, что есть очень простой, безопасный и, что немаловажно в наше время, бесплатный способ поддерживать свой организм в прекрасном самочувствии и форме. Заключается этот способ в талой воде, или ее еще называют по-научному протиевой водой. Я регулярно пью талую воду с тех пор, как узнала от одной знакомой, тогда кандидата медицинских наук, что вода эта обладает незаурядными, удивительными свойствами, продлевает молодость, замедляя процессы старения, избавляет от головных болей, гипертонии и даже тучности. За эти годы, как пью талую воду, я ни разу не усомнилась в ее пользе, ее превосходных качествах. Только на такой воде я завариваю травы или чай, готовлю еду. Когда-то у меня обнаруживали камни в почках, дело чуть не дошло до операции. Сейчас даже песка не находят — вымыла все этой целебной водицей. Вот вам и «живая» вода!

Как ни странно, изготовить протиевую воду в домашних условиях отнюдь не сложно. Вам понадобятся только эмалированная кастрюля и холодильник. И, конечно, обычная водопроводная вода. Итак, что нужно делать?

Налейте в кастрюлю холодной воды из-под крана, лучше пропущенной через фильтр, и поставьте ее в морозилку. Через 4-5 часов воду можно вынуть. Вы заметите, что стенки кастрюли и поверхность воды в ней уже прихвачены тонким слоем льда. Этот лед практически целиком состоит из тяжелой, не нужной вам воды. Теперь перелейте оставшуюся воду в другую кастрюлю и поставьте ее в морозилку, а плохой лед выбросите. Вода же в кастрюле должна замерзнуть примерно на 1/2-2/3 объема, вынимайте ее из морозильника и выливайте в раковину незамерзшую воду. Она содержит в концентрированном виде всю химическую грязь, которой насыщена водопроводная вода. А лед в кастрюле целиком состоит из протиевой воды. Она примерно на 70-80% очищена от вредных примесей и содержит исключительно протий «в роли» водорода. Теперь оттайте ее естественным путем и можете пить ее просто так и готовить на ней целебные отвары и настои.

За день выпивайте хотя бы 2-3 стакана протиевой воды. Первый стакан утром натощак за час до еды, остальные за час до обеда и ужина. Хранить протиевую воду надо в холодильнике.

Внимание! Нельзя ставить кастрюлю со льдом на огонь ради ускорения процесса оттаивания. Так вы необратимо нарушите кристаллическую решетку, в чем и состоит весь смысл изготовления протиевой воды».

Столярова А.А., г. Смоленск

КОММЕНТАРИИ СПЕЦИАЛИСТА

Метод приготовления протиевой воды предложен российским инженером-гидротехником Алексеем Лабзой. Ее целебные свойства уже изучены и подтверждены на практике многими натуропатами. Протиевая вода снимает сердечные боли, способствует рассасыванию тромбов коронарных сосудов, прекращает сильные кровотечения при геморрое, облегчает общее состояние при варикозе, значительно снижает содержание холестерина в крови, предотвращает или хотя бы замедляет накопление избыточного веса. Природные источники протиевой воды — это свежие фрукты и овощи, родники, в которых живут лягушки.

Кремниевая вода — источник крепкого здоровья

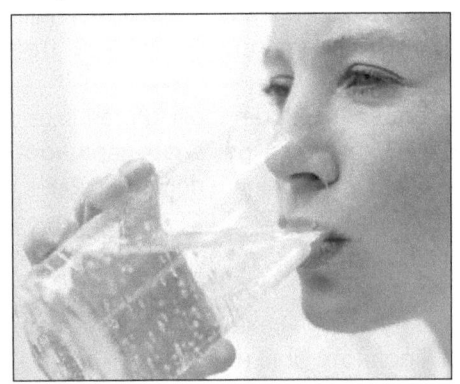

«...Моя жизнь изменилась с тех пор, как я начала применять кремниевую воду. Казалось бы, такая простая процедура приготовления кремниевой воды, а как может поправить здоровье ее питье. Когда я начинала пить кремниевую воду, то даже не представляла себе, что получу такие изменения состояния здоровья. Эффект оздоровления превзошел все ожидания. Как теперь известно, кремниевая вода повышает защитные силы, регулирует обмен веществ, замедляет старение организма, является профилактикой возникновения многих заболеваний, а также способствует их излечению.

А если применять кремниевую воду наружно, то происходит омоложение кожи, улучшается цвет кожи, исчезают морщины, улучшается состояние волос.

Пить кремниевую воду можно без ограничений — исходя из общего состояния, самочувствия, наличия тех или иных заболеваний. Обычно потребляют в день по 1-3 стакана воды комнатной температуры. Воду желательно пить небольшими глотками.

Приготовление кремниевой воды. Лучше всего в домашних условиях кремний настаивать в стеклянной банке или в эмалированной посуде при комнатной температуре. Положите в трехлитровую банку камешки кремня, влейте воду (из-под крана воду лучше профильтровать через обычный домашний фильтр). Банку поставьте в место, защищенное от прямых солнечных лучей, и покройте обычной марлевой салфеткой, чтобы обеспечить свободный газообмен. Воду настаивают 2-3 дня, сливают осторожно, оставляя в банке на дне 1/3 воды (это затем выливают), а слитую можно использовать для питья и приготовления пищи, для настаивания лекарственных растений».

Самойлова В.Р., г. Москва

251

Целебные свойства кремниевой воды многообразны. Вот основные аспекты ее воздействия на организм:

• Способствует образованию в организме аминокислот, ферментов и гормонов.

• Снимает усталость, повышает иммунитет. Является профилактикой рака.

• Укрепляет сосудистую стенку, очищает ее от склеротических бляшек. Снижает уровень холестерина в крови и является профилактикой атеросклероза, нормализует артериальное давление.

• Способствует восстановлению нормальной микрофлоры кишечника.

• Улучшает работу почек, печени и желчного пузыря, благодаря нормальному оттоку желчи. Растворяет и выводит камни и песок из почек, печени, желчного и мочевого пузыря.

• Способствует быстрому заживлению порезов, ожогов, трофических язв голени.

• Нормализует обмен веществ, снижает уровень сахара в крови, а также массу тела у предрасположенных к полноте больных сахарным диабетом.

• Помогает при лечении аллергических высыпаний на коже, при диатезе, фурункулезе, дерматите, раздражениях на коже.

• При умывании кремниевая вода способствует улучшению состояния кожи, уменьшению морщин, устранению угрей, прыщей, неровностей. Ополаскивание волос и втирание кремниевой воды в кожу головы способствует улучшению их состояния.

• Исследования показали, что в воде кремний подавляет бактерии, вызывающие брожение и гниение, осаждает тяжелые металлы, нейтрализует хлор, адсорбирует радионуклиды.

Воду, настоянную на кремне, кипятить можно, а сам кремень кипятить нельзя, поскольку в этом случае вода перенасыщается биологически активными веществами. Такую воду можно использовать только наружно. Не рекомендуется хранить воду вместе с кремнем в холодильнике. Как правило, кремниевая вода сохраняет целебные свойства в течение нескольких месяцев.

После того, как кремний будет использован 3-5 раз, его необходимо промыть в проточной воде и на 2 часа положить для проветривания на свежий воздух.

Поможет бросить курить вода

«...Пришло время, когда становится хорошим тоном жить без спиртного, наркотиков и никотина — чувство самосохранения просыпается. Научиться и втянуться было легко и просто, а вот избавиться от этих пагубных привычек очень трудно и не каждому по силам. Хочу предложить желающим бросить курить один способ, потрясающий по своей доступности и простоте. Вам поможет бросить курить... вода, да не простая, а живая, заряженная, активированная кремнем.

Соберитесь с духом, примите решение, назначьте себе день, начиная с которого вы перестанете отравлять себя никотином. Подготовьтесь — сделайте себе запас кремниевой воды. Активируйте воду в 3-5-литровой банке кусочком кремня (50-100 г) не менее 7 дней. Этот кусок кремня можно использовать многократно (много лет) для насыщения новых и новых порций воды. Воду можно брать любую, которую вы привыкли пить — родниковую, минеральную (без газа), водопроводную, кипяченую.

Накануне назначенного дня накуритесь «досыта», а все оставшиеся сигареты уничтожьте — порвите, растопчите. Уберите с глаз все то, что связано с этой вредной привычкой — зажигалки, пепельницы, спички и т.д.

Утро начните с того, что вместо обычной сигареты выпейте кремниевой воды столько, сколько захотите. Завтрак, обед и ужин не отменяются, но все третьи блюда (чай, кофе, компоты и прочее) замените кремниевой водой. И так каждый раз: вместо сигареты — стакан (или больше, если хочется) воды, активированной кремнем.

Если вы выдержите без сигарет весь первый день, то это уже полпути к успеху. Кремниевую воду носите с собой в любой удобной посуде и пейте столько, сколько душе угодно на доброе здоровье. Как правило, кому-то хватит недели, может быть, две, чтоб стать некурящим».

Семенова С.Н., г. Вольск

КОММЕНТАРИИ СПЕЦИАЛИСТА

Этот метод не так примитивен, как кажется на первый взгляд. Очищение организма значительно облегчает процесс отвыкания от курения. А кремниевая вода способствует скорейшему очищению всего организма. Организм становится более чувствителен ко всем ядам, в том числе и никотину, наступает отторжение его.

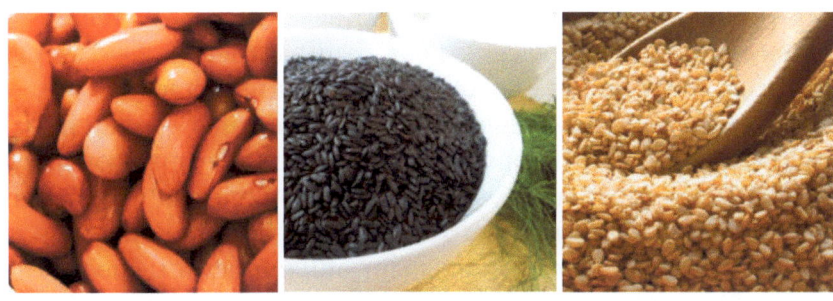

Очищающее питание

Первой причиной, отнимающей примерно 20 лет жизни, можно считать повседневную нагрузку на мозг — болезни, переживания, неправильный образ жизни. Воздействуя на мозг, они вызывают преждевременное изнашивание организма. Второй причиной, отнимающей у нас тоже не менее 20 лет, является указанное в свое время И.И.Мечниковым самоотравление гнилостными веществами из толстого кишечника. С годами организм не справляется с выводом отходов жизнедеятельности, из него не выводятся камни, шлаки, соли, токсины, яды. Они накапливаются в кишечнике, печени, почках, суставах, лимфе, на стенках сосудов. В результате у человека десятки и сотни заболеваний — гастриты, запоры, язвы, опухоли, камни, остеохондроз, атеросклероз.

Очищение организма от шлаков, солей, токсинов — один из необходимых этапов общего оздоровления и зачастую лечения конкретных болезней. Существует множество методик очищения по народным рецептам, но возможно проводить очищение своего организм и поддерживать в нем чистоту с помощью питания: отдельных продуктов и специальных рационов. Этому вопросу посвящен данный спецвыпуск.

Очищение питанием от холестерина

Холестерин (или холестерол) — это природный спирт, содержащийся в клеточных мембранах всех животных и человека. Около 80% холестерина вырабатывается самим организмом (печенью, кишечником, надпочечниками, половыми железами), остальные 20% поступают с пищей. По последним данным, холестерин также играет важную роль в деятельности клеток головного мозга и иммунной системы, включая защиту от рака.

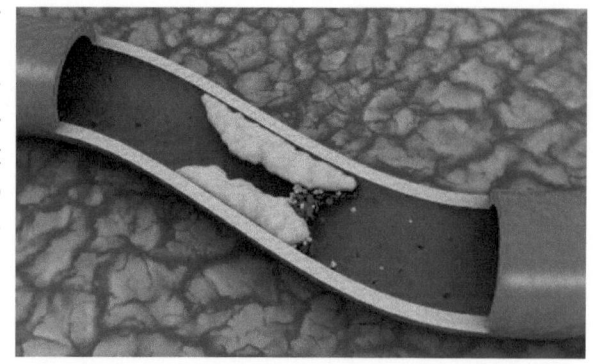

Ошибаются те, кто считает, что холестерин — это что-то безусловно вредное. Без него невозможно нормальное функционирование организма. Так, он формирует и поддерживает клеточные мембраны, играет важную роль в определении того, какие молекулы могут проникать в клетку, а какие не могут. Холестерин также необходим для выработки стероидных гормонов надпочечниками. Он участвует и в производстве женских и мужских половых гормонов. Еще он важен для обмена веществ жирорастворимых витаминов A, D, E. Он защищает нервные волокна. Холестерин также скапливается в местах микроповреждений сосудов и блокирует их, в норме выполняя «ремонтную» роль.

Однако именно в этих местах потом могут образовываться атеросклеротические бляшки, особенно при повышенном уровне холестерина в крови. При отрывании холестериновой бляшки от стенки сосуда током крови ее может принести к более тонкому участку, в результате сосуд закупоривается (тромбоз), что приводит к инфаркту или инсульту, если перекрыта артерия, несущая кислород сердцу или мозгу.

(!) **Причем снижение уровня «общего» холестерина само по себе не решает проблем с сосудами: недостаток холестерина в таком случае может явиться причиной кровоизлияний. Важно добиться преобладания уровня «хорошего» холестерина над «плохим».**

Холестерин находится в крови в связи с белками, образуя комплексы. Такие соединения называются липопротеинами (синоним — липопротеиды). Среди них различают липопротеины высокой плотности ЛПВП («хороший» холестерин) и низкой плотности ЛПНП («плохой» холестерин). ЛПНП из-за своей вязкости и большого размера молекул могут закупоривать сосуды. А вот липопротеиды высокой плотности очищают кровь от излишнего холестерина, способствуют рассасыванию уже появившихся атеросклеротических отложений на стенках сосудов. Уровень холестерина можно снижать не только медикаментами, что имеет множество побочных эффектов, но и пищевыми продуктами.

(!) **Любые растительные волокна способны снизить уровень холестерина. Это значит, что нужно есть больше фруктов, овощей и цельнозерновых продуктов, желательно содержащих минимум жиров.**

Помимо большого количества клетчатки, получаемого с растительной пищей, понизить уровень холестерина помогает ряд вполне конкретных пищевых растений. Следовательно, во многих случаях лекарства для снижения холестерина не обязательны, так как многие пищевые продукты отлично снижают уровень холестерина. Как нормализовать обмен холестерина и понизить его содержание в крови с помощью питания, вы узнаете из данной рубрики.

Продукты вместо таблеток

«...Мне 49 лет, и у меня обнаружили повышенный холестерин. Врач назначил прием снижающих холестерин препаратов и сказал, что теперь мне их надо принимать пожизненно. Но эти препараты очень токсичны для печени, а тем более, пожизненный их прием меня не привлекал. Оказалось, что можно обойтись и без них, если изменить свой рацион и включить в него дополнительно клетчатку в виде отрубей, а также специальные продукты, очищающие от холестерина. Я покупаю овсяные отруби, запариваю их ежедневно по 2 ст. ложки и добавляю их в любое готовое блюдо — суп, овощной гарнир, в кашу. Так их прием почти не заметен. При этом надо обязательно пить больше воды. Лучше до еды по 1 стакану как минимум, а всего за день — 1,5-2 л воды надо выпивать, чтобы отруби не сушили, не забирали воду из кишечника. Тогда не будет запоров. Из очищающих продуктов я регулярно стала употреблять морковь по 2 штуки в день в сыром измельченном виде, иногда добавляю туда яблоко. А еще в цитрусовых я стала съедать белый слой кожи. Даже апельсины чищу картофелечисткой, снимая тонкий слой кожуры, а всю белую часть съедаю, потому что там, оказывается, самые полезные вещества от холестерина. И еще стала употреблять авокадо. Чеснок и лук постоянно присутствуют на моем столе, добавляю их в сыром виде при любом удобном случае.

Конечно, все ограничения по рациону для сердечников соблюдаю — содержащих холестерин продуктов стараюсь избегать, ем сырое растительное масло (в первую очередь льняное), рыбу, геркулес, овощные салаты. Но до тех пор, пока не взяла за правило ежедневно употреблять отруби, цитрусовые и морковь, холестерин не поддавался, а теперь он почти в норме. Так я и обошлась без таблеток, чего и всем желаю».

Пичугина О.С., г. Псков

Холестерин понижают содержащиеся в **овсяных отрубях** бета-глюканы. Однако эти отруби не являются лучшим их источником. Так, в ячмене бета-глюканов втрое больше, много их также и в бобовых. Но не забудьте, что если отруби не запаривать, то они будут поглощать очень много воды из кишечника, вызывая запоры вместо усиления перистальтики и послабляющего действия.

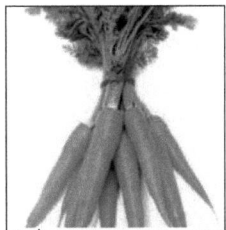

Морковь и другие продукты, содержащие пектин. Как показали исследования шотландских ученых, потребление 2 морковок в день в течение 3 недель снижает уровень холестерина на 10-20%. Морковь богата клетчаткой, углеводами из группы пектинов. Также много полезных пектинов в яблоках и во внутреннем белом слое кожуры цитрусовых. Попробуйте жевать этот слой ежедневно: очистив апельсин, не брезгуйте белой подкладкой его цедры.

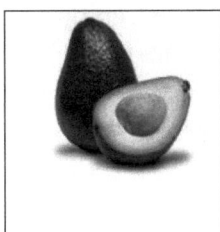

Авокадо богат жирами, поэтому сердечники его обычно избегают. Но это ошибочное мнение, потому что там растительные жиры с мононенасыщенными жирными кислотами. По опубликованным данным авокадо понижает уровень холестерина. Поэтому не надо пренебрегать авокадо, содержащим ряд веществ, которые трудно получить из других источников.

Для любителей свежевыжатых и не только **соков**, как фруктовых, так и овощных, хочу привести слова американского травника Дж. Дьюка: «Если хотите наслаждаться овощами и фруктами в жидком виде, непременно извлекая из них максимум пользы, прокручивайте их в миксере, а не в соковыжималке, которая лишает вас большинства целебной клетчатки, в том числе 90% пектина, понижающего холестерин». А вы уже теперь знаете, как важна в данном случае клетчатка.

Эликсир от холестерина

«…Сколько споров вокруг темы, как понизить холестерин, тема эта очень актуальная, потому что на таблетки садиться никто не желает, а жить хочется. Я нашла для себя эликсир из самых обыкновенных продуктов питания.

Как готовить эликсир? Взять 6 больших лимонов + 4 головки чеснока + 350-400 г меда. Лимоны вместе с кожурой и чесноком измельчить, можно в блендере. Все ингредиенты соединить вместе и перемешать. Эликсир нужно перелить в темную бутылку, завязать марлей и выдержать в темном месте 10 дней. После выдержки жидкость процедить и принимать утром за 15 минут до еды по 1 ст. ложке, разведенной в стакане воды, а вечером через час после последнего приема пищи. Если у вас есть проблемы со сном, то лучше не принимать перед самым сном, т.к. эликсир бодрит.

Для тех, кто боится запаха чеснока, скажу, что его нет! И не прерывайте употребление на полпути, так как запускается механизм очищения организма. Благодаря этому эликсиру я удивила своего лечащего врача. Как он уговаривал меня начать принимать таблетки от холестерина, а он у меня, действительно, был очень высокий, и фракции распределялись очень плохо. Пророчил мне врач инфаркт или инсульт в ближайшем будущем с такими показателями. А этот эликсир мне посоветовала сотрудница по работе. Она им мужа своего просто омолодила — так очистила сосуды. Вот и я решила попробовать. Результат, правда, ощутимый получила только лишь через полгода, но он того стоил. Так что готовьте и пользуйтесь эликсиром, кто хочет жить долго и в добром здравии».

Григорьева А.П., г. С-Петербург

КОММЕНТАРИЙ СПЕЦИАЛИСТА

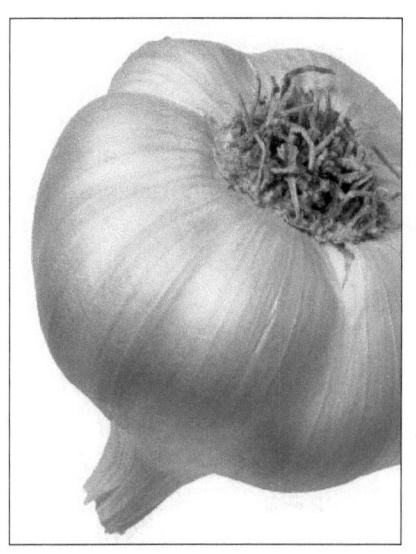

Чеснок содержит более четырехсот различных полезных компонентов, в том числе множество антиоксидантов, которые обладают целым рядом положительных лечебных свойств. Чеснок снижает уровень холестерина, разжижает кровь, снижает кровяное давление, обладает противовоспалительным действием. Чеснок противодействует старению и засорению не только главных, но и периферических артерий. Но не стоит забывать, что лечебный эффект может быть достигнут только при ежедневном приеме чеснока в течение длительного времени. Затем уже можно сделать употребление чеснока эпизодическим, но регулярным. В Европе уже давно рекомендуют чеснок при сердечно-сосудистых заболеваниях, особенно при высоком уровне холестерина. Аюрведическая медицина также считает чеснок одним из лучших средств для понижения холестерина. Она рекомендует людям с избыточным весом употреблять чеснок с медом, а худым — в виде молочного отвара.

ЧЕСНОЧНОЕ МОЛОКО. *Тибетские ламы также всегда советовали пить молоко с чесноком. В Тибете считают, что такой напиток оздоравливает организм, снимает нервное возбуждение и стрессы, открывает возможности для духовного самосовершенствования. 3 зубчика чеснока разотрите в деревянной ступе. Молоко нагрейте до появления первых пузырьков, смешайте с чесноком, добавьте десертную ложку меда. Настаивайте 5-10 минут и пейте маленькими глотками.*

 Ежедневное потребление 1 зубчика чеснока или половины луковицы снижает общий холестерин примерно на 10-15%.

О пользе употребления **лимона** вместе с кожурой было только что сказано. **Мед** также способствует улучшению состава крови, т.к. в него входят в основном фруктоза, а также такие минеральные вещества, как калий, магний, белки и витамины, очень редко встречающиеся в других продуктах. Эти составляющие меда укрепляют стенки сосудов и сердечную мышцу. Ежедневное употребление меда по 20-50 г в течение года заметно улучшает состав крови и обмен веществ.

Фасоль заменит мясо

«...Контролировать свой холестерин меня научили знакомые с помощью питания. Многие слышали, что приходится ограничивать в питании мясо и многие другие животные продукты, т.к. в них много жиров, повышающих в крови холестерин, да и вообще мясо в пожилом возрасте уже ни к чему. Но тем не менее белок все-таки нужен для нормального обмена веществ, вот и стала для меня его основным источником фасоль и другие бобовые. Оказывается, они вполне способны заменить мясо. Сначала кроме фасолевого супа и отварной фасоли я не знала больше блюд, но потом оказалось, что вариантов намного больше. Вот несколько моих рецептов.

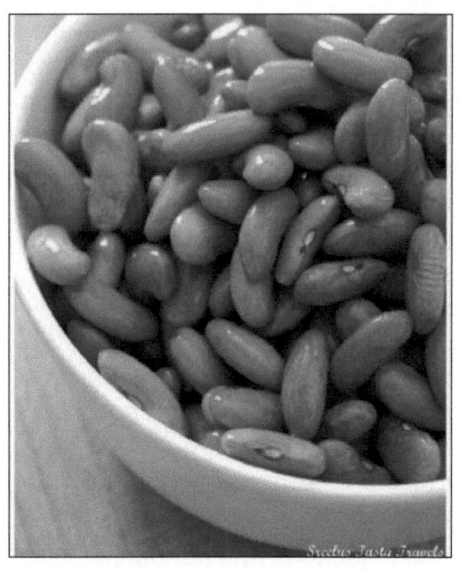

Фасоль с капустой

Отваренную фасоль соединить с капустой, заранее потушенной до полуготовности. Добавить соус и все вместе довести до полной готовности. Соус: томат-паста, чеснок, приправы, зелень.

Салат из фасоли

По 100 г фасоли 3-4 сортов, 2 яблока, 100 г нарезанного зеленого лука, 1 луковица, 1 зубчик чеснока, зелень петрушки, 4 ст. ложки оливкового масла, 2 ст. ложки ли-монного сока, 1 ч. ложка горчицы, сахар, перец, соль по вкусу.

Все сорта фасоли перемешать, залить водой и оставить на ночь. Затем сварить до готовности, не подсаливая, и остудить. Мелко нарезать репчатый и зеленый лук, чеснок, яблоки, мелко порубить зелень. Перемешать все эти ингредиенты, заправить маслом и лимонным соком, добавить горчицу, сахар, посолить и поперчить. Немного взбить получившийся соус и залить им фасоль.

Салат из стручковой фасоли и лука-порея

500 г стручковой фасоли, 300 г лука-порея, 5 г петрушки, 15 г оливкового масла, соль по вкусу.

Листья лука-порея и фасоль мелко нарезать. Фасоль отварить, охладить и смешать с нарезанным луком. Заправить салат растительным маслом или сметаной, посыпать мелко нарубленной зеленью. А у кого сахар повышен, фасоль еще и от этого поможет».

Еремеева К.У., г. Тверь

КОММЕНТАРИЙ СПЕЦИАЛИСТА

Фасоль содержит много клетчатки и мало жира, а такое сочетание — залог понижения холестерина. Кроме того, бобовые содержат лецитин и бета-глюканы, которые помогают избавиться от холестерина. 1,5 стакана сухой чечевицы или фасоли в день (например, кастрюля супа) снижают общий холестерин примерно на 19%.

Сельдерей и имбирь для чистых сосудов

«...Многие, наверное, знают, что сельдерей — очень полезное растение, да и вкусное тоже, если умело приготовить его. Мужчины ценят сельдерей за источник мужской силы, диабетики — за нормализацию сахара, а я с помощью этого растения обуздала свой холестерин. Сельдерей и сосуды чистит, и обмен холестерина улучшает. Теперь я обхожусь без специальных медикаментов. Но сельдерей употребляю ежедневно обязательно, благо есть свой огород и можно запасти его на всю зиму: зелень замораживаю, а корнеплоды и сушу, и тоже замораживаю. Потом зимой как свежий продукт получается.

Кроме сельдерея в своей домашней кулинарии я стала всячески использовать имбирь.

Привожу несколько вкусных блюд из сельдерея и имбиря.

Гарнир из сельдерея

2 крупных корня сельдерея, 1-2 ст. ложки растительного масла, 2 ст. ложки муки, 1 желток, 1 стакан воды, сок 1/2 лимона, соль по вкусу.

Корни сельдерея тщательно промыть, очистить и нарезать, затем положить в кастрюлю и немного поварить. Муку слегка обжарить на растительном масле до светло-желтого цвета, затем разбавить отваром сельдерея, добавить желток, а затем смешать с сельдереем. Заправить получившуюся смесь соком лимона, посолить. Перед подачей на стол готовое блюдо украсить мелко нарубленной зеленью петрушки или сельдерея.

Салат из сельдерея с брюквой

1 сельдерей, 1 ст. ложка лимонного или 2 ст. ложки яблочного сока, 1 ломтик брюквы или 1 небольшая репа, 1 кислое яблоко или стебель ревеня, 1 небольшая луковица, 1/2 -3/4 стакана соуса из простокваши или сметаны, зелень укропа и петрушки по вкусу.

Сельдерей хорошо промыть, очистить, натереть на терке и сразу сбрызнуть соком. Добавить нарезанную соломкой брюкву или репу, тертое яблоко и мелко на-

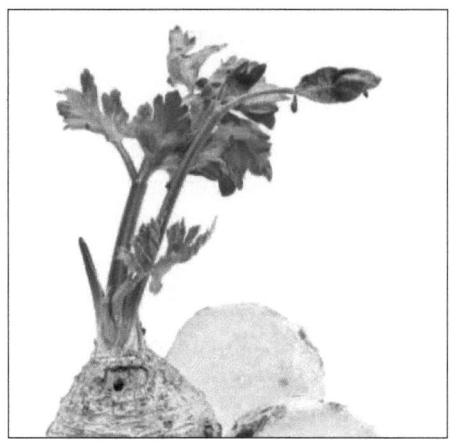

резанный лук. Заправить соусом. Перед подачей на стол готовый салат посыпать мелко нарубленной зеленью.

Сельдерей по-гречески

2 корня сельдерея, 1 ст. ложка растительного масла, 2-3 помидора, 1 луковица, сок 1/2 лимона,1/4 стакана красного вина, соль по вкусу.

Сельдерей хорошо промыть, очистить и нарезать тонкой соломкой, сбрызнуть соком лимона, затем поместить в неглубокую посуду и тушить на растительном масле. Незадолго до полуготовности посолить. Нарезать помидоры кружочками, а лук — кольцами, добавить овощи к полуготовому сельдерею. Хорошо перемешать получившуюся смесь и тушить до готовности. Подавать блюдо на стол в горячем или холодном виде, заправив красным вином.

Приправа из имбиря с чесноком

Имбирь — 100 г, чеснок — 150 г, соль по вкусу.

Имбирь с чесноком незаменим далеко не только для приготовления блюд азиатской кухни — с по-

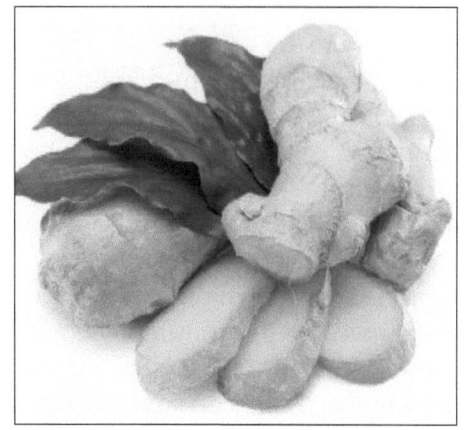

мощью этой удивительной пасты можно приготовить множество самых разных блюд. Если добавить ложечку этой приправы в сметану, йогурт или майонез, то вы получите оригинальный соус или заправку для салатов. В нем можно мариновать мясо или рыбу — и тоже получите новый вкус. Имбирь с чесноком способен храниться в холодильнике месяцами и не портиться. Я очень часто использую эту приправу.

Чеснок и имбирь очистить и порезать на небольшие кусочки, сложить все ингредиенты в блендер и измельчить до практически однородного состояния. Посолить, перемешать».

Рогозина В.Р., г. Петрозаводск

и эфирные масла. Американский травник Дж. Дьюк в «Зеленой аптеке» описывает следующий эксперимент: «Лабораторным животным в течение 8 недель давали жирный корм, повысивший у них уровень холестерина. Затем часть этих животных стали поить соком сельдерея, что вызвало значительное понижение уровня общего холестерина. Остается неясным, будет ли такой же эффект потребления сельдерея и у человека, но включить этот вкусный овощ в свой рацион не помешает». Поэтому следите, чтобы в вашем питании присутствовали как зелень сельдерея, так и корневой сельдерей.

Кроме того, сельдерей полезен для диабетиков: он стимулирует работу надпочечников, в его корнях содержатся инсулиноподобные вещества, за счет чего он снижает уровень сахара в крови.

Так что со всех сторон это полезный для здоровья пожилых продукт.

Целесообразно чаще добавлять в пищу **имбирь**, так как многие исследования показывают, что имбирь понижает уровень холестерина, выводит его излишки и препятствует его накоплению.

Орехи и семечки против атеросклероза

«...Я давно ищу действенное средство от повышенного холестерина. Хоть и соблюдаю диету по возможности — мясо ем мало, только постное, не ем жирной сметаны, творога и сливочного масла, стараюсь сырые овощи употреблять, но все равно никак было не справиться с холестерином. А это, говорят, очень увеличивает риск получить инсульт при моей гипертонии. К тому же моя мама перенесла инсульт, и я не хочу последовать ее примеру. И вот на одной из выставок продуктов для здоровья мне сказали, что эффективно снижают холестерин семечки кунжута. Я закупила их, перемолола в кофемолке и добавляла этот порошок в любые блюда: в каши, салаты, в любой гарнир. Через 3 месяца такого эксперимента мои показатели по холестерину значительно улучшились. Причем и по количеству, и по составу».

Миронова Р.А., г. Пушкин

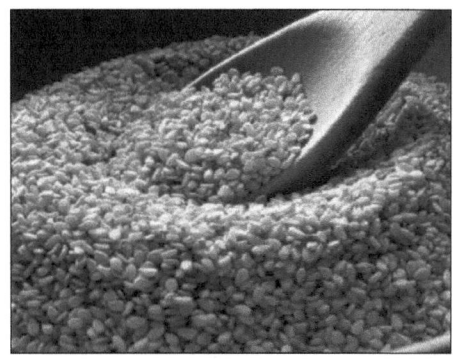

КОММЕНТАРИЙ СПЕЦИАЛИСТА

Орехи и семечки — хорошие продукты против холестерина, но надо учитывать, что они очень калорийны за счет высокого содержания жира. Хотя, с другой стороны, они способствуют быстрому насыщению, например, грецкие орехи содержат нейромедиатор серотонин, подавляющий аппетит. Зато отмечается связь обилия орехов в рационе со снижением частоты инфаркта миокарда. Это должно интересовать всех, кто относится к группе риска из-за высокого уровня холестерина.

Растение **кунжут** (особенно семена) содержит фитостеролы — соединения, которые всасываются в кровь и вытесняют из нее часть холестерина.

> **Также фитостеролом богаты следующие продукты (перечислены в порядке убывания содержания фитостерола): латук, семечки подсолнечника, лесные орехи, огурцы, спаржа, цветная капуста, шпинат, инжир, лук, земляника, тыква, редька, абрикосы, томаты, сельдерей, имбирь.**

Эту информацию легко использовать для улучшения здоровья, готовя понижающие холестерин салаты и супы, которые заменят собой повышающие холестерин мясные блюда.

Семя льна для здоровья сердца

«...Лет десять назад мне посоветовали своеобразный рецепт очищения сосудов и поддержания сердца. У меня плохая наследственность: отец умер от инфаркта, а мать — от инсульта, и я рано задумалась, как поддержать сосуды и сердце. Одна женщина поделилась секретом поддержания здоровья и очищения сердечно-сосудистой системы. Это напиток из кефира на ночь, но не просто кефир, а с добавлением семени льна. Рецепт — проще не бывает. Столовую ложку семян льна размешайте в стакане кефира и выпейте на ночь. Я уже много лет регулярно выпиваю на ночь этот напиток, и мои сосуды и сердце пока в порядке».

Давыдова С.Л., , Ленобласть

КОММЕНТАРИЙ СПЕЦИАЛИСТА

Хорошим кардиопротектором является **семя льна**. Предложенный напиток поможет очистить и кишечник, и сосуды, а также защитит сердце.

Баклажаны от атеросклероза

«...Когда-то в детстве я ездила отдыхать с родителями в Абхазию, и на память об удивительных днях, проведенных на море, остались не только фотографии и засушенные крабики или ракушки, но и любовь к абхазской кухне. Именно с тех пор в нашей семье полюбились и баклажаны, которые до того времени мы и знать не знали. Намного позже я узнала, что, оказывается, этот фиолетовый южный овощ очень хорошо защищает наш организм от атеросклероза. Он способен очищать организм от холестерина не хуже лекарственных средств. Особенно полезны баклажаны для пожилых, а наши бабушка и дедушка говорят, что они практически заменяют им мясо. В сезон баклажаны готовить легко — добавить томаты, чеснок, зелень — и за уши не оттащишь. А вот зимой их можно есть только в виде заготовок, поэтому привожу свои рецепты приготовления этого овоща на зиму.

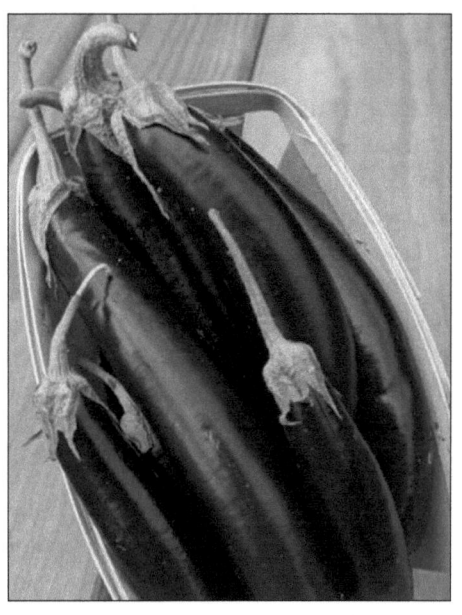

Баклажаны с овощами

2,5 кг баклажанов, 2 кг моркови, 2 кг репчатого лука, 2 кг помидоров, 50 г сахара, 100 г уксуса, 70 г соли, головка чеснока (раздавить), 150-200 г растительного масла.

Нарежьте баклажаны и слегка обжарьте. Отдельно обжарьте лук с морковью и соедините их с баклажанами. Затем добавьте нарезанные помидоры, все перемешайте и тушите под крышкой 5 минут. После этого добавьте уксус, сахар, соль, протертый чеснок и оставьте смесь на полчаса. Далее поставьте овощи на медленный огонь, и пусть они кипят в течение 10 минут. Готовую овощную смесь разложите в чистую посуду.

Баклажаны острые

2 кг баклажанов, 5 штук сладкого перца, 5 штук помидоров, 1 стручок горького перца (любители острого могут положить и 2-3 стручка, однако острота чув-

267

ствуется и от 1 стручка горького перца), 2 головки чеснока средних размеров, 0,5 стакана сахарного песка, 1 ст. ложка с горкой соли, 100 г растительного масла (можно и больше), 7 ч. ложек 9%-ного уксуса.

Баклажаны нарежьте кольцами и положите на 1-1,5 часа в крепко соленую воду. После этого баклажаны промойте и дайте стечь воде. Перец, помидоры и чеснок пропустите через мясорубку, смешайте с баклажанами, добавьте соль, песок, растительное масло, поставьте на огонь и варите в течение 20 минут. Уксус добавьте в конце варки. Готовую смесь разложите по чистым банкам».

Царева К.Е., г. Самара

КОММЕНТАРИЙ СПЕЦИАЛИСТА

Баклажаны имеют большое значение в лечебном питании, особенно для профилактики и лечения атеросклероза: они способствуют выведению из организма холестерина и приводят к значительному снижению его уровня в крови и в стенках сосудов. Это очень ценное свойство баклажанов было вначале установлено в опытах на животных. Затем у людей, страдающих атеросклерозом, было отмечено значительное снижение уровня холестерина в крови при преобладании в рационе блюд, приготовленных из баклажанов.

В баклажанах содержится клетчатка, витамин С, витамины группы В, каротин. Отмечено высокое содержание солей калия и специфического для плодов баклажана соединения — мелонгена. Это соединение является близким к соланину гликоалкалоидом, называемым также соланин М. Благодаря этому баклажаны помогают нормализовать обмен веществ, а ведь в отложении холестерина на стенках сосудов повинен не только сам холестерин, но и продукты нарушения водно-солевого обмена. Соли кальция и другие соли могут входить в состав бляшек.

Диетическую ценность баклажанов увеличивает высокое содержание в них солей калия, оказывающих положительное влияние на деятельность сердца и способствующих выведению жидкости из организма. Баклажаны рекомендуются пожилым людям, страдающим сердечно-сосудистыми заболеваниями, особенно при отеках, связанных с ослаблением работы сердца. Кроме того, употребление баклажанов полезно при подагре, так как они увеличивают выведение с мочой солей мочевой кислоты.

Общее очищение для здоровья и похудения

Те, кто следит за своим здоровьем, стремятся регулярно проводить общее очищение организма от токсинов и шлаков, начиная от пищеварительной системы и заканчивая сосудами и кровью. Это тоже можно выполнить с помощью диет и продуктов питания. Ведь у многих очищение ассоциируется с клизмами или питьем растительного масла, и поэтому уже на стадии планирования встречает внутреннее сопротивление. Именно поэтому стоит особо обратить внимание на диеты для общего очищения. Их же можно использовать и для снижения веса, но также многие известные диеты для похудения дают эффект общего очищения организма. Так что давайте посмотрим, что же можно есть, чтобы стать чище… Об этом — рецепты наших читателей.

Французская очищающая диета

«…Я слышала, что во Франции очень популярна диета Мадлен Жестан для очищения и похудения. Его центральной фигурой выступает лимонный коктейль. Я долго искала эту диету, наконец, нашла. И, конечно, опробовала. Мои ожидания оправдались, поэтому предлагаю ее всем. К концу диеты вы будете чувствовать себя лучше, легче, мобильнее. Вы почувствуете, что вам легче дышится, ваш желудок не перегружен. Каждая клеточка организма очищена, кожа в прекрасном состоянии. На десятый день вы должны констатировать уменьшение веса на 3-5 кг. Для вашего организма это не будет чем-то аномальным или болезненным. Мышцы готовы к большим физическим нагрузкам. Циркуляция крови происходит так, как должна происходить. Многие жизненные функции восстановлены. Этот курс очищения организма подходит всем! Далее его можно повторять в ритме одно-двухдневного очищения (первый и второй дни) раз в неделю. Или придерживаться такого ритма: один день диеты и два обычных дня. А можно просто время от времени устраивать себе 10-дневные курсы. Начинать курс очищения лучше в субботу.

1-й день

● Не вставая с постели, выпейте 0,5 л кипяченой воды.

● **Завтрак:** напиток, приготовленный из чашки молока, кофейной ложки меда и кофейной ложки горького какао.

● До 12 часов дня нужно выпить 1 л минеральной воды без газа.

● **Обед:** 200 г нежирной рыбы на пару или запеченной в фольге, приправленной лимоном, травами и каплей оливкового масла; или 200 г куриного белого мяса или 150 г любого другого нежирного мяса. На гарнир 300 г свежих овощей без соли.

● Через 2 часа после обеда один натуральный йогурт с кофейной ложкой меда.

● **16 часов** — коктейль Гидромель: сок 1 лимона с водой (250 мл) и кофейной ложечкой меда.

● **С 19 часов** начинайте пить овощной бульон, приготовленный из 1,5 л воды, 1 кг лука порея, 500 г моркови, 500 г помидоров. Варить овощи нужно 20 минут. Процедить, не солить, приправить тмином. Выпить 3 чашки бульона с интервалом 10 минут. Через 20 минут съесть овощи из бульона. Можете приготовить из этих овощей винегрет, добавив кофейную ложку горчицы, лимон, перец, различные травы, уксус винный или яблочный, а также оливковое масло.

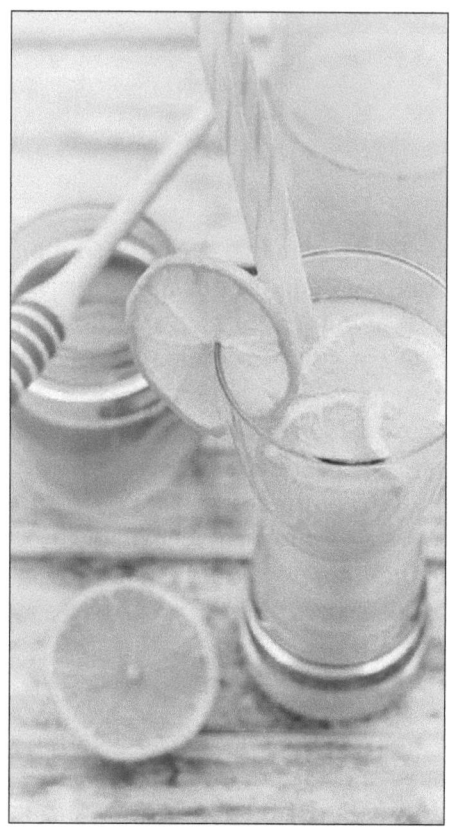

● **Перед сном** съесть йогурт с кофейной ложкой меда.

2-й день

● Посвятите отдыху. Позиция лежа способствует выведению токсинов.

● До того, как встать с постели, выпейте стакан воды.

● В течение утра до полудня должно быть выпито: 1,5 л воды, сок 2 грейпфрутов, какао (чашка молока, кофейная ложка меда, кофейная ложка какао), 0,5 л подогретого овощного бульона.

270

- **В 16 часов** съесть йогурт с кофейной ложкой меда.
- Через час или два выпить коктейль Гидромель.
- **Ужин:** 200 г белой нежирной рыбы, приготовленной на пару или запеченной в фольге. Чашку овощей из бульона.
- **Перед сном** съесть йогурт с кофейной ложкой меда.

3 день

- Сразу после сна 0,5 л воды, затем грейпфрут и через 15 минут после него какао с медом.
- С утра до обеда выпить 1 л воды, но не более 0,5 л за один раз.
- **Обед:** 250 г творога нулевой жирности смешать с обычным несладким йогуртом и ложкой меда.

Есть несколько вариантов добавок к молочному обеду: 2 коф. ложки меда плюс 1 коф. ложка какао; 2 ст. ложки изюма, или 4 большие черносливины, или 5 сухих абрикосов, или 2 коф. ложки варенья; яблоко или груша, запеченные или сваренные с небольшим количеством меда и ванили, или десяток сушеных вишен; 125 г ягод плюс 2 коф. ложки меда. Если вы не хотите сладкого, то добавьте травы: петрушку, эстрагон или овощи: огурец, редис, лук и приправы: тмин и перец. Но все равно съешьте на обед что-то сладкое: 2 коф. ложки меда, варенья, или

4-5 сухофруктов, или один вареный фрукт.
- **15 часов** — один чернослив или абрикос.
- **16 часов** — снова один сухофрукт.
- **Между 17 и 19 часами** выпить коктейль Гидромель.
- **Ужин:** 200 г белого мяса или белой рыбы, на гарнир 300 г овощей с 2 ст. ложками оливкового масла.
- **Перед сном** — йогурт с кофейной ложкой меда.

С 4 по 7 день

- Каждый день на завтрак какао и грейпфрут.
- **Обед:** такой же, как в 3 день.
- **Ужин:** 200 г рыбы типа минтая или 200 г белого куриного мяса, на гарнир 300 г приготовленных на пару или запеченных овощей с 2 ст. ложками оливкового масла.
- **На десерт** 1 фрукт или 1 йогурт с кофейной ложкой меда.

Можно менять местами обед и ужин.

8 и 9 дни

Питайтесь так, как в 1 и 2 дни.

Первые 2 дня курса запустили процессы очищения в движение, а вторые 2 дня закрепят результат.

10 день

Такой же, как 3 день».

Мищенко Л., г. Вологда

Эта диета, безусловно, относится к числу очень низкокалорийных, хотя ее состав по возможности разнообразен и содержит значительную часть белка. Она легко переносится благодаря относительно большому количеству легкоусвояемых углеводов. Много в ней и пищевых волокон в составе сухофруктов, овощей и фруктов, что обеспечивает эффект очищения, правда, необходимых растительных жиров очень мало в составе. Ограничение животных жиров тоже способствует очищению от холестерина. Долго сидеть на такой диете не следует, но 10 дней — вполне подходящий срок.

❗ Интересный эффект несет коктейль Гидромель — сок целого лимона насыщает организм витамином С, в сочетании с медом тонизирует и ускоряет обмен веществ. Но при повышенной кислотности надо быть осторожным.

Эта диета дает и эффект похудения за счет низкой калорийности, но главное — по ее завершению не набрать вес снова!

Очищение голоданием

«...Я много лет практикую самые разные способы оздоровления организма и лечения многих заболеваний с использованием секретов народной медицины. И в моей практике хорошие результаты дает мягкая и эффективная очистка организма с помощью голодания.

Нужно подготовить от 3 до 6 л кипяченой воды — в зависимости от индивидуальной вашей нормы потребления жидкости (она зависит от веса тела и темперамента). Разделите объем воды на равные порции по количеству часов бодрствования. Скажем, мой вес 80 кг, и я, проводя эту процедуру, каждый час выпиваю примерно 350 г воды, исходя из общего объема потребления — 5 л. Процедура начинается утром, но подготавливается с предыдущего дня: последняя перед сном еда должна состоять из каши, приготовленной на воде.

В день проведения процедуры вы ничего не едите, только выпиваете каждый час соответствующую порцию воды, причем до 16 часов употребляется вода комнатной температуры, а после 16 часов — подогретая до 40-50°, что связано с изменением энергетики Луны.

Выход из процедуры на следующее утро, причем первой едой должна быть каша, сваренная на воде и сдобренная растительным маслом (ни в коем случае не употребляйте сливочное масло или молоко).

Полный цикл очистки выглядит следующим образом: в первую неделю голодают по описанной схеме 1 сутки, во вторую неделю — 2 суток подряд, в третью неделю — 3 суток подряд, затем вновь 2 суток и на пятой неделе — 1 сутки.

Можно использовать и более «мягкий» цикл: 1 сутки голодания на 2 недели, 2 суток — на 2 недели и т.д.

Людям, которые только приступают к практике этой системы, можно рекомендовать доводить продолжительность голодания до 3 суток подряд; адаптировавшимся к ней — до 5 суток. Специалисты рекомендуют доводить продолжительность голодания до 7 суток; таким образом, полный цикл очистки занимает 13 недель. Она проводится дважды в год — осенью и весной. Эта процедура очищает желудочно-кишечный тракт, печень, почки, кровь и при этом не несет в себе опасностей принудительных методов очистки или сухого голодания».

Гарифуллин Р.Ш., Кировская обл., г. Вятские Поляны

КОММЕНТАРИЙ СПЕЦИАЛИСТА

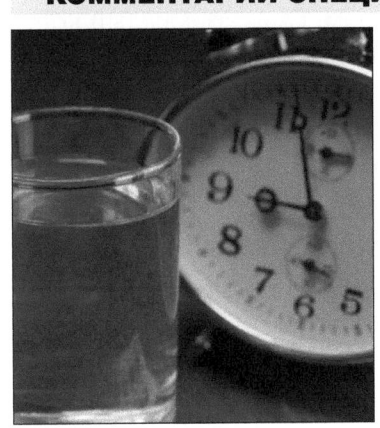

Предложенный метод очищения голоданием действительно очень мягкий в силу постепенного привыкания организма к этому процессу. Индивидуально можно остановиться на меньшей продолжительности голодания, менее чем 7 дней. Кратковременные голодания — это определенная встряска организма, которая мобилизует скрытые резервы, в том числе иммунную систему, а также помогает освободиться от накопившихся шлаков. Очень важно соблюдать рекомендованное питание накануне голодания и после него.

Если вы имеете серьезные заболевания или ваш организм ослаблен или склонен к астеническим состояниям, понижению уровня сахара в крови, то следует сначала проконсультироваться с врачом.

Жмых — концентрат силы

«...Если у вас в доме есть соковыжималка, то у вас есть отличная возможность укреплять свое здоровье с помощью свежевыжатых соков. Но перед всеми обладателями соковыжималок рано или поздно встает проблема утилизации жмыхов, которые остаются после выжимки соков. Выкидывать их жалко, да и не стоит, ведь овощные и фруктовые жмыхи — это прекрасное очищающее средство для всех систем организма и для многих органов от солей и токсинов. Жмыхи прекрасно чистят суставы, печень, почки, кишечник, даже кровь. Кроме того, в них содержится много витаминов и минеральных веществ. Проблема в том, что мало кто знает, как использовать жмыхи для приготовления различных блюд, поэтому предлагаю несколько рецептов.

Суп-пюре из жмыхов

Залить жмыхи от овощей (моркови, картофеля, свеклы, корня сельдерея) водой так, чтобы получилась полужидкая кашица, и оставить на 15 минут. Затем довести до кипения и, помешивая, варить около 3 минут. Протереть с помощью блендера, добавить соль по вкусу, измельченный чеснок и зелень. Подавать к столу, заправив сливками или сметаной.

Морковный торт

Морковный жмых — 2 стакана, сахар — 1 стакан, масло сливочное — 200 г, 2 яйца, сода пищевая — 0,5 ч. ложки, мука пшеничная. Для крема: сметана — 200 мл, сахар — 0,5 стакана.

Взбить яйца с сахаром. Выложить в яичную смесь растопленное масло, морковный жмых, соду, гашеную в ложке уксуса, муку. Замесить не очень крутое тесто. Поставить тесто на полчаса в холодильник. Охлажденное тесто разделить на три равные части и раскатать из них коржи. Выпечь коржи в хорошо нагретой духовке до готовности и остудить. Для приготовления крема взбиваем сметану с сахаром. Смазать каждый корж полученным кремом. Уложить коржи друг на друга, подравнивая острым ножом края. Обрезки коржей измельчить и полученными крошками посыпать торт.

Морковные котлетки

Морковный жмых — 500 г, овсяные хлопья — 2-3 ст. ложки, кукурузная мука — 2 ст. ложки, оливковое масло — 2 ст. ложки, сахар — 2 ст. ложки, соль, кунжут и сметана по вкусу.

Жмых смешать с солью, сахаром и овсянкой. Добавить оливковое масло и всыпать кукурузную муку. Все тщательно перемешать, сформировать небольшие котлетки и выложить их в пароварку. Готовить в течение 25 минут, выложить на тарелку, посыпать семенами кунжута и полить сметаной.

Печенье из фруктовых жмыхов

200 г фруктового жмыха, 2 яйца, 1 стакан муки, 150 г сахара, 150 мл растительного масла, орехи, изюм, 1 ч. ложка разрыхлителя для теста.

Яйца взбить с сахаром, тонкой струйкой влить масло и взбивать еще 5 минут. Постепенно подсыпать муку, продолжая взбивать. Добавить разрыхлитель, положить жмых, рубленые орехи, распаренный изюм. Все размешать. Форму для выпечки смазать маслом, выложить тесто и разровнять верх. Выпекать на среднем огне около 30 минут. В горячем виде нарезать».

Круглова Н.Г., г. Сызрань

КОММЕНТАРИЙ СПЕЦИАЛИСТА

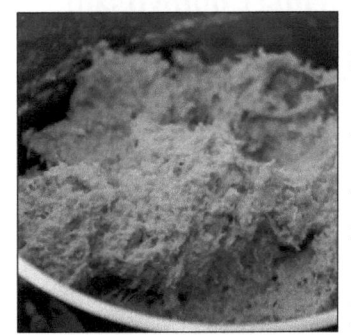

Свежие жмыхи способны вытягивать из стенок желудка и двенадцатиперстной кишки металлы, в том числе радионуклиды, соли тяжелых металлов. Жмыхи также помогают убирать канцерогенные вещества и свободные радикалы. Кроме того, сами жмыхи сорбируют остатки солевых желудочных жидкостей и являются важными наполнителями кишечника, способными восстанавливать эпителий всего кишечного тракта. Употребляя волокнистые вещества и пектины, содержащиеся в жмыхах, можно очистить кровь в течение 3-5 дней. Как видите, жмыхи могут быть очень полезны и больным, и здоровым.

• **При пониженном давлении** полезны жмыхи из капусты, свеклы, щавеля и подорожника.

• **При сахарном диабете** необходимо принимать жмыхи из одуванчика, листьев сурепки, листьев осины и черники.

• **Изжога** легко снимается жмыхами из моркови или яблок.

• **При легочных заболеваниях** полезно употреблять жмыхи из черной редьки, а также из петрушки, топинамбура, репы, листьев мать-и-мачехи.

• **Жмыхи из свеклы** снимают аппетит и очень помогают во время избавления от ожирения.

Отруби — универсальное средство очищения

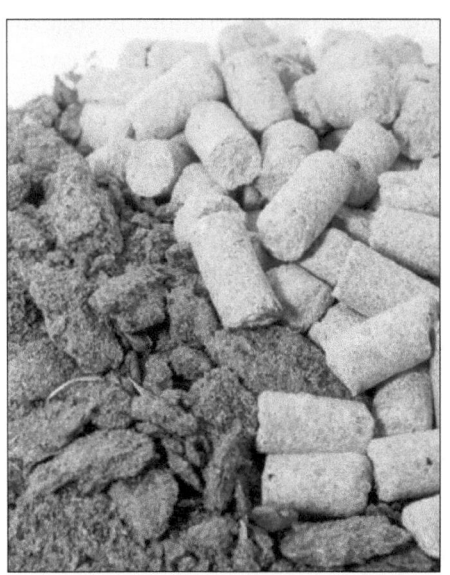

«...Все наслышаны, что отруби способны чистить организм, но далеко не все знают, как их правильно употреблять. Сами по себе отруби не отличаются приятным вкусом, поэтому есть их регулярно очень проблематично, да и не нужно. Лучше всего использовать отруби при приготовлении различных блюд. Я ввела отруби в свое питание уже несколько лет назад. Принимаю их курсами с перерывами: месяц ем, месяц не ем. Когда они присутствуют в составе блюда, то их можно употреблять достаточно долго, а с такими перерывами вообще не за что переживать. И сейчас хочу поделиться своими рецептами.

Крем-суп из капусты

Брокколи — 100 г, цветная капуста — 100 г, отруби — 30 г, соль, перец по вкусу.

Довести до кипения капусту, посолить и поперчить. Измельчить в пюре, добавив отруби. Переложить в тарелку и залить примерно половиной оставшегося бульона, медленно помешивая. Суп получается питательный за счет большого содержания клетчатки и низкокалорийный.

Котлеты с отрубями

Мясо — 500 г, лук репчатый — 100 г, чеснок — 1 зубчик, отруби — 2 ст. ложки, соль по вкусу.

Мясо провернуть через мясорубку вместе с очищенным репчатым луком и чесноком, добавить в провернутую массу отруби и соль, перемешать. Сформовать котлеты и пожарить на растительном масле или приготовить на пару.

Булочки черничные с отрубями

Мука — 1 стакан, сода пищевая — 1/2 ч. ложки, отруби — 1/2 стакана, сахар — 2-3 ст. ложки, молоко — 1/2 стакана, сметана — 1/4 стакана, 2 яйца, масло сливочное — 4-5 ст. ложек, черника — 1 стакан, соль по вкусу.

Смешать муку, соду, отруби и сахар. Сделать в центре углубление и, помешивая, добавить молоко, сметану, слегка взбитые яйца и масло, перемешать. Всыпать чернику, перемешать. Разложить ложкой равномерными порциями на смазанном противне для булочек. Выпекать 10-12 минут при средней мощности. Подавать к столу в теплом виде со взбитыми сливками.

Тыквенное печенье

Тыква — 200 г, сливочное масло — 100 г, сахарный песок — 100 г, мука — 1 стакан, пшеничные отруби — 1 стакан, соль — 1/2 ч. ложци, сода — 1/2 ч. ложки.

Тыкву нарезать кусочками, отварить и протереть через сито. Затем добавить муку, отруби, масло, сахар, соль и соду и замесить тесто. Раскатать его в пласт толщиной 1 см, нарезать ромбами, квадратиками, кружочками, уложить на смазанный маслом противень и выпечь».

Ремезова А.П., г. Вологда

КОММЕНТАРИЙ СПЕЦИАЛИСТА

Отруби сегодня продаются в аптеках и в продуктовых магазинах на полках с продуктами здорового питания. Отруби — это всего-навсего счищенные с зерен оболочки, но именно они и содержат в себе всю целебную силу зерна. Перечислить все полезные свойства отрубей — задача почти невыполнима. Полиненасыщенные жирные кислоты в составе отрубей участвуют в энергетическом жировом обмене, в формировании оболочек клеток, в деятельности иммунной системы. Входящие в состав отрубей пищевые волокна связывают холестерин, поэтому отруби могут применяться с целью профилактики атеросклероза. Выявлено положительное действие отрубей при сахарном диабете, так как медленное расщепление крахмала способствует устранению провоцирующего фактора прогрессирования и активизации данного заболевания. Частицы отрубей, благодаря содержанию в них разнообразных волокон, являются универсальным биологическим веществом, связывающим ионы тяжелых металлов, радионуклиды, вредные продукты распада пищевых веществ. Пищевая клетчатка, содержащаяся в отрубях, является питательной средой для нормальной кишечной флоры, поэтому отруби применяются в комплексном лечении дисбактериоза кишечника. Ведь многие пьют специальные препараты или кисломолочные продукты, содержащие лакто- и бифидобактерии, но не создают для этих бактерий условий для жизнедеятельности. Желчегонный эффект отрубей обеспечивается стимулирующим влиянием их на общую двигательную способность пищеварительного тракта.

> **!** Хочу обратить внимание на то, что отруби нужно обязательно запаривать, чтобы не получить вместо пользы вред. В сухом виде употреблять, запивая водой, можно, но очень не долгое время.

Противопоказанием к употреблению отрубей и некоторых овощей и фруктов могут быть заболевания желудочно-кишечного тракта. Поэтому, если у вас есть такие заболевания, то проконсультируйтесь с врачом.

Сок облепихи чистит печень

«...Соком облепихи хорошо чистится печень и желчный пузырь. Это так называемая медленная чистка, которую рекомендуют применять сотрудники нашего института, потому что мы имеем контакт с вредными химикатами. У нас химическая лаборатория, а печень защитить хочется.

Рецепт готовим так: заливаем в стакан 100 г сока облепихи, поверх него 100 г нерафинированного подсолнечного масла. Такой напиток в отличие от оливкового масла, применяемого по методике очистки печени Г. Малахова, пьется очень легко, да и сама процедура проходит значительно легче.

Итак, в 19 часов, не размешивая, в один прием выпиваем содержимое стакана. И на 3 часа ложимся на грелку, подложив ее под правое подреберье. Утром через 1 час после стула 2-литровая клизма Эсмарха, через 12 часов еще одна клизма. Из печени и желчного пузыря выйдут камни, пройдет очистка всего желудоч-

но-кишечного тракта. Вы почувствуете облегчение. Процедуру рекомендуется делать один раз в неделю, скажем, по пятницам. Всего 6-8 процедур, и вы получаете здоровый желудочно-кишечный тракт. После чего у вас наступает всеобщее улучшение, к вам приходит радость жизни».

Шиповалов К.Е., г. С-Петербург

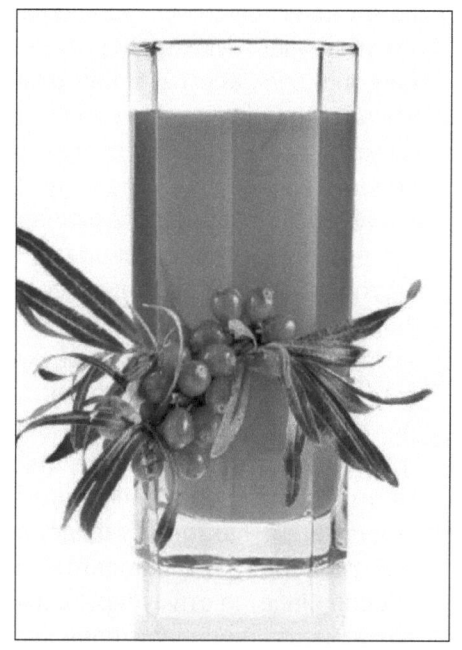

Сок из ягод облепихи сохраняет всю пользу облепиховых ягод, он также представляет полный комплекс витаминов и важных элементов и считается поистине мультивитаминным соком.

(!) Регулярное потребление уже нескольких ложечек облепихового сока способно обеспечить поступление в организм большого числа значимых для здоровья компонентов.

В соке облепихи выявлена и достаточно редкая и значимая янтарная кислота, которая снижает вредное отравляющее действие на человеческий организм лекарств (в том числе антибиотиков), а также спиртов и иных вредных веществ. Эта кислота минимизирует вред от рентгеновского облучения, стрессов, повышенного давления крови. Янтарную кислоту используют в терапии атеросклеротических нарушений сосудов, болезней печени, нарушений деятельности ЦНС и других проблем со здоровьем. Вышеперечисленное делает сок из ягод облепихи особенно ценным питательным продуктом для людей старшего поколения и средством для очищения печени и сосудов.

Ценность сока из ягод облепихи обуславливает и входящая в него олеиновая кислота, которая содействует расширению сосудов, улучшая кровообращение и тонизируя.

Чайный гриб — очищение и лечение

«...Я пью чудодейственный настой чайного гриба с 1970 года по настоящее время. На собственном опыте пришел к полному согласию с напечатанными материалами в книгах и журналах о полезности для здоровья чайного гриба.

Дорогие друзья, пейте чайный гриб, чтобы предотвратить и избавиться от болячек, от неприятных ощущений внутри и снаружи организма человека. Даже такие вредные привычки, как табакокурение, алкоголизм и наркомания, отступают, если быть внимательными при правильном употреблении и применении настоя чайного гриба! Долгие, долгие, долгие годы чайный гриб считался и считается способным даровать бессмертие и волшебную силу! Бывший СССР, Арктика, Дальний Восток, Кавказ, Монголия, и все мои командировки сопровождались чарующим напитком настоя чайного гриба! Я читал, что чайный гриб прошел все необходимые медицинские клинические испытания, только надо знать, при какой болезни и как его пить.

Способ приготовления настоя чайного гриба (квас):

1. чистая кипяченая вода комнатной температуры

2. не крепко заваренный чай или травы

3. сахарный песок или мед

4. сухофрукты: курага-изюм-урюк-инжир

Также необходим свободный доступ чистого воздуха. Старайтесь не допускать прямого солнечного света и низкой температуры воздуха. Промывать гриб нужно 1 раз в неделю.

При нарушении здоровья и для его сохранения выпивайте ежедневно за 1 час до приема пищи 250 мл настоя 3-4 раза в день, детям до 16 лет — 50-100 мл. После чего хорошо полежать в спокойном состоянии на правом боку в течение часа.

Этот чудодейственный настой чайного гриба способствует выведению из организма вредных ядов и мочевой кислоты. Благоприятен он при преодолении старости».

Ергин Алексей Николаевич, Московская обл., г. Талдом

КОММЕНТАРИЙ СПЕЦИАЛИСТА

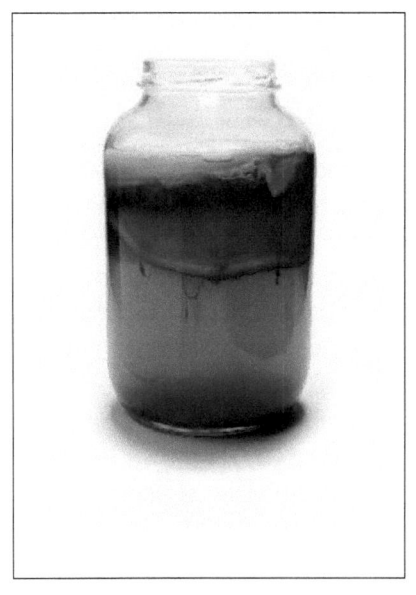

Чайный гриб представляет собой толстую слоистую пленку, состоящую из уксусных бактерий и дрожжеподобного грибка, которые и обеспечивают питательные и целебные свойства чайного гриба. Настой чайного гриба включает в себя сахара, ароматические вещества, винный спирт, угольные и органические кислоты, ферменты, витамины группы В, вещество, подобное аскорбиновой кислоте. Сладкий чай под воздействием грибка становится кисло-сладким на вкус. Дрожжевые грибы осуществляют сбраживание сахара, а бактерии посредством процесса окисления превращают спирт в уксусную кислоту. Он очищает организм от накопившихся отработанных веществ.

Очищающая диета: бульон+рис

«...Очистить организм от шлаков и похудеть поможет диета с бурым рисом. Я периодически ее использую для поддержания своей формы и здоровья. После проведения такого очищения у меня перестают болеть суставы, отлично работают почки, и никакой тяжести в области печени. Кишечник работает, как часы — в общем, не нарадуюсь на свое самочувствие. Да и вес сбрасываю — свои лишние 5-6 кг. Провожу курс 2 раза в год, обязательно весной, когда организм просит почиститься. И всем ее рекомендую. Ее продолжительность может варьироваться от 3 дней до 2 недель, в зависимости от результата, которого вы хотите достичь, и, главное, от вашего самочувствия во время диеты.

Во время диеты каждый день вам нужно будет съедать 3 порции неочищенного риса (1 порция — 60 г сухого риса), 100 г фруктов, 300-400 г овощей, 1 ст. ложку нерафинированного оливкового масла, немного натурального уксуса для салатов.

Основу же этой диеты составляет рис и овощной бульон, приготовленный по особому рецепту. Для его приготовления нужно порезать кубиками 300 г овощей (морковь, лук-порей, корень сельдерея, лук, маленькая картофелина, немного капусты и любые другие овощи). Залить овощи литром воды, довести до кипения и варить на медленном огне примерно полчаса. В конце варки или уже в готовый бульон добавить зелень. Процедить, остудить под крышкой, поставить в холодильник. Бульон можно хранить в холодильнике до 4 дней. Перед употреблением бульон разрешается немного разбавить водой. Проснувшись утром, нужно выпить стакан минеральной воды без газа или травяной чай. Утренняя чайная церемония должна доставлять удовольствие, поэтому постарайтесь подобрать травяной сбор, который придется вам по вкусу. В течение всего дня между приемами пищи нужно в больших количествах пить воду, зеленый чай, свежие фруктовые или овощные соки.

А теперь диетическое меню на неделю

Понедельник

- **Завтрак:** яблоко, рис с небольшим количеством тертой цедры лимона и несколькими каплями лимонного сока.

- **Обед:** овощной бульон, салат из зеленого салата или стеблей сельдерея с зеленым луком, заправленный натуральным уксусом и нерафинированным оливковым маслом, рис с огородной зеленью, заправленный 1 ч. ложкой нерафинированного оливкового масла.

• **Ужин:** овощной бульон, рис с морковью и кабачком или корнем сельдерея, приготовленным на пару.

Вторник

• **Завтрак:** апельсин, рис с небольшим количеством тертой цедры апельсина и 1 ч. ложка сметаны.

• **Обед:** овощной бульон с вареными овощами и порцией риса.

• **Ужин:** овощной бульон с вареными овощами и порцией риса.

Среда

• **Завтрак:** груша, рис, посыпанный корицей.

• **Обед:** овощной бульон, салат из огурцов, заправленный виноградным или другим натуральным уксусом и нерафинированным оливковым маслом, рис со 150 г свежих шампиньонов, очищенных, порезанных и обжаренных на оливковом масле.

• **Ужин:** овощной бульон, рис с капустой брокколи, приготовленной на пару.

Четверг

• **Завтрак:** фруктовый салат с 1-2 ст. ложками отварного риса с молоком или сливками.

• **Обед:** овощной бульон, редис с листьями зеленого салата, рис с морковью, приготовленной на пару.

• **Ужин:** овощной бульон, рис с петрушкой и щепоткой семечек подсолнуха.

Пятница

• **Завтрак:** рис с виноградом или изюмом и 1 ч. ложкой тертого миндаля.

• **Обед:** овощной бульон, рис с большим количеством зелени и приготовленными на пару овощами с 1 ст. ложкой нерафинированного оливкового масла.

• **Ужин:** овощной бульон, рис, заправленный столовой ложкой измельченных грецких орехов, 2 ст. ложки зеленого лука и 2 ст. ложки тертого корня сельдерея или петрушки.

Суббота

• **Завтрак:** рис и 2 финика, 4 грецких ореха, 1-2 ягоды инжира и 1 порезанная груша.

• **Обед:** овощной бульон, рис с сырыми овощами (огурцом, сладким перцем, мятой и 1 ст. ложкой нерафинированного оливкового масла).

• **Ужин:** овощной бульон, рис с 1-2 яблоками, порезанными тонкими ломтиками, 1 ст. ложка сливок или сметаны и 1/2 ч. ложки меда.

Воскресенье

- **Завтрак:** рис с яблоком и грушей, порезанными кубиками, заправленный несколькими каплями лимонного сока, и 1 ч. ложка меда, 1/2 порции йогурта.

- **Обед:** овощной бульон, порция зеленого салата, рис с одним помидором и зеленой фасолью, сваренной на пару.

- **Ужин:** овощной бульон, рис с кабачками, сваренными на пару, 1 ч. ложка нерафинированного оливкового масла, 5 оливок, базилик.

Выходить из этой диеты надо постепенно и аккуратно. Первые несколько дней после диеты старайтесь не налегать на мясные и молочные продукты, на обед и ужин продолжайте готовить блюда из риса и вареных овощей, ешьте больше сырых овощей, а в промежутках между приемами пищи продолжайте побольше пить».

Шилова Е.К., г Москва

КОММЕНТАРИЙ СПЕЦИАЛИСТА

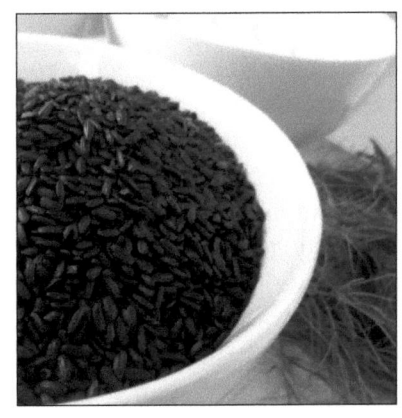

В данной диете очищающую функцию несет **бурый рис**. Мы еще поговорим в этом выпуске о способности риса очищать от солей, особенного бурого. **Овощной бульон и овощи** тоже несут свою очищающую функцию за счет повышенного содержания калия, который выводит натрий и способствует освобождению от излишней воды в организме. Бульон активизирует пищеварительные железы и улучшает пищеварение, предупреждая образование шлаков. Отсутствие в этот период в рационе мяса также помогает избавиться от токсических продуктов его распада. Клетчатка улучшает перистальтику, чистит печень и нормализует обмен холестерина. Обилие витаминов и полезных минеральных веществ восполняет их дефицит и активизирует обмен веществ. Оливковое масло несет в себе жирорастворимые витамины и мононенасыщенные жирные кислоты. За время соблюдения этой диеты организм отдыхает, очищается, и снижается вес, поскольку калорийность рациона низкая. Но долго соблюдать эту диету нельзя в силу ее неполноценности по белкам. Ее следует рассматривать именно как акт очищения.

Очищение суставов

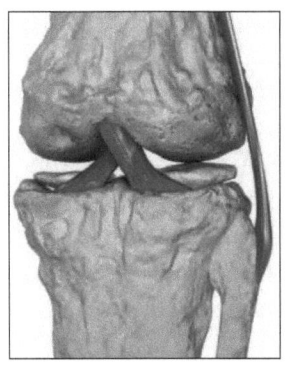

В суставах чаще всего накапливаются различные соли, появляющиеся в избытке в организме при нарушениях в обмене веществ. Функция суставов от этого очень страдает, развиваются артрозы и хронические артриты, появляются боли, суставы деформируются, что в конечном итоге может даже привести к инвалидности. Но отложение солей можно предупредить специальными очищающими диетами и употреблением определенных продуктов питания.

Выбирай питание для своих суставов

«...В возрасте суставы начинают давать о себе знать, а хочется, чтобы они служили как можно дольше. Вот я и начала тогда следить за своим питанием, потому что узнала, что от питания зависит состояние суставов в значительной степени. Если в питании много соли, мяса, животного жира, то все это откладывается в суставах, а потом они плохо работают. И вот с тех пор, как стала я больше употреблять рыбы, исключила мясо, масло сливочное заменила на растительное, стала обязательно каждый день есть овощи, у меня и суставы болеть стали меньше. Да не только суставы, сердце стало лучше, давление меньше прыгает.

Тяжелее всего пришлось с солью. Не привыкла я несоленое есть, а соль — первый враг для суставов. Тогда посоветовали мне добрые люди вместо соли в готовую еду добавлять морскую капусту, тем более что она йода много содержит, а также разные ароматные приправы: свежие или сушеные укроп, петрушку, тмин, пастернак, лук, чеснок, которые не только улучшают вкус пищи, но и оказывают лечебное действие.

И последний совет: пейте больше воды. Совет простой, но важный, суставы не любят обезвоживания. Так что беритесь сначала за свой рацион, а потом уже за таблетки для суставов».

Богданова Е.К., г. С.-Петербург

Лучше есть меньше мяса, а больше рыбы, которая содержит много кальция, фосфора, железа, витамины А, Е и Д, что способствует нормализации минерального обмена. Также этими компонентами богаты яичный желток, творог, брынза, бобовые, редис, салат, цветная капуста, брюква, огурцы, орехи (кальция особенно много содержит миндаль), фрукты. Говоря о преимущественно рыбном пищевом рационе, нужно отметить, что жир морских рыб (скумбрии, мойвы, трески) представлен полиненасыщенными жирными кислотами (омега-3), которые уменьшают проявления атеросклероза и улучшают кровоснабжение всех органов, в том числе и суставов. При артрозах необходим достаточный прием воды — не менее 8 стаканов в день, включая компоты, морсы, супы.

Знакомый незнакомец огурец

«...Шесть тысяч лет человечество знает овощ — огурец. Хотя все его полезные свойства мы так до конца и не узнали, многое нам все же известно. Самое главное то, что на 97% огурец состоит из воды, но воды не простой, скорее она похожа на жидкость, дистиллированную самой природой, «живую воду». Если человек пьет только жесткую или грязную воду, а именно такая течет из-под крана, то на внутренних стенках сосудов откладываются неорганические вещества, которые не усваиваются организмом и образуют закупорки. Это означает, что количество крови, достигающей сердечной мышцы, постепенно уменьшается, начинаются сбои в деятельности сердца вплоть до полной его остановки. Если закупорки образуются в сосудах, идущих к мозгу, то могут наступить серьезные нарушения, грозящие параличом. Дистиллированная вода лишена этого отрицательного свойства. К тому же она помогает растворению многих ядов, накапливающихся в организме в процессе его жизнедеятельности, а затем выводит их через почки, не оставляя в них камней и песка. Следовательно, лечит ревматические заболевания, подагру.

Огуречный сок способствует выведению из организма излишков холестерина. В смеси с морковным и свекольным соками образует великолепное очистительное средство для желчного пузыря, печени, почек, а также предстательной и других половых желез. Кстати, считается, что сок горьких огурцов обладает более выраженным лечебным действием.

Пектины улучшают работу желудочно-кишечного тракта. А огуречная клетчатка к тому же выводит из организма разные токсины. Высокое содержание калия, кремния и серы делает огурцы незаменимым профилактическим средством для поддержания в здоровом состоянии кожи, волос, зубов.

В этом овоще ученые неожиданно для себя обнаружили йод, причем в легкоусвояемой форме. Впрочем, народные лекари давно заметили: кто вдоволь ест огурчики, тот не страдает заболеваниями щитовидной железы. Отваром цветков огурца лечат малярию, а измельченные огурцы прикладывают к опухолям и воспаленным участкам кожи.

Еще одно полезное качество огурцов — низкая калорийность. Их хорошо использовать для проведения разгрузочных дней, а тучным людям и в обычные дни полезно завести привычку применять огурец вместо хлеба или булки для бутербродов с нежирным мясом, сыром, рыбой.

Исстари применялись огурцы и в косметике как средство, очищающее, освежающее и отбеливающее кожу. Вот что я узнала про огурец, без которого не обходится ни один праздник, и который мы любим как овощ».

**Очеретная Г.Е.,
Свердловская обл.**

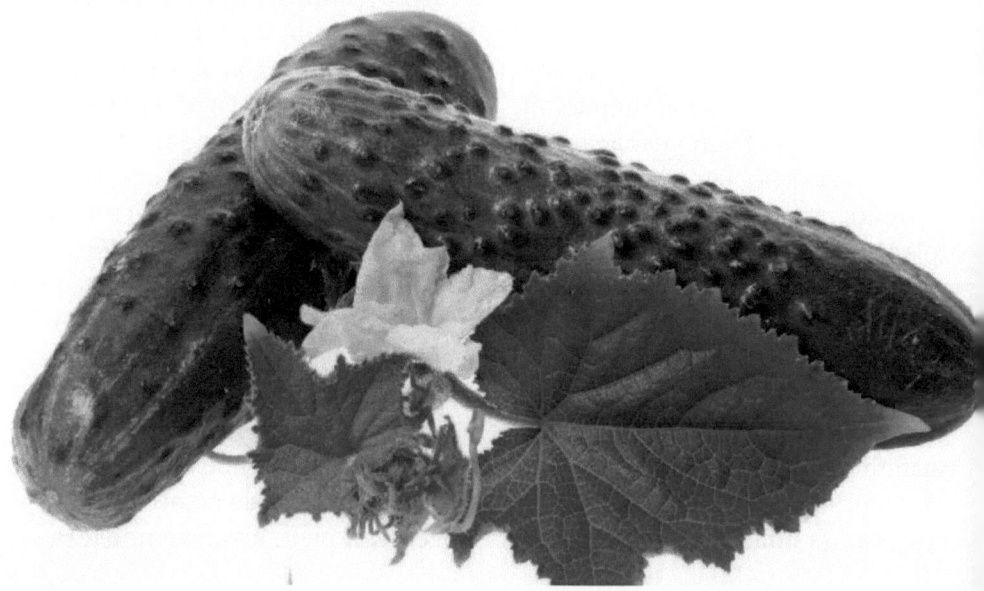

Огурец по большей части действительно состоит из воды. Однако это не просто вода в привычном нам виде — это структурированная жидкость, улучшающая метаболизм нашего организма.

За счет «правильной» воды происходит нормализация многих обменных процессов организма, поддержание оптимального водного баланса и выведение токсинов и ядов, которые копятся в нашем теле и не дают ему нормально работать. За счет применения огуречного сока многие люди поправили свое пищеварение и в целом повысили жизненный тонус. Только применять огурец и его сок нужно правильно.

Кроме воды в огурце есть много полезного и вкусного. Он богат витаминами группы водорастворимых веществ — это РР, биотин, группа В, есть в нем аскорбинка, ретинол и токоферол, хотя их и немного. В огурце много эфирных масел, за счет чего он так вкусно пахнет, а также тартроновая кислота — это вещество тормозит переработку углеводов и отложение жиров в нашем организме.

В огурчиках много минералов, которые обычно в организме дефицитные — это сера и йод, много кремния и фосфора, есть железо, кальций и магний, хлор и калий. При выжимке сока почти все минеральные вещества переходят в сок, поэтому огуречный сок — это диетологическое и лекарственное средство, доступное каждому и безвредное.

Отруби для суставов

«...Про отруби многие слышали, что они полезны организму, что там клетчатка, которая и микрофлору кишечника восстанавливает, и очищает организм от отработанных веществ, а это улучшает обмен веществ, суставы чистит и уменьшает дегенерацию хряща. Отруби принимают во время еды 3 раза в день по десертной ложке. Перед приемом их обязательно нужно запарить, потом можно добавить в пищу.

Принимайте отруби месяц, затем сделайте двухнедельный перерыв и повторите прием. Обязательно в этот период пейте больше простой воды, особенно перед едой. За день надо выпивать 2 л воды, иначе могут быть запоры, и получится обратный эффект.

Также следует обогатить свой рацион продуктами, содержащими пектины и гемицеллюлозу (кстати, в отрубях очень много гемицеллюлозы). Клетчаткой также богаты тыква, капуста, морковь, свекла, а также фрукты и ягоды (яблоки, груши, черная смородина, вишня, малина).

Такой метод очень помог моим суставам. Отруби еще и аппетит снижают. А когда стала больше есть овощей, то другой гарнир типа картошки, каш и макарон стала есть меньше. Вот и похудела — суставы разгрузились (у меня колени больше всего болели), и ходить стало намного легче».

Кириллова Н.Е., г. Москва

Омлеты от артроза

«...Кто чем помогает своим суставам, чтобы не болели, а я питаю их омлетами. Да, да, не смейтесь. Доктор сказал мне, что яйца содержат много полезных веществ, питающих хрящ. Только я добавляю туда еще овощи, что повышает полезность этого блюда. Поделюсь своим рецептом утреннего завтрака.

Омлет с зеленью

2 яйца, столовая ложка белой муки, полстакана воды, на кончике ножа несколько крупинок соли, сливочное или топленое масло, свежая или замороженная зелень.

Взбейте в миске яйца с мукой, добавьте воду и соль, все перемешайте. Полученную смесь вылейте на горячую сковороду с растопленным маслом, посыпьте сверху

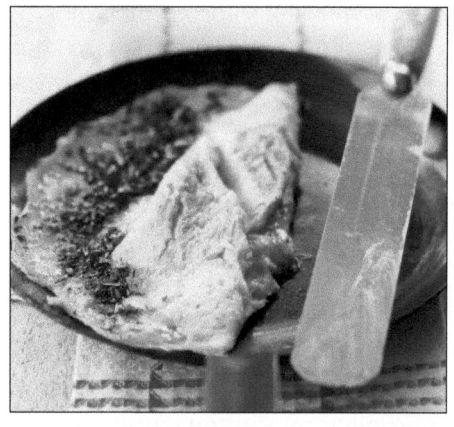

мелко нарубленной зеленью (петрушкой, сельдереем, зеленым луком, цветами тыквы, кабачков). Прикройте сковороду крышкой, поставьте на огонь средней силы, припустите до готовности.

Конечно, яйца — только часть питания, которое может поддержать суставы, но я стараюсь этот компонент своего рациона съедать ежедневно. Не знаю, насколько это помогает, но на суставы я пока не жалуюсь, хотя мне уже за 50, а на даче нагрузка такая, что и молодому дай Бог выдержать».

**Митрофанов К.А.,
г. С-Петербург**

КОММЕНТАРИЙ СПЕЦИАЛИСТА

Яйца богаты витамином А, витаминами группы В, а также пантотеновой и фолиевой кислотами, которые способствуют усиленной выработке веществ, необходимых для питания хряща. Но в возрасте сильно увлекаться яичной диетой не стоит, чтобы не получить избыток холестерина с пищей.

Яблочный уксус — лекарство для суставов

«...Я хочу поделиться своим методом лечения суставных болей, с которыми столкнулся в 37 лет. Тогда сильные боли в коленях привели меня в поликлинику. Лечили меня озокеритом, другими физиопроцедурами, довольно долго. Облегчение наступило, но к 50 годам боли вернулись; шлаки, токсины, соли засорили мой организм. И вновь амбулаторное лечение, включая лазер, но уже все безрезультатно. В одной из популярных книг я прочитал о том, что для снятия суставных болей можно использовать ударную дозу напитка, приготовленного из яблочного уксуса. Там рекомендовалось выпивать во время еды по 10 ч. ложек яблочного уксуса, разведенного в стакане воды. Утверждалось, что уже в первый день хромота умень-

шится на 20%, на 4-й день — на 50%, к концу месяца — на 75%. В конце концов, боли прекратятся, суставы станут сгибаться.

Все легко и просто. Но высокая концентрация уксуса смущала меня. И я решился вместо 10 пить по 5 ч. ложек, разводя уксус в стакане воды с добавлением 1-2 ч. ложек меда.

Пил я этот напиток месяц, 2-3 раза в день, диету особо не соблюдал, но по совету друзей отказался от твердых сыров. И облегчение наступило. Теперь я один раз в год практикую прием этого волшебного напитка и чувствую себя неплохо.

Готовим яблочный уксус

Этот целебный продукт можно приготовить самим. Приведу технологию приготовления яблочного уксуса по Д. Джарвису. Взять перезрелые, лучше мелкие, яблоки (самый высококачественный уксус получается из сладких, полностью созревших яблок), вымыть их в трех водах, удалить гнилые и червивые части. Вместе с сердцевиной пропустить яблоки через мясорубку или потереть на крупной терке. Полученную кашицу переложить в деревянную, эмалированную или стеклянную емкость и залить теплой кипяченой водой (65-70°C) из расчета 1 л на 0,8 кг яблочной кашицы. Вода должна быть выше уровня яблочной кашицы на 3-4 см. На каждый литр смеси положить 100 г меда или сахара, 20 г дрожжей и 20 г черных сухарей или сухого черного хлеба. Сосуд со смесью хранить в течение 10 дней открытым (прикрыть лишь марлей от мух) в теплом (20-30°C) и темном месте. Содержимое сосуда несколько раз в день помешивать деревянной ложкой. По истечении указанного срока смесь отжать и процедить через марлю.

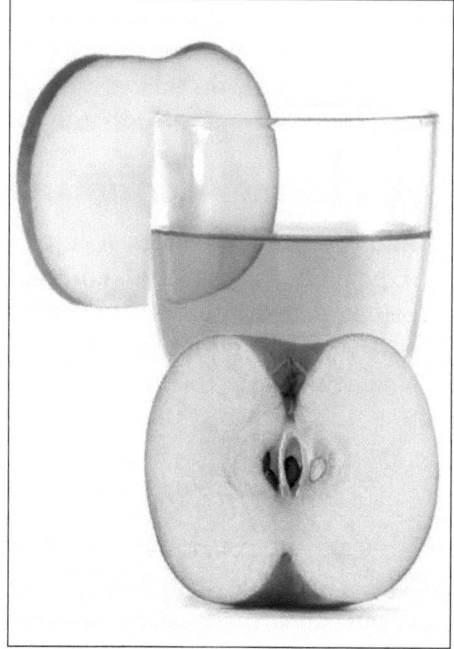

Получившийся сок вновь перелить в сосуд с широким горлом. К каждому литру сока снова добавить по 50-100 г меда или сахара, размешать до его полного растворения, закрыть сосуд марлей и снова поставить в теплое и темное место для окончательного брожения. Осветление жидкости, наступающее примерно через 40-60 дней, считается признаком готовности яблочного уксуса. К этому времени должен исчезнуть и своеобразный запах этилацетона. Хранить уксус в темном месте при температуре от 4 до 20°C».

Николаев М.И., г. Калуга

КОММЕНТАРИЙ СПЕЦИАЛИСТА

Яблочный уксус улучшает пищеварение и обмен веществ, используется как отхаркивающее средство при простудных заболеваниях, сопровождающихся кашлем, снижает уровень холестерина в крови и способствует снижению веса тела, поддерживает естественные функции организма. Рекомендуется он и для внутреннего, и для наружного использования. Ценность яблочного уксуса в том, что он содержит комплекс необходимых организму элементов: витамин В, калий, кальций, медь, железо, магний, цинк, фосфор. Довольно высоко в нем и содержание селена, что особенно ценно для онкологических больных. Применяя яблочный уксус, можно не только вылечить, но и предупредить многие болезни.

Очищение суставов рисом

«...Одним из известных способов очищения суставов является очищение рисом. Я этим способом пользуюсь регулярно, может, благодаря этому мои суставы чувствуют себя совсем неплохо. А для тех, кто еще не пробовал это метод, пишу подробно варианты — выберите наиболее удобный для вас.

1. Стакан риса (лучше использовать темный рис) залейте 1 л очищенной воды и вымачивайте в течение 3 суток. После этого слейте старую воду, добавьте к рису 2 стакана новой воды и сварите кашу, причем вода должна выкипеть в процессе варки. Разделите полученную кашу на 4 порции, которые съешьте одну за другой с промежутками 1-2 часа, выпивая перед каждой порцией риса по 0,5 стакана воды. В течение оставшегося дня съешьте 1 апельсин, а на следующий день 500 г свеклы и 500 г яблок. Через 3-4 дня процедуру лучше повторить.

2. Поместите в банку 2 ст. ложки риса, залейте 0,5 л кипяченой воды и настаивайте в течение суток. После этого воду слейте, рис промойте и залейте свежей водой. Параллельно с этим на вторые сутки поставьте еще одну банку с такой же порцией риса, залитой водой. На следующий день вы промываете рис в имеющихся двух банках, ставите третью порцию риса. Так в общей сложности поставьте 5 банок с рисом, в которых вы ежедневно промываете рис и заливаете его новой водой. На шестой день возьмите рис из первой банки и сварите кашу без соли. Съешьте кашу и после этого не принимайте никакой пищи в течение 2-4 часов. Так очищайтесь 40 дней. При этом в освобождающуюся банку снова помещайте очередную порцию риса и заливайте водой.

3. Если вы хотите использовать рис для выведения избыточной жидкости, то возьмите на день 250 г риса — в данном случае суточная норма. Ваше меню на этот день будет таким:

• Утром съешьте отварной рис, нежирный йогурт и чайную ложку меда.

• На обед — отварной рис и 150 г рыбы или нежирного куриного мяса.

• Ужин — отварной рис и 100 г нежирного творога.

Между этими тремя приемами пищи при появлении чувства голода можно съесть любой фрукт.

После любого из таких вариантов очищения вы почувствуете, что ваши суставы стали меньше болеть, лучше гнуться, да и вообще организм словно омолаживается. И все это благодаря самому обыкновенному рису».

**Рыбина Н. Г.,
г. Санкт-Петербург**

КОММЕНТАРИЙ СПЕЦИАЛИСТА

Размягченный замачиванием и варкой на воде рис обладает свойством втягивать в себя и выводить из организма избыток солей, а также токсичные вещества, поэтому он хорошо подходит для процедуры очищения. Кроме того, рис идеально выводит лишнюю жидкость из организма.

Для очищения лучше всего подойдут удлиненные неотбеленные зерна риса (из имеющихся сейчас в продаже сортов стоит отдать предпочтение бурому или золотистому рису).

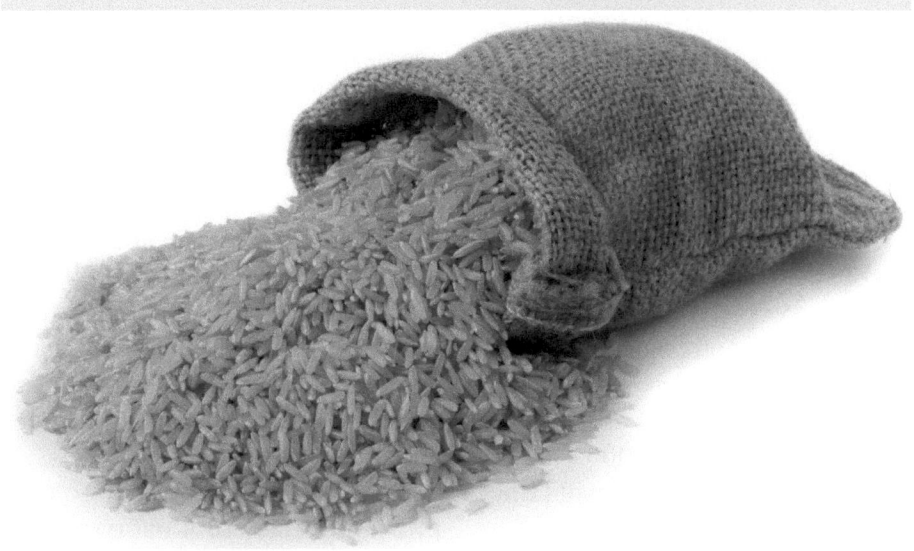

Тыква от токсинов и солей

«...Тыква — один из любимых продуктов на моем столе. Она очень полезна, это знают многие, но не многие любят ее. Может, просто не умеют готовить? Я тоже смогла оценить этот солнечный овощ по достоинству только тогда, когда освоила разные вкусные рецепты. Теперь употребление тыквы заменяет мне курс очищения организма, потому что она способна очищать и от шлаков, и от холестерина, и от солей, при этом не нанося вред почкам. С тех пор, как я стала регулярно кушать этот продукт, забыла, что могут болеть суставы, перестали беспокоить почки, и за свой холестерин я спокойна. А в наш век загрязнений воздуха, воды, да и продуктов питания тыква незаменима, чтобы уменьшить вредные накопления.

Поделюсь своими любимыми кулинарными рецептами. Это может быть и лакомство, и обед.

Тыква с шалфеем и розмарином

Тыква — 1,5 кг, сливочное масло — 40 г, розмарин, листья шалфея, соль и перец по вкусу.

Тыкву разрезать вдоль и пополам. Вынуть семечки. В полость выложить сливочное масло. Приправить розмарином, положить несколько листочков шалфея, посолить и поперчить. Соединить две половинки вместе, обернуть пергаментом и запекать тыкву в духовке в течение 1,5 часа до мягкости. Готовую тыкву нарезать кусочками и подавать со сметаной.

Тыквенный суп-пюре

250 г тыквы, 4 картофелины, 2 белых сухаря, 1 л молока, соль, сахар, масло по вкусу.

Тыкву и картофель нарезать некрупными кусочками, залить небольшим количеством воды и сварить почти до готовности. Добавить разломанные сухари, соль, сахар, поварить, потом протереть всю массу через сито, добавить масло и молоко, варить до готовности.

Медово-ореховая тыква

Тыква — 500 г, грецкие орехи — 1 стакан, сахарный песок — 1/2 стакана, мед — 2 ст. ложки.

Тыкву нарезать кусочками, выложить в кастрюлю, залить водой так, чтобы она наполовину прикрывала тыкву, и варить при закрытой крышке до готовности. Затем вынуть ее из кастрюли и дать остыть. Истолченные ядра грецких орехов смешать с сахарной пудрой. Мед и сахарный песок развести в кипящей воде. Отваренную тыкву мелко нарезать и перемешать с толчеными орехами и приготовленным сиропом. К столу подавать в холодном виде».

Тактарова Л.А., г. Сызрань

КОММЕНТАРИЙ СПЕЦИАЛИСТА

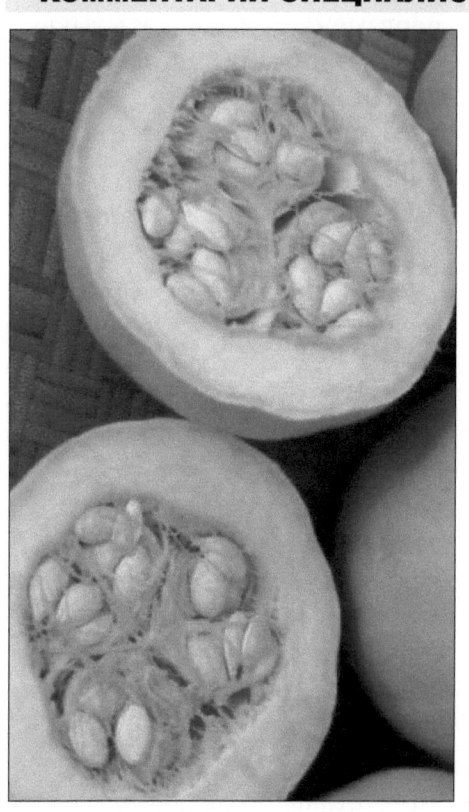

Тыква известна человечеству с глубокой древности. В Мексике, которая считается ее родиной, тыкву начали выращивать еще за 3 тысячи лет до нашей эры. Постепенно тыква распространилась повсеместно — выяснилось, что она может расти везде. В разных странах, зная полезные свойства тыквы, ее едят, ею лечат, из нее делают игрушки, музыкальные инструменты, посуду, сосуды для хранения масла и сыпучих продуктов. А еще тыкву называют «оранжевое здоровье», потому что это настоящая природная аптека, по содержанию целебных веществ превосходящая многие другие плоды. Мякоть тыквы в свежем или отварном виде прекрасно устраняет застойные явления в печени и селезенке, улучшает пищеварение, поэтому она считается незаменимой при язвенной болезни желудка и двенадцатиперстной кишки, желчнокаменной болезни и холециститах, хронических запорах и колитах. Благодаря солям калия тыква обладает мочегонным действием, причем прекрасно выводит из организма лишние соли мочевой кислоты, снимает отеки и при этом не раздражает ткань почек. Блюда из тыквы включают в рацион для профилактики острых и хронических нефритов и пиелонефритов. Пектиновые вещества тыквы способствуют выведению из организма токсических веществ и холестерина, почему этот овощ очень полезен людям, страдающим заболеваниями желудочно-кишечного тракта, сердечно-сосудистой системы, гипертонией.

Петрушка выводит соли

«…Предлагаю рецепт неплохого средства для выведения солей: проверните через мясорубку 250 г корней петрушки, 150 г листьев петрушки, 250 г лимонов с кожурой, но без зерен, добавьте в полученную массу 250 г меда. Принимать по 1 ч. ложке утром за час до еды и вечером через час после еды. Нужно пройти 3-4 курса лечения. Этот рецепт помог моему отцу буквально встать на ноги. После 4-х курсов такого лечения он стал гулять по улице, хотя до этого только сидел на лавочке око-

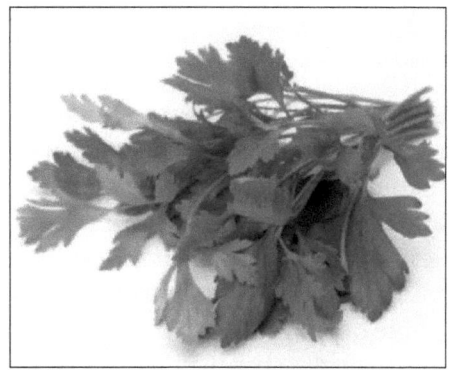

ло дома, потому что очень болели колени, да и другие суставы тоже давали о себе знать».

Васильева П.А., г. Москва

КОММЕНТАРИЙ СПЕЦИАЛИСТА

Об очищающих свойствах **лимона и меда** в этом выпуске мы уже говорили. **Петрушка** тоже обладает сильными очищающими свойствами от солевых отложений в суставах и камней в почках. Сок петрушки — отличное средство при заболеваниях мочеполовой системы и камнеобразованиях в организме. Кроме того, петрушка очень полезный продукт, т.к. чрезвычайно богата полезными веществами и минералами. Ее лечебные свойства не ограничены. Петрушка часто применяется не только в народной, но и традиционной медицине и помогает избавиться от многих недугов. По содержанию аскорбиновой кислоты (витамина С) она превосходит многие фрукты и овощи. В 100 г молодых зеленых побегов петрушки содержится примерно по 2 суточные нормы провитамина А (по этому показателю нисколько не уступает моркови) и витамина С (это почти в 4 раза больше, чем в лимонах). Петрушка также богата витаминами В1, В2, фолиевой кислотой, а также солями калия, магния, железа, ферментными веществами. Петрушка содержит инулин, который регулирует обмен глюкозы в крови. Так что это растение не только очищает, но и насыщает наш организм жизненно важными веществами.

Чистимся от камней

Камнеобразование в почках и желчевыводящих путях — это закономерный результат нарушения минерального обмена в организме и накопления различных солей. Предыдущая рубрика была посвящена большей частью очищению суставов. В данной рубрике вы найдете методы очищения от камней при желчно- и мочекаменной болезни с помощью продуктов питания. В зависимости от состава камней в рационе ограничивают различные продукты питания, но это уже раздел диетологии, который мы не будем рассматривать в данном выпуске. Здесь читатели поделятся своим опытом избавления от уже имеющихся камней с помощью питания.

Изюм от камней

«…Мне еще 30 лет не было, когда у меня в почках обнаружили оксалатные камни. Мочекаменная болезнь не давала мне покоя — камушки периодически выходили, да еще с такой сильной болью! К слову сказать, было это давно, и таких удивительных средств для лечения, как сейчас, еще не было — если камень сам не мог выйти, удаляли всю почку. Современные медики научились камни и дробить, и растворять, а тогда мне оставалось лишь терпеть да мучиться. В больницах лежала я часто, так что на страдания моих «коллег по несчастью» насмотрелась. Но все же не оставляла меня мысль, что можно каким-то образом победить эту напасть. По всем

знакомым и незнакомым искала я средства. И вот однажды дошел до меня один рецепт, довольно странный. Наверное, поэтому пролежал он у меня довольно долго, прежде чем решила я его на себе испытать. Да и то лишь благодаря его простоте и, на мой взгляд, полной безвредности.

А заключается лечение в следующем: взять крупный изюм, вынуть из него косточки, а на их место вложить по горошинке черного перца. В первый день, тщательно пережевав, съесть одну изюминку с перцем, во второй — две изюминки. И так постепенно довести до 10 штук в день. А потом наоборот, каждый день уменьшать, пока снова не дойдешь до одной

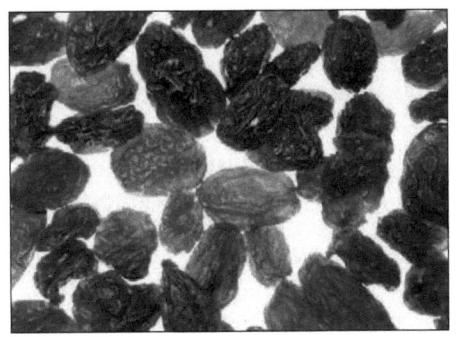

изюмины. Оказывается, перец в сочетании с изюмом рассасывает почти все виды камней, выводит их из почек и, кстати, лечит и другие заболевания печени и почек.

Сначала я в это не поверила, но на собственном опыте убедилась, что это правда. После курса лечения почки мои болеть перестали, и уж много лет прошло с тех пор, а я о них так и не вспоминаю. И еще, проверен этот рецепт неоднократно, и не только на мне, но и на моих знакомых — результат у всех отличный. Поэтому советую всем, у кого проблемы с почками, воспользоваться моим советом — не пожалеете».

Юркова М.Г., г. Клин

КОММЕНТАРИЙ СПЕЦИАЛИСТА

Метод очищения от камней весьма оригинальный и, конечно же, относится к народным средствам, поэтому механизм его действия не раскрыт. Опыт же народной медицины подтверждает его действенность на практике. Возможно, не все виды камней поддадутся этому методу, но в силу его безвредности попробовать избавиться от них таким образом вам ничто не помешает, разве что заболевания желудочно-кишечного тракта.

Семена лечебные

«…Сейчас стали так популярны всевозможные чистки организма. Но как-то уж все очень сложно. Мой же метод и прост, и эффективен. Еще в старину знахари в деревнях почки врачевали отваром льняного семени. И чиститься льном очень полезно.

Нужно 1 ч. ложку льняного семени вскипятить в стакане воды.

И принимать по половине стакана отвара каждые 2 часа в течение двух дней. Единственное, хочу предупредить — смесь получается очень густой, поэтому разбавляйте ее водичкой. А если на вкус ну совсем неприятным кажется — добавьте немножко лимонного сока, гораздо легче выпить будет. С помощью этого рецепта почки легко очищаются от песочка и мелких камушков. Говорят только, что если камни у вас крупные, нужно быть осторожным. Хотя я не припомню, чтобы у кого проблемы возникли. А «клиентура» у меня уже большая: подруги, соседки, на работе несколько женщин уже использовали этот рецепт. Пока все довольны».

**Просвирникова М.П.,
г. Всеволожск**

КОММЕНТАРИЙ СПЕЦИАЛИСТА

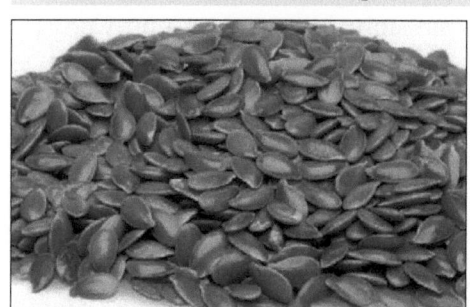

Комбинация полезнейших веществ в **семени льна** настолько уникальна, что ничего подобного в природе более не встречается. Прежде всего, это соединение трех групп веществ, чрезвычайно необходимых человеку: растительных жирных кислот омега-3, лигнанов и растворимой клетчатки («слизи»). По содержанию лигнанов (растительных гормонов) семя льна бьет все рекорды. Оно превосходит по этому показателю своего ближайшего конкурента (кунжут) в 7 раз, а, к примеру, арахис опережает более чем в 3 тысячи раз. Впечатляет и общий количественный состав веществ льняного семечка:
— около 40 видов жирных кислот;
— 20 белков и аминокислот (13 из которых незаменимые);
— около 20 витаминов;
— 21 минерал.
И это не считая крахмала, натурального сахара, фитостеринов, гликозидов, стеролов, пищевых волокон и углеводов. Такой богатый состав способствует нормализации процессов обмена и растворению камней и песка. Мочегонный эффект семени способствует выведению камней и песка из почек.

Свекла от камней в желчном пузыре

«...Хочу рассказать, как я избавилась от камней в желчном пузыре с помощью обыкновенной свеклы. Надо взять несколько красных, без прожилок, свеклин и, не очищая, варить их до тех пор, пока отвар не станет густым, как сироп. Этот отвар и есть лекарство, его надо пить по 3/4 стакана 4 раза в день. Действует свекольный сироп очень быстро — к концу первой недели лечения меня перестали беспокоить колики и боли. А через три недели потихоньку начал выходить песок с мелкими камушками. Когда через некоторое время я пошла на обследование, оказалось, что никаких камней в моем желчном пузыре уже нет!»

Иваненко Р.А., г. Сосновый Бор

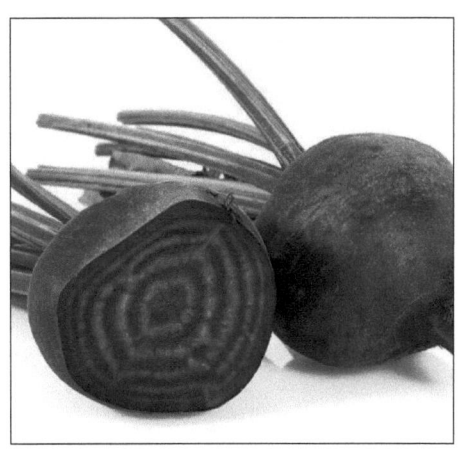

КОММЕНТАРИЙ СПЕЦИАЛИСТА

Свекла богата по своему составу, содержит много клетчатки, минеральных веществ. Благодаря этому она способна нормализовывать минеральный обмен и растворять камни в желчном пузыре. Кроме того, свекольный сироп обладает желчегонными свойствами и разжижает желчь. Все это способствует освобождению желчного пузыря и печени от камней. Также свекла способствует растворению и выведению камней из почек и мочевого пузыря.

Растительные пигменты овощей и фруктов под действием окислительно-восстановительных превращений окисляют мочу, что приводит к растворению некоторых видов мочевых камней (уратов, цистинурии). Этих пигментов особенно много в корнях и плодах шиповника, моркови и свекле.

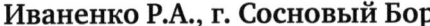

Чистильщица редька

«…Хочу рассказать о природном продукте, черной редьке, который незаслуженно забыт, а ведь редька, особенно ее сок, является одним из самых сильных средств очистки организма. Она стимулирует выделение желудочного сока, улучшает пищеварение, благотворно влияет на деятельность кишечника, способствует выведению из организма накопившихся шлаков, очищает почки от песка и камней.

Для приготовления сока редьку промыть, удалить пораженные места, очистить от кожуры, но не

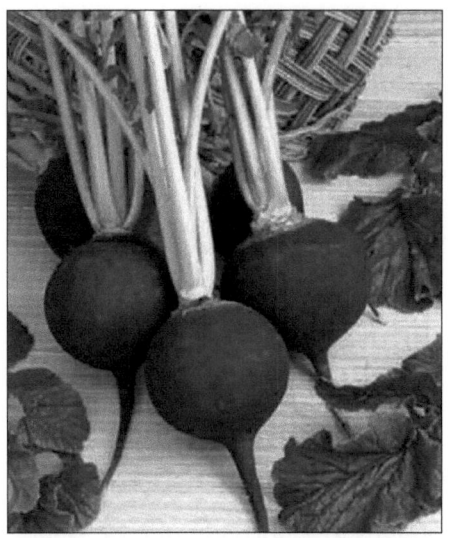

срезать, а соскоблить, как молодую картошку. Затем выжать сок при помощи соковыжималки (при ее отсутствии можно воспользоваться мелкой теркой, с последующим отжиманием сока через несколько слоев марли). Хранить приготовленный напиток лучше в холодильнике. Принимать 3 раза в день по 1 ст. ложке в любое время.

В период чисток желательно соблюдать вегетарианское питание, но в любом случае полностью исключить сдобу, жирные блюда, мясо, крахмалы.

На один полный курс очищения систем организма требуется около 10 кг редьки, сока от которой должно хватить примерно на 2-3 месяца (из 1 кг редьки получается около 600-700 г сока). Отжимки можно не выбрасывать, а посолить, добавить растительное масло и лук и употреблять как салат, что только усилит эффективность очистки.

Результаты от таких процедур скажутся уже после первого курса. Если какие-то внутренние процессы и не будут заметны, то уж общее улучшение самочувствия, нормализация работы кишечника и всей системы пищеварения вам гарантированы. Не пренебрегайте регулярными чистками организма, ведь лучше не уметь лечиться, а уметь не болеть. И именно чистки с использованием природных компонентов способны научить вас этому».

Гусева Л.А., Московская обл.

КОММЕНТАРИЙ СПЕЦИАЛИСТА

Благодаря горечам, эфирным маслам и множеству других полезных веществ черная редька всегда в фокусе народной медицины. Еще в древности целители рекомендовали ее больным при наличии мелких камней в почках или мочевом пузыре, проблемах с мочеиспусканием. Сегодня все рекомендации научно подтверждены и эффективно применяются в клинической медицинской практике.

Очищение поджелудочной железы гречкой

«...Многие страдают хроническим панкреатитом и не знают, что поджелудочную железу можно чистить так же, как и другие органы. Я тоже не явилась исключением. Меня время от времени беспокоила поджелудочная, пока я не узнала рецепт ее очищения, простой и доступный. Это можно сделать с помощью гречки.

Возьмите 1 стакан гречневой крупы, хорошо промойте и залейте 0,5 л кефира. Сделайте это с вечера. Спустя 12 часов, утром, разделите содержимое на 2 части. Одну порцию съешьте вместо завтрака. Вторую порцию вечером — за 2 часа до сна. И так 10 дней, затем после десятидневного перерыва повторите курс. Во время десятидневного перерыва желательно, но не обязательно, есть 2 раза в день перед едой по 5 штук абрикосовых ядрышек. В целом курс лечения составляет месяц. После таких процедур человек чувствует облегчение. Делать это можно 1-2 раза в год.

Такое очищение в конечном итоге помогло мне забыть про мой панкреатит, чего и всем желаю. Но помните и о щадящей диете вообще, а не только на период очищения или лечения».

**Еремеева К.А.,
г. Петрозаводск**

КОММЕНТАРИЙ СПЕЦИАЛИСТА

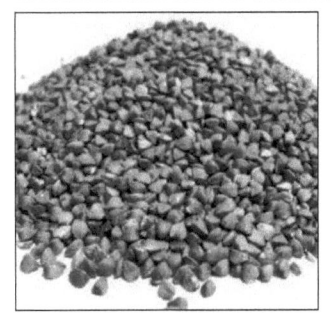

Самой полезной крупой из всех существующих является гречка. Богатая такими элементами, как железо, кальций, магний, цинк, фосфор, йод, медь и т.д., она представляет собой ценнейший для человеческого организма продукт питания. Помимо этого в гречке содержатся витамины группы В и витамин Р, а также клетчатка, которая способствует качественной работе всей пищеварительной системы человека и поджелудочной железы в том числе. Употребление гречневой крупы в любом возрасте способствует очищению организма, ускорению обмена веществ и выведению шлаков и токсинов из кишечника и органов пищеварения.

Уникальность гречневой крупы также в том, что при обилии полезных свойств она не имеет никаких противопоказаний для употребления.

Очищение от паразитов

Риск заразиться гельминтами и другими паразитами существует практически у любого человека. Недостаточная термическая обработка мяса и рыбы, употребление сырой рыбы в составе суши, контакт с животными — все это может привести к заражению различными паразитами. Но существуют и методы очищения от них, в том числе с помощью различных продуктов питания. Эти методы отличаются безопасностью и отсутствием токсического воздействия на организм, в отличие от химических противопаразитарных препаратов. Возможно и сочетание натуральных и химических методов. Если заражение паразитами сильное, то первоначально рекомендуется пропить лекарственные противопаразитарные средства, а затем переходить на натуральные.

Гвоздика от паразитов

«…Странно, но факт, что многие люди, несмотря на обилие информации вокруг нас, предпочитают считать, что паразитов у них нет и быть не может. Но тем не менее паразиты в огромном количестве не только вокруг нас, но и внутри нас. Так, в России зарегистрировано около 20000 видов, а в Америке около 50000, способных жить в теле человека. Но проблему с ними можно решить достаточно просто и дешево: 10 частей семени льна и 1 часть гвоздики перемолоть через кофемолку; добавлять в блюда или принимать чайными ложками. Суточный прием около 25 г на 70 кг веса. 3 дня приема, 3 дня отдыха — принимать в течение месяца. Работает практически по всем видам «внутренних» паразитов, включая лямблиоз и описторхоз».

Фетисов А.А., д. Старо-Соседово Искитимского р-на Новосибирской обл.

КОММЕНТАРИЙ СПЕЦИАЛИСТА

Природа — мудрая целительница. У нее все должно быть в равновесии, а если оно нарушается, то тут же находится средство для его восстановления. И лекарства для животных и человека давно уже все придуманы, да только мы растеряли большинство знаний об этом. Так и с паразитами. Если бы не существовало природных средств для борьбы с ними, то они на правах древнейших существ давно бы стали единственными обитателями планеты. Конечно же, существуют естественные дегельминтики, и лучший способ не допускать паразитов — ввести в пищу продукты, которые обладают противопаразитными свойствами. Это квашеная капуста, хрен, редька, брусника и другие лесные ягоды. Надо постоянно использовать в пищу пряности растительного происхождения — перец, лавровый лист, гвоздику, корицу, имбирь, кориандр, шафран, чеснок, укроп, петрушку, горчицу.

❗ Губительно действуют на все виды гельминтов (кроме аскарид) семена льна. Аскарид можно победить, прибавив к семенам льна гвоздику.

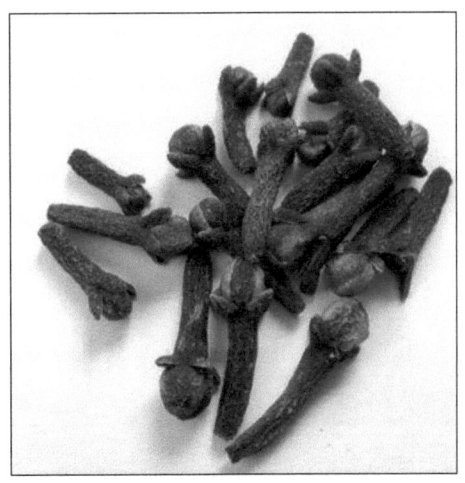

Пряность **гвоздика** представляет собой закрытые бутоны гвоздичного дерева, которое вырастает до 20 м в высоту. О кулинарных свойствах этой пряности известно многое, но не все знают о том, что это отличное противопаразитарное средство. Основное вещество, содержащееся в гвоздике и губительно влияющее на паразитов — это эвгенол. Препараты из нее отлично изгоняют из организма глистов, населяющих кишечник. Еще она ликвидирует из организма болезнетворные микробы, а также грибковую инфекцию, что очень важно. Противопаразитарную терапию надо проводить одновременно на всех фронтах: грибки, гельминты, простейшие. Иначе, нарушая равновесие в одну сторону, мы рискуем получить атаку с другой стороны, ведь «свято место пусто не бывает». Часто, избавившись от глистов, мы получаем обострение грибковых заболеваний и т.д.

Препараты из гвоздики активнее всего уничтожают яйца и личинок глистов. К тому же она активизирует вывод из организма фекалий, что еще более усиливает эффект. Для того чтобы еще более усилить глистогонный эффект, препараты из этого растения можно дополнить желчегонными средствами или вытяжками из чеснока и скорлупы грецких орехов. Такое сочетание не только уничтожает паразитов, но и очищает организм от продуктов их жизнедеятельности. Эффективность такого состава заключается в большом количестве растительных горечей, так не любимых паразитами. Гвоздика снимает воспалительные процессы, которые очень часто возникают в связи с наличием в организме паразитов.

Лисички от лямблий

«...У моей дочки, ей 12 лет, подозревали лямблий, но очень сложно их диагностировать, поэтому точно диагноз никак не могли поставить. А живот ее беспокоил очень часто — и тошнота, и боли, да и вообще аппетита не было. Маялись, не знали, что делать. Тут кто-то из знакомых посоветовал нам пройти тест по слюне на паразитов. Это оказалось очень просто и быстро. Тест показал, что лямблии есть, и тогда встал вопрос, как их лечить. Тут тоже нам посоветовали очень хорошее натуральное средство — грибы лисички. Никогда не думала, что этим можно от паразитов избавиться, а главное, еще и нет никакой токсичности у этого натурального лекарства. Надо только лисички сушить при температуре не выше 40°C — просто около печки или на солнце, они маленькие и высыхают быстро. Потом сухие лисички надо смолоть в кофемолке до состояния порошка. Потом берете по 1 ч. ложке сухих лисичек, заливаете 150 мл кипяченой воды комнатной температуры, настаи-

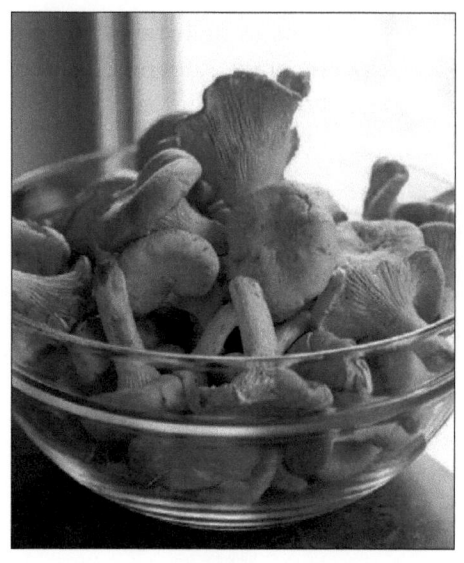

ваете 1 час и выпиваете, размешав, все вместе с осадком перед сном. Курс лечения 20-25 дней. Двух таких курсов было достаточно, чтобы избавиться от лямблий. И ребенок мой ожил — прекратились капризы в еде, повеселела дочка, румянец на щечках обозначился, перестали мучить боли в животе и подташнивания. Может потому еще, что лисички и для печени полезны».

Леоневская В.А., г. С-Петербург

Грибы лисички богаты уникальным веществом — хиноманнозой, которое пагубно для всех видов гельминтов. Как оно действует и в чем главный секрет? В отличие от остальных противоглистных препаратов, оно не травит гельминтов: грибы лисички не содержат ядовитых веществ. Хиноманноза блокирует нервные центры паразитов, а также частично растворяет оболочки яиц глистов, чем уничтожает их. Это почти единственный способ избавиться от гельминтов без побочных эффектов. Поэтому он подходит для профилактики и лечения глистов у детей и взрослых. Вытяжка из лисичек эффективна при лямблиозе и аскаридозе. Примечательно то, что хиноманноза — очень чувствительное к тепловому и химическому воздействию вещество. Оно разрушается при повышении температуры до 60° и при воздействии на него соли или уксуса. Получается, что лечебного эффекта не будет, если грибы сварить, засолить или замариновать. Лисички содержат в себе еще не одно ценное вещество — это эргостерол, благотворно воздействующий на ферменты печени, его во всем мире применяют для очищения печени, а также траметонолиновую кислоту, которая борется с вирусом гепатита. Кроме того, в лисичках нашли и еще одно очень значимое вещество — меланин. Сейчас в Новосибирске идут работы по изучению целебного действия меланина при лечении заболеваний печени.

Лучше всего принимать лисички совместно с белыми грибами, потому что, когда в организме накапливаются продукты распада гельминтов, то может развиться воспаление. Поможет предупредить это именно белый гриб.

Готовят его так же, как лисички. Можно смешать эти порошки в равных пропорциях, а можно пить раздельно.

Паразитов прогонит тыква

«…Много всяких болезней внутри нас может прятаться. Все они по-своему неприятны, но вряд ли кто будет спорить, что к самым нехорошим можно отнести паразитов, поселяющихся внутри кишечника. Изгнать их очень тяжело, особенно часто многие делают большую ошибку, ограничиваясь временным лечением. Тут нужно, прежде всего, уделить внимание выявлению причины, чтобы не допустить повторного заражения. А для выведения самих паразитов и глистов есть очень действенное средство — тыква, а точнее, ее семечки.

● Надо взять 20 г очищенных тыквенных семян, съесть утром натощак. Минут через 40 после этого нужно принять слабительное (особенно хорошо, если слабительное будет растительного происхождения).

● Еще есть рецепт **тыквенных семечек с чесноком.** Нужно слегка подсушить на сковороде 200 г неочищенных тыквенных семечек, остудить их и измельчить в кофемолке. Добавить 5-6 зубчиков очищенного и измельченного чеснока, размешать с 2 ст. ложками жидкого натурального меда. Настоять в течение 12 часов и принимать ежедневно натощак по 1 ч. ложке детям и 1 ст. ложке взрослым. Завтракать можно лишь 3 часа спустя. Уже через 3-4 дня можно будет идти сдавать повторные анализы на глисты, для того чтобы убедиться в их отсутствии.

● **Отвар из семян тыквы:** пропускают 500 г семян вместе с кожурой через мясорубку, заливают 1 л воды и выпаривают на водяной бане в течение 2 часов, не доводя до кипения. Отвар фильтруют через марлю. Образовавшуюся на поверхности маслянистую пленку необходимо обязательно снять. Весь отвар выпивают натощак в течение 20-30 минут. Через 2 часа после этого выпивают солевое слабительное. Детям 10-12 лет отвар готовят из 300 г семян; 5-7 лет — из 200 г; до 5 лет — из 100-150 г (пропорционально уменьшают и количество воды). Семена, которые используют как противоглистное средство, можно хранить не более 2 лет.

Благодаря этим мерам выйдут любые глисты».

Боков С. В., г. Москва

КОММЕНТАРИЙ СПЕЦИАЛИСТА

Семена тыквы оказываются эффективными против остриц и ленточных глистов. В тыквенных семечках содержится вещество под названием кукурбитин, с помощью которого и наносится сокрушительный удар по кишечным паразитам. Его концентрация достигает максимального уровня не в самом «ядрышке», а в тонкой пленке, отделяющей ядро тыквенной семечки от ее оболочки, поэтому часто семя тыквы используют в кожуре. В народной медицине довольно часто в борьбе с глистами люди прибегают к помощи тыквенных семян. Существует несколько способов использования семян тыквы. Вот один из них. Самым часто применяемым методом является использование очищенных от внешней кожуры (но с сохранением зеленой пленочки) семян тыквы, которые лучше растереть с водой. Количество семян зависит от возраста человека, а также его веса. Наиболее эффективны сырые семечки. Итак, чтобы приготовить противогельминтное средство, необходимо взять очищенные семена тыквы и засыпать их в посуду, где они тщательно растираются. Во время растирания в посуду постоянно необходимо доливать воду по 10-15 капель за раз. Если говорить более точно, то для всей массы потребуется около 4 ст. ложек воды. Чтобы придать массе вкус, в нее можно добавить 1 ч. ложку меда или варенья. Принять нужно всю получившуюся кашицу утром на голодный желудок, в течение часа употребляя по 1 ч. ложке. Спустя 3 часа человеку нужно выпить солевое слабительное, через 30 минут сделать прочищающую клизму.

Чеснок также выступает как дополнительное самостоятельное средство, выводящее паразитов, а вместе с тыквенными семечками усиливает эффект действия последних.

Грецкий орех помог

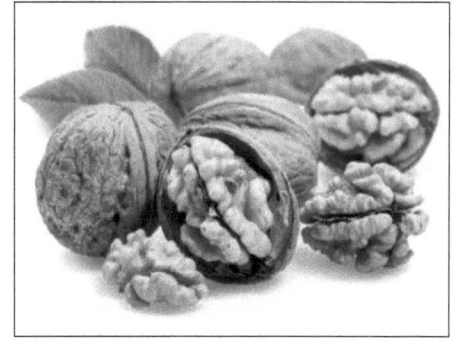

«...Долгое время я жил в Сибири. По роду своей деятельности — работал в плавсоставе — ежегодно проходил комиссию. И на одной из них анализы показали наличие описторхоза. Это когда личинки двуустки сибирской паразитируют в протоках печени, желчного пузыря и поджелудочной железы. Заражение происходит при употреблении в пищу недожаренной, слабопросоленной рыбы. Боль в печени стала моим постоянным спутником. Помог случай. Разговорился с попутчицей в почтово-багажном поезде, который ходил в то время с черепашьей скоростью, и времени на разговоры было хоть отбавляй. Она-то и поведала мне о том, что лекарство есть, но сибирякам оно неизвестно, т.к. растет только на юге: грецкий орех, плоды которого нужны в незрелом виде, в стадии молочно-восковой спелости. И вот волей судьбы я оказался на юге, сменил место жительства и перебрался с дикого берега Иртыша на вольную Кубань.

Случилось это 10 лет тому назад. Вспомнил о лекарстве сразу. В первую же весну нарвал зеленых плодов ореха, набил ими доверху 2 трехлитровые банки и залил водкой, закрыл крышками и поставил в подвал. Через месяц жидкость приобрела янтарно-зеленый оттенок. Попробовав жидкость, я ощутил довольно терпкий, необычный вкус. Вытяжку я перелил в бутылки, получилось около 3 л.

Начал принимать **ореховую настойку:** первую неделю по 1 ч. ложке (налить в 50-100 мл воды), за полчаса до еды 3 раза в день; со второй недели перешел на десертную ложку, а с третьей уже принимал по столовой ложке. Во время приема печень сначала реагировала ощутимо, но терпимо. Да иначе и быть не могло, ведь освобождались, очищались протоки. Но что меня приятно удивило, к осени я уже начал забывать, где этот орган у меня находится.

В дальнейшем я перешел на медовую вытяжку и даже немного пожалел, что не начал с нее. Оказывается, что на паразитов она действует чуть хуже, чем спиртовая, зато процесс очищения происходит более мягко. К тому же медовая вытяжка попутно укрепляет иммунитет и восстанавливает обмен веществ, насыщая железы внутренней секреции микроэлементами и биологически активными веществами, которыми так богаты и орех, и мед.

Медовая настойка. Молодые орехи, собранные до конца июня, пропустить через мясорубку, смешать с медом 1:1, настоять месяц под крышкой в прохладном темном месте, периодически встряхивая. Принимать по 1 ч. ложке 3 раза в день за 30 минут до еды.

С тех пор прошло много времени, но никогда, даже в молодости, я себя так прекрасно не чувствовал, как сейчас, в свои 54 года».

Герасимов С.А., Краснодарский край, Мостовской р-н

КОММЕНТАРИЙ СПЕЦИАЛИСТА

Грецкие орехи молочной зрелости богаты витаминами В1, В2, В3, С, РР, каротином и хинонами. Благодаря содержащемуся магнию вытяжка обладает сосудорасширяющим действием, мочегонным эффектом. Также в ней много калия, что помогает выводить излишки жидкости. Препараты грецкого ореха обладают бактерицидным, противовоспалительным, противосклеротическим, противоглистным и общеукрепляющим действием.

Очищение от радиации

Современная экология несет в себе порой очень серьезный вред здоровью. Техногенные катастрофы загрязняют воздух, почву и воду радионуклидами, тяжелыми металлами и различными токсическими веществами. Как противостоять влиянию испорченной экологии с помощью продуктов питания, вы узнаете в следующей рубрике.

Перепелиные яйца от радионуклидов

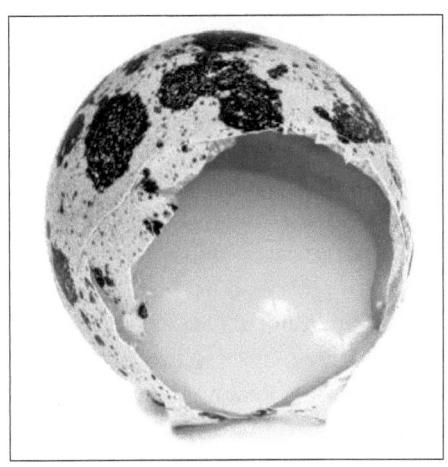

«...Хочу рассказать о таком полезном продукте, как перепелиные яйца. Их способность нормализовывать обмен веществ в организме просто удивительная. Я познакомилась с их целебным действием в связи с бедой, которая приключилась с моей внучкой в Белоруссии. Сейчас никому не надо объяснять, что такое Чернобыль. Моя внучка тогда гостила у родственников недалеко от этого печального места. Когда привезли ее домой, то не знали за что хвататься, чтобы смягчить воздействие радиации на ребенка. Вот тогда нам и посоветовали начать кормить ее перепелиными яйцами, потому что они очищают от радионуклидов и восстанавливают организм.

Внучке давали яйца в сыром виде рано утром натощак, обдав предварительно в течение 2-3 секунд кипятком. Съеденное яйцо надо запивать горячей водой. Первые 3 дня по 3 яйца, затем — по 5 яиц. Такое диетическое питание рекомендуется продолжать без перерыва в течение 3-4 месяца.

Через 4 месяца ее состояние значительно улучшилось, показатели крови почти пришли в норму, да и самочувствие совсем другим стало — ребенок ожил, появился на лице румянец. С тех пор я знаю, насколько полезны перепелиные яйца. Их стали употреблять все в семье, потому что они очень хорошо помогают и в пожилом возрасте. У пожилых людей, регулярно потребляющих перепелиные яйца, уже через 2 месяца проходят боли в суставах, улучшаются слух и зрение. Этот продукт очищает и укрепляет организм. Я думаю, что мы с мужем обязаны своим здоровьем и долголетием именно регулярному употреблению перепелиных яиц».

Голованенко А. Н., г. Москва

КОММЕНТАРИЙ СПЕЦИАЛИСТА

Перепелиные яйца не только диетический продукт, они обладают замечательными целебными свойствами и применяются при лечении ряда заболеваний. Считается, что перепелиные яйца помогают лечить печень и почки, сердце и желудок, гипертонию и бронхиальную астму, возобновляют половую потенцию, выводят из организма радионуклиды. То, что белорусским детям чернобыльской зоны на протяжении 2 месяцев давали перепелиные яйца, известный факт. В результате их состояние здоровья значительно улучшилось. Перепелиные яйца также полезны при расстройстве нервной системы, малокровии, сахарном диабете. У больных холециститом, потребляющих перепелиные яйца, улучшается самочувствие, уходит постоянная горечь во рту, отрыжка и боль в правом подреберье, прекращаются приступы болей. Облегчение наступает и у больных бронхиальной астмой, атеросклеротическим кардиосклерозом, стенокардией. При этих заболеваниях больным рекомендуется натощак употреблять по 4 яйца за полчаса до еды. И уже примерно на 10 день у них уменьшаются сердечные и головные боли, понижается кровяное давление, улучшается общее самочувствие.

Перепелиные яйца — ценнейший лечебный, антибактериальный, иммуномодулирующий и противоопухолевый продукт. В перепелином яйце большой биологический набор необходимых для человека веществ, настоящая ампула здоровья. Высокая пищевая ценность перепелиных яиц обусловлена также значительным содержанием в них легкоусвояемого белка, разнообразных жиров и жирорастворимых витаминов в необходимом для человека объеме.

В 5 перепелиных яйцах, по массе равных одному куриному, содержится в 5 раз больше калия, в 4,5 раза — железа, в 2,5 раза — витаминов В1 и В2, значительно больше витамина А, фосфора, кобальта, никотиновой кислоты. В яйцах перепелов больше белка, чем у других выводковых птиц.

В них практически никогда не бывает сальмонеллы. Они не вызывают аллергии, даже способствуют излечению от нее. А так как сами перепела устойчивы к инфекциям, то и их продукция является экологически чистой.

Немаловажно и то, что при содержании в перепелином яйце множества витаминов и микроэлементов в них полностью отсутствует холестерин, напротив, они способствуют очищению от холестерина.

Отличительной особенностью перепелиных яиц является также то, что они могут длительно храниться при комнатной температуре и не портиться. Содержимое яйца может усохнуть, но не испортиться. Хранить их можно несколько месяцев.

Крыжовник — от радиации и... лишнего веса

«...То, что крыжовник способствует снижению веса, я слышала неоднократно, а вот о его способности выводить радионуклиды услышала впервые. Дело в том, что я оказалась в зоне загрязнения после чернобыльской катастрофы, правда, район был достаточно удален от эпицентра, но почвы все равно получили свою дозу, а я даже не знала, что наш район пострадал. Сведения об этом пришли позже, когда стали появляться больные. Я в то время уже жила в Ленобласти, был свой огород и сад. А здоровье мое, как я поняла потом, пострадало. Когда я узнала, что крыжовник может помочь вывести из организма радиацию, я стала «налегать» на него и с появлением первых ягод съедала в день по 0,5 кг как минимум прямо с куста. А потом заморозила на всю зиму и тоже ела, как свежий, ино-

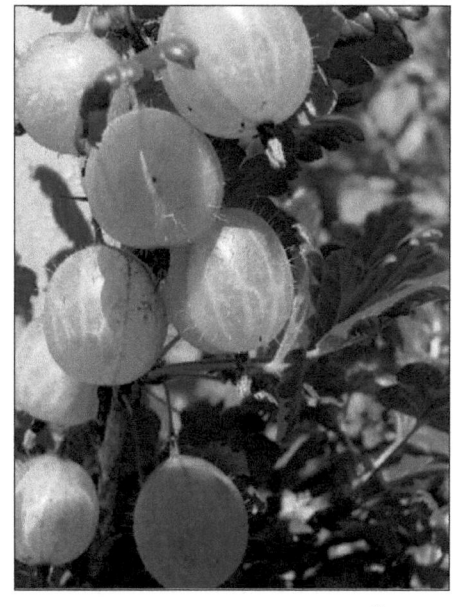

гда с медом или вареньем. 3 года я так старательно очищалась. Не знаю, с этим связано или нет, но общее самочувствие стало лучше, кровь — просто отличной, и к тому же вес лишний ушел».

Попова Л.А., Ленобласть

Крыжовник — один из главных ягодных кустарников, культивируемых в нашей стране. В народе его именуют северным виноградом. Дело в том, что лучшее плодово-ягодное вино получается именно из него, по вкусу напоминающее виноградное. Кроме того, крыжовник очень популярен благодаря богатому составу витаминов, кислот и сахаров.

В лечебном питании ягоды крыжовника ценятся при нарушенном обмене веществ, особенно при ожирении. Их нужно употреблять в пищу свежими или в отваре при гиповитаминозе, дефиците железа, меди, фосфора в организме. Полезен крыжовник при болезнях желудочно-кишечного тракта, мочевого пузыря и почек, гастроэнтероколитах, хронических запорах. Сочетание полезных веществ в этих ягодах способствует повышению иммунитета, а также защите организма от действия радиоактивных веществ. Пектины, содержащиеся в крыжовнике, выводят из организма радионуклиды и соли тяжелых металлов.

Дождевик — гриб-пылесос

«...Я живу в Норильске. Город, прямо скажем, не с лучшей экологией. Кругом одна промышленность. Как защитить себя и своих детей от вредных выбросов — вопрос, который всегда меня волновал. Открытием стало для меня, когда я узнала, что гриб-дождевик легко может справиться с этой задачей. Только надо, чтобы он сам был выращен в экологически чистых условиях, потому что способность этого гриба поглощать токсины и даже радионуклиды очень высока. Благо, у меня нашлись родственники из глубинки России, где этого дождевика хоть косой коси, а природа — первозданная. Как съедобный этот гриб мало кто воспринимает, все больше в лесу «фейерверки» устраивают, топнув по грибу ногой... Вот и взялись мои родственники готовить (сушить) и присылать мне этот гриб ежегодно. Только сушить надо при температуре не выше 50°C.

Из дождевика можно приготовить настойку и порошок. Для настойки используйте водку, разбавленную в 2 раза. Залейте ею набитую грибами литровую банку, настаивайте 2 недели в темном месте и пейте по 1 ст. ложке с водой до еды 3 раза в день. Полезно добавлять в готовую еду порошок высушенного дождевика.

Когда мы стали регулярно использовать этот «пылесос» для

очищения организма, у моего старшего сына прошла астма. А младшая дочь избавилась от кожного заболевания. Вот тебе и «нечемный» гриб!»

Николаева Р.О., г. Норильск

КОММЕНТАРИЙ СПЕЦИАЛИСТА

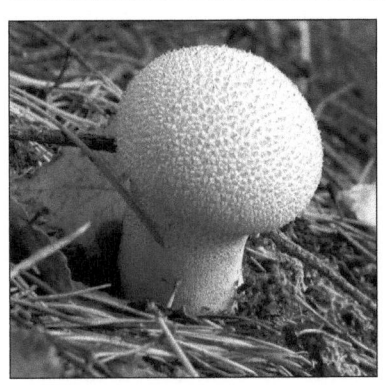

Народная медицина издавна использует настойку дождевика при заболеваниях крови и лимфы. Но самое интересное свойство дождевика — умение выводить шлаки, токсины и другие вредные вещества из организма. Ученые выявили у грибов уникальную способность впитывать в себя тяжелые металлы, радиоактивные вещества, ядовитые летучие соединения.

Медики тоже заинтересовались этой особенностью грибов и провели исследования — оказалось, что в организме грибной порошок ведет себя точно так же: клетки гриба засасывают в себя словно пылесосом атомы тяжелых металлов и радионуклидов, а также фтор- и хлор-соединений. А это означает, что профилактический прием порошка или настойки из дождевика способен обезопасить работников химических предприятий от таких грозных профзаболеваний, как саркоидоз, фтороидоз и т.д.

Белорусские ученые доказали, что грибы могут выводить радиацию, и разработали препарат для защиты живых организмов. Основой для него стало вещество меланин, содержащийся в грибах, технология выращивания которых не требует больших затрат. В почвенных грибах это вещество содержится в больших количествах. Природный пигмент меланин, который содержится в волосах человека, оперении птиц, шерсти животных, синем винограде и грибах, является сильным средством в борьбе с радиацией. Препарат существенно снижает дозу облучения человека, растений, животных. Меланин преграждает путь радиации в ДНК и хромосомы. Благодаря этому к минимуму сводится вероятность возникновения мутаций на генном уровне.

Великолепно помогает дождевик очистить организм от токсинов после перенесенных гельминтозов, гепатитов, заболеваний почек, дисбактериозов, в частности тогда, когда страдают кожа и волосы.

Салаты из дикоросов от облучения

«...Каждый современный человек в той или иной мере подвержен электромагнитному и радиационному облучению. Нас окружают атомные электростанции, радиостанции, различного рода поисковые и приводные станции, рентгеновские аппараты, мобильные телефоны, наконец, экраны телевизоров и компьютеров. И все они излучают в атмосферу вредные человеческому организму лучи. Особенно вредным является радионуклидное излучение. Тем более что оно не имеет ни цвета, ни вкуса. Как ни мал радиационный фон, радиации свойственно со временем накапливаться в человеческом организме, ослабляя и истощая его жизненные ресурсы, и вызывать тяжелые заболевания. Радиоизлучение (даже в незначительных, самых малых дозах) воздействует на атомы и молекулы живых клеток, вызывая необратимые изменения. Даже в нормальных, мирных условиях мы получаем дозы так называемого фонового радиационного излучения.

Дополнительное облучение можно получить, находясь в самых, казалось бы, безопасных условиях. Облучение при флюорографии составляет 37 бэр, при рентгеноскопии зубов — 3 бэр, при рентгеноскопии желудка — 30 бэр. При получении человеком 75 бэр наступают изменения в крови,100 бэр — начинает развиваться лучевая болезнь, 250-300 бэр — средняя степень лучевой болезни.

Цифры впечатляющие. Так стоит ли ждать рокового удара, накопления этого излучения свыше допустимых норм? Гораздо разумнее не дожидаться, когда ваш организм превратится в хранилище радиационных отходов, а заняться профилактикой. Избавиться от уже накопившейся в вашем организме радиации помогут обыкновенные растения — дикоросы, которые можно просто вводить в рацион питания. Наиболее перспективным в этом смысле считается **подорожник большой**. Его рекомендуется применять в виде сока — по 1 ст. ложке 3 раза в день до еды. При использовании растения следует избегать его термической обработки. В то же время большой подорожник можно заквасить или приготовить из него салат. В этом случае лечебной нормой будет 0,5 стакана свежих листьев в день.

Успешно борется с радиацией **одуванчик лекарственный**. Лекарственным сырьем у него являются соцветия, листья, корни и сок. Обычно листья одуванчика перед употреблением полчаса вымачивают от горечи в соленой воде, а затем квасят или делают салат. Лечебной нормой считается 0,5 стакана листьев или 50-100 г сока в день.

Помогает выведению из организма радионуклидов и **белокочанная капуста**. Можно принимать капустный сок (по 2 ст. ложки 3 раза в день до еды), есть салат из свежей или квашеной капусты. Кроме капусты из овощей очень эффективна красная свекла (в сыром виде, тушеная или жареная и сок), сырая или тертая морковь, а также арбузы, которые можно использовать как в сыром виде, так и в виде приготовленного отвара из корок или компота.

Радионуклиды можно также вывести из организма при помощи **грецких орехов**. Ядра 3 орехов растирают в ступке вместе с клюквой (3 ст. ложки) или 1 яблоком и съедают натощак. Из круп наиболее эффективна гречка. Но лучше всего очищает организм от радионуклидов зеленый чай. Его рекомендуется пить для профилактики не менее 3 раз в день».

Шаповалов А.А., г. Москва

КОММЕНТАРИЙ СПЕЦИАЛИСТА

Дикорастущие зеленые растения обладают очень ценными свойствами, они содержат в себе большое количество хлорофилла и витамина С. Эти вещества являются сильными антиоксидантами, поэтому борются с последствиями облучения. Кроме того, это большей частью одновременно и лекарственные растения с мочегонным и желчегонным эффектом и дезинтоксикационными свойствами.

Также эффективны **сок капусты и зеленый чай**. **Грецкие орехи** содержат большое количество йода, что восстанавливает функцию щитовидной железы, страдающей от радиации в первую очередь.

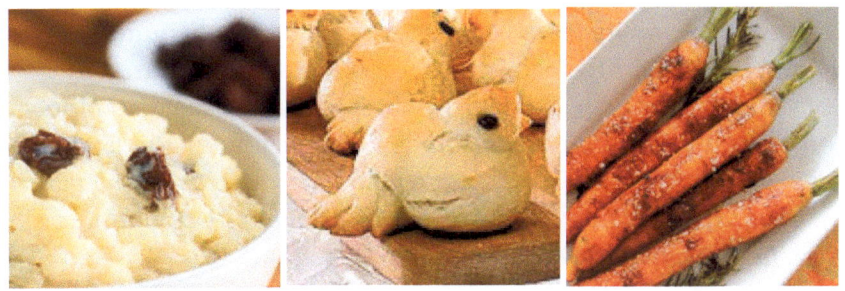

Великий пост
день за днем

Великий пост: день за днем

«Пост установлен Святой Церковью, чтобы приучать нас к воздержанию, чтобы, начав с воздержания от скоромной пищи, с обуздания нашего чрева, требующего вкусной, сытной пищи, научились мы обуздывать сердце свое, научились хранить его от страстей, похотей, от того, что истинно оскверняет нас, ибо наша задача — освобождение себя от страстей и похотей — и есть основная задача христианской жизни», — так говорил святитель Лука (В.Ф. Войно-Ясенецкий).

Великий пост — семинедельный период строгого воздержания, следует сразу за семью днями Масленицы, времени частичного воздержания, подводящего к строгости Великого поста. Православная Церковь называет это время «Весна постная». Для христиан это время аскетических подвигов и духовной радости, стяжания Святого Духа и укрепления внутренних сил в любви к Богу и Его творению. Великий пост был установлен апостолами в подражание сорокадневному посту Иисуса Христа. Этот пост считается особо строгим. Великим он называется не только по количеству дней, но, главное, по важности и значению его для православных христиан.

Великий пост начинается с Чистого понедельника, который следует за Прощеным воскресеньем, и продолжается, с учетом строгого поста Страстной седмицы, до Пасхи.

В Великий пост не рекомендуется широкое празднование дней рождения, не совершаются церковные браки.

«Пост и молитва составляют самую безопасную ограду от нападений вражеских. Всякий раз, когда нападает на нас смущение помыслов или еще какие-либо прилоги вражии, нужно тотчас же

пользоваться этим врачевством, т.е. нужно наложить на себя пост, и наветы вражии рассеются. Великая сила сокрыта в посте, и великие дела совершаются чрез него. Не тот исправно постится, кто воздерживается только от пищи, когда при этом удаляется и от всякого дела злого, и не только дела, а всякого слова праздного и мысли неподобной — словом, всего, Богу противного» (старец Варнава).

Первые три дня поста, а также страстная пятница особенно строги в плане приема пищи, некоторые люди в эти дни не употребляют пищи вовсе. В остальные дни необходимо соблюдать умеренность и ограничивать себя в еде. Мясо животных и птицы, яйца, молочные продукты, животные жиры исключаются полностью. В пост возбраняется употреблять алкоголь. Много дней имеются ограничения, когда не разрешается употребление даже постного масла, а также существуют дни так называемого сухоядения, когда к тому же не разрешена горячая пища. Но строгость поста определяется состоянием здоровья христианина, а также благословением, полученным им от духовника.

КОММЕНТАРИИ СПЕЦИАЛИСТА

Конечно же, такой строгий пост имеет в первую очередь очень важную духовную составляющую, но не стоит забывать о том, что данный рацион помогает вывести из организма шлаки, токсины, холестерин, очищает дыхание, помогает нормализовать вес.

Данную точку зрения давно подтвердили медики, полезность и разумность постов признают в наше время и многие нерелигиозные люди, зачастую воспринимая пост как безопасный и разумный способ очистить и оздоровить организм.

«Пост и вообще постническая жизнь — лучшее средство к сохранению здоровья и процветанию его» (святитель Феофан Затворник).

ОСНОВНОЙ СМЫСЛ ВЕЛИКОГО ПОСТА заключается в очищении души человека от грехов и страстей, в развитии добродетелей и, конечно же, в духовной подготовке к встрече Великого праздника Пасхи.

Духовному очищению способствует физическое очищение (возрождение) тела за время поста.

Именно это «неглавное» предназначение поста обретает в современных условиях все более важную роль. С ухудшением качества пищи (снижением доли натуральных продуктов) значение постов для поддержания здоровья резко возрастает. Во время поста, по сути, разрешены все здоровые продукты и запрещены вредные и тяжелые для переваривания продукты (животного происхождения).

С точки зрения диетологии пост — это отличная очищающая и укрепляющая иммунитет диета. В пост запрещено употребление в пищу лишь «скоромных» (от старорусского «скором» — жир) и высокотехнологичных продуктов (с высоким содержанием «пищевых» добавок, а попросту — химии). Все продукты, рекомендуемые для употребления во время поста, очень полезны нашему организму, который за время Великого поста должен не только очиститься от всевозможных ядов и токсинов, но и омолодиться, а для этого нужна натуральная растительная пища. Только растения обладают уникальной способностью накапливать (аккумулировать) солнечный свет.

Знание рецептов постной кухни, где используется много полезных продуктов и различных целебных трав, поможет провести пост без вреда для здоровья в любом возрасте. Правильный подбор блюд и продуктов не позволит набрать лишние килограммы, несмотря на ограничение белкового питания. Благодаря активному употреблению сырых салатов, ограничению многих сладких блюд, питью травяных чаев, различных натуральных квасов и других всегда использовавшихся на Руси напитков ваш организм получит очищение на физическом уровне наравне с очищением духовным.

Постная кухня может и должна быть здоровой и разнообразной. О вкусных и полезных блюдах Великого поста как раз и пойдет речь в этой книге. Великий пост — день за днем, шаг за шагом…

Однако помните, что все же пост — это не диета, необходимая для сохранения здоровья физического, а прежде всего соблюдение умеренности во всем во имя здоровья духовного.

Календарь питания в Великий пост

День 1	День 2	День 3	День 4	День 5	День 6	День 7
День 8	День 9	День 10	День 11	День 12	День 13	День 14
День 15	День 16	День 17	День 18	День 19	День 20	День 21
День 22	День 23	День 24	День 25	День 26	День 27	День 28
День 29	День 30	День 31	День 32	День 33	День 34	День 35
День 36	День 37	День 38	День 39	День 40	День 41	День 42
День 43	День 44	День 45	День 46	День 47	День 48	Пасха

Рыба, горячая пища с растительным маслом

Горячая пища с растительным маслом

Горячая пища без растительного масла

Холодная пища без растительного масла, неподогретое питье (сухоядение)

Воздержание от пищи

Первая седмица Великого поста

Первая седмица — время наиболее строгого соблюдения поста, исключающего из рациона мясные, молочные, яичные и рыбные блюда. **Монастырские уставы предписывают** в первую седмицу Великого поста даже не вкушать растительного масла (так называемое сухоядение).

День 1 пн.	Первый день Великого поста Чистый понедельник

Название **«Чистый понедельник»** происходит от стремления провести первый день поста в чистоте. Православные люди моются, меняют белье, прощаются с масленичным весельем.

В Чистый понедельник установлена высшая степень поста, по возможности верующие стараются воздерживаться от пищи, усерднее молиться, бороться с греховными страстями. В этот день разрешается только питье холодной воды (идивидуально это зависит от состояния здоровья, возраста и согласуется с духовником).

КОММЕНТАРИИ СПЕЦИАЛИСТА

Этот день благодаря голоданию получается очищающим не только духовно, но и физически. **Голодание** — это самое сильное очищение. Количество воды, рекомендуемое за сутки, должно быть не менее 2 л. Сутки без еды на фоне активного поглощения воды освобождают организм от шлаков, мобилизуют его силы перед предстоящим постом. Такое очищение позволяет подготовиться к воздержанию на физическом уровне и морально.

На голодный желудок молящийся лучше способен сосредоточить свои мысли и устремить их к Богу. Мирские заботы отступают, поскольку не нужно думать о еде и ее приготовлении. Освобождается время, чтобы подумать о душе.

Накануне такого голодания не следует обильно поглощать тяжелую и жирную пищу, стремиться к перееданию. Чрезмерность вообще не приветствуется христианством.

Литургически этот день начинается накануне вечером, в воскресение, когда во всех Православных храмах совершается чин вечерни с церемонией взаимного прощения. Этот день еще носит название **Прощеного воскресенья**. Все присутствующие в храме, после определенного чина молитв, кланяются и просят у священника и друг у друга взаимного прощения. Таким образом, христиане начинают **Великий пост** с чистой совестью, с прощения и с новой христианской любовью.

В первые 4 дня 1-й седмицы вечером за богослужением (на повечерии) в храмах читается Великий покаянный канон святителя Андрея Критского. Это богослужебное последование содержит 250 тропарей; оно пронизано чувством покаяния пред Богом, осознания человеком своей греховности; эта главная тема раскрывается в каноне путем обращения к образам из Ветхого и Нового Завета, к примерам жизни святых. В эти дни канон читается по частям; полностью его прочтение совершается на утрени в четверг 5-й седмицы Великого поста.

День 2 вт.	День 3 ср.	День 4 чт.

В эти дни возможно продолжение голодания, или следует придерживаться **сухоядения (хлеб, вода, фрукты, вареные овощи, соки, компоты)**.

В дни сухоядения приготовленные заранее картофель и другие овощи или фрукты едят холодными, а также сырыми.

КОММЕНТАРИИ СПЕЦИАЛИСТА

Основным вареным овощем обычно является **картофель**. Наличие в нем большого количества калия, витамина В1 и фосфора делает картофель незаменимым продуктом для лучшей работы сердца. Концентрация калия по сравнению с натрием больше в 20 раз, это помогает не только восстанавливать работу сердца, но и ликвидировать скрытые отеки.

Но чтобы получить максимальную пользу от употребления этого хорошо знакомого продукта в период поста, когда ограничено поступление в организм биологически активных веществ в связи со скудостью рациона, дадим несколько советов по его приготовлению:

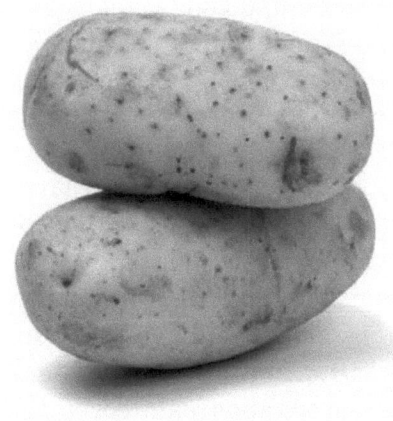

● Готовьте и ешьте картофель «в мундире», прямо со шкуркой. Это способствует максимальному сохранению калия (если картофель не старый и не проросший).

● Отваривая картофель, кладите его в кипящую воду, воды наливайте минимум, чтобы только покрыла картофелины, варите при плотно закрытой крышке, тогда потеря витаминов будет минимальной. Готовый картофель не оставляйте долго в воде.

● Полезнее картофель готовить на пару или запекать в духовке.

Хорошим дополнением к картофелю будет традиционная для русского стола квашеная капуста. Это один из самых доступных источников витамина С в зимнее время в России, особенно, если к капусте добавить сырой лук или чеснок. Помимо всего, в капусте содержится знаменитый витамин U, который обладает противоязвенными свойствами.

Больным с повышенной кислотностью желудка и кишечника из-за большого содержания органических кислот квашеная капуста противопоказана. Зато при пониженной, да и нормальной кислотности она очень полезна. Это прекрасный стимулятор перистальтики кишечника. Ограничивать ее употребление следует только тем, кому противопоказан избыток соли.

Следует заметить, что молочнокислое брожение и соль, разрушая клеточные мембраны овоща, способствуют выходу из клеток воды и ценных веществ в рассол, поэтому он полезен, например, при сахарном диабете, геморрое с кровотечениями, запоре, дисбактериозе, половом бессилии и просто при упадке сил, что столь свойственно в конце зимы в нашем климате.

Рассол квашеной капусты можно принимать, начиная с 1-2 ст. ложек до 1/2 стакана на прием 1-2 раза в день до еды в течение месяца. После перерыва в 2 недели лечение можно продолжить.

Квашеная капуста по-грузински

- *1 кочан белокочанной капусты,*
- *1 свекла,*
- *1 шт. красного жгучего перца,*
- *4-5 долек чеснока,*
- *уксус,*
- *зелень сельдерея или петрушки,*
- *сахар и соль по вкусу.*

Капусту нарезать крупными квадратами, свеклу — тонкими ломтиками, сельдерей и перец — кусочками. Чеснок мелко порубить. Все овощи плотно уложить слоями в банку или кастрюлю, пересыпая нарезанным чесноком. Массу залить кипящим маринадом — 1 ст. ложка соли и 1 ст. ложка сахара на 1 л воды с уксусом — так, чтобы овощи были полностью покрыты им. На 2-3 дня поставить в теплое место, затем охладить — и капуста готова.

Закуска из капусты

- *1 кочан капусты,*
- *5-6 морковок,*
- *3-4 дольки чеснока,*
- *1 ст. ложка соли.*

Кочан капусты обмыть, разобрать на листья, опустить в кипящую воду на 5-6 минут, откинуть на дуршлаг, дать воде стечь. Морковь вымыть, очистить, натереть на крупной терке, перемешать с толченым чесноком и полученную начинку завернуть в капустные листья в виде небольших рулетиков, положить их в небольшую кастрюльку, залить кипящим рассолом: 1 ст. ложка соли на 1 л воды. Через 2 дня блюдо готово.

КОММЕНТАРИИ СПЕЦИАЛИСТА

Самые доступные источники витаминов и минеральных веществ в средней климатической полосе — это **свекла, морковь, хрен**. Это и бета-каротин моркови, и железо свеклы в период дефицита его поступления из-за отсутствия мяса в рационе, а также витамин С и очищающая клетчатка. Хрен — источник фитонцидов, предохраняющий от простуды, и как согревающий продукт в период употребления холодной пищи.

Салат из свеклы с хреном

- *4 свеклы,*
- *1-2 корня хрена,*
- *сахар,*
- *лимонная кислота, соль по вкусу.*

Свеклу сварить в кожуре, охладить, очистить, натереть на крупной терке. Хрен очистить, натереть на мелкой терке, перемешать со свеклой, добавить по вкусу соль, сахар, лимонную кислоту. Хранить в закрытой стеклянной посуде в холодильнике.

Витаминные напитки разных видов также поддержат организм в период сухоядения. На Руси их готовили множество.

Кисель из шиповника

- *1 стакан сушеных плодов шиповника,*
- *1/3 стакана сахара,*
- *1 ст. ложка крахмала,*
- *2 стакана воды,*
- *лимонная кислота по вкусу.*

Сушеные плоды шиповника перебрать, промыть в холодной воде, положить в посуду, залить горячей водой, закрыть крышкой и оставить на 15 минут для набухания. После этого плоды шиповника варить в этой же воде до размягчения. Готовый отвар процедить. Плоды протереть через сито, соединить с отваром, добавить сахар, лимонную кислоту, нагреть до кипения и, помешивая, медленно влить разведенный крахмал. Готовый кисель разлить в чашки, посыпать сахаром и охладить.

КОММЕНТАРИИ СПЕЦИАЛИСТА

Шиповник особенно полезен в конце зимы. Он поддержит сердце, насытит организм витамином С, очистит от шлаков.

| День 5 пт. | День памяти 40 мучеников в Севастийском озере мучившихся |

Святая Церковь установила совершать каждую среду и пятницу литургию преждеосвященных даров. За которой, причащаясь, христиане могут укрепить свои духовные силы. Литургия может совершаться как утром в обычное время, так и вечером. Но в последнем случае для причастия необходимо поститься (воздерживаться от пищи и воды) весь день.

УСТАВ

Среда и пятница — самые строгие дни поста, в них положено сухоядение (опять же по силам постящегося). Блюда, разрешенные к употреблению, также остаются холодными. Это салаты из сырых и свежих овощей, похлебки, холодные настои и чаи из трав и прочие напитки. Холодные закуски. Благословляется в церкви и подается кутья в память о чуде св. мученика Феодора Тирона, который, явившись в этот день в 362 г. во сне антиохийскому епископу Евдоксию, предупредил об осквернении еды на рынках идоложертвенной кровью.

Слово «**кутья**» в переводе с греческого означает вареная пшеница. На самом деле кутью готовят из любого злака, например риса, или, как его называли, сарацинского пшена, подслащивая медом или сахаром и добавляя изюм, орехи и даже варенье. Другое название кутьи — кселоливо. К кутье принято подавать в отдельном соуснике постное молоко, которое делается из мака, грецких или лесных орехов, миндаля или из их смеси.

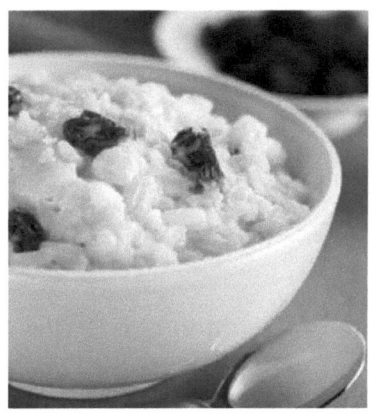

Кутья из пшеничных зерен

* *Пшеница — 1 кг,*
* *соль — 1 ч. ложка,*
* *мед — 100 г,*
* *вода — 1,5 л.*

Перебирают зерна пшеницы, промывают, замачивают в холодной воде на 2-3 часа, заливают новой водой, добавляют соль и варят до готовности. Остужают, добавляют мед, подают в глиняных чашках.

Кутья из риса с миндалем и изюмом

* *Рис — 1 стакан,*
* *сахар — по вкусу,*
* *миндаль — 100 г,*
* *изюм (без косточек) — 100 г.*

Рис перебрать, промыть, залить водой, довести до кипения. Откинуть на сито, промыть под проточной холодной водой, снова положить в кастрюлю и варить до готовности в большом количестве воды, после чего откинуть на сито и остудить. Миндаль ошпарить, очистить от шелухи, порубить и истолочь в посуде, предназначенной под кутью, добавить сахарный песок, слегка развести водой, размешать, соединить с подготовленным рисом. Добавить предварительно промытый и ошпаренный изюм. Кутью перемешать, сверху слегка посыпать сахарным песком. Отдельно в соуснике или стаканчиках к кутье подают постное молоко.

Постное молоко

Истолочь 200 г любых орехов в ступке, постепенно добавляя воду (3 стакана), затем процедить через марлю и досуха отжать размельченные орехи. Добавить сахар по вкусу.

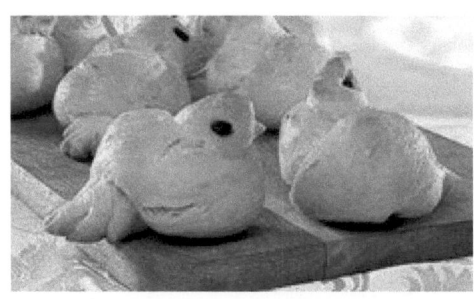

По традиции на Руси в этот день пекли изделия из постного теста в виде птиц — «жаворонков».

«Жаворонки»

Для теста:
- *2 кг муки,*
- *50 г дрожжей,*
- *250 г растительного масла,*
- *1 стакан сахара,*
- *0,5 л воды, шепотка соли.*

Для смазки:
- *сладкий крепкий чай.*

«Жаворонки» делаются из крепкого, упругого теста. Из куска хорошо выбродившего теста раскатать валик, нарезать на куски массой примерно 100 г, раскатать из них жгуты, завязать узлом, головке придать соответствующую форму, воткнуть изюминки-глаза, слегка примять пальцами хвостик, сделать маленьким ножом надрезы-перышки, смазать поверхность настоем крепкого чая с сахаром, испечь.

Салат из моркови, апельсина и изюма

- *1 апельсин,*
- *3 моркови,*
- *4 ст. ложки изюма без косточек,*
- *3 ст. ложки постного молока,*
- *лимонный сок,*
- *сахар, соль.*

Изюм промыть в холодной воде, перебрать и залить кипятком на 10 минут. Апельсин вымыть, очистить от кожуры, очищенную мякоть разделить на дольки, а каждую дольку, сняв с нее пленку и удалив косточки, разрезать на несколько кусочков. Морковь очистить, вымыть и нарезать мелкой соломкой. Перемешать в салатнице нарезанную морковь, кусочки апельсина и изюм, заправить смесь миндальным молоком и тщательно перемешать. Добавить в салат лимонный сок, сахар и соль. Перемешать салат еще раз и немедленно подать к столу.

Яблочный квас

- *600 г белого пшеничного хлеба,*
- *12 л воды,*
- *10 кг яблок,*
- *2 стакана сахара,*
- *10 г дрожжей.*

Пшеничный хлеб нарезать на ломтики, залить горячей водой, настаивать 5-6 часов, затем процедить, добавить сахар и разведенные в теплой воде дрожжи, оставить на 10-12 часов для брожения, затем процедить. За сутки до этого мелко нарезанные яблоки залить 3 л холодной кипяченой воды и поставить на холод. Перед употреблением добавить в квас процеженный яблочный настой.

КОММЕНТАРИИ СПЕЦИАЛИСТА

Квас — национальный русский напиток. Это не только вкусное питье, но и полезное блюдо. В квасе содержится много витаминов группы В за счет дрожжей, а яблочный настой увеличит полезность такого напитка за счет других витаминов и органических кислот.

День 6 сб.	**Великомученика Феодора Тирона**
День 7 вс.	**Неделя 1-я Великого поста — Торжество Православия.**

БОГОСЛУЖЕНИЕ

В практике отечественного благочестия верующие старались посвятить целиком одну из седмиц Великого поста (часто первую) постоянному посещению храма, усердному говению, чтобы в конце седмицы (в субботний или воскресный день) исповедаться и причаститься Святых Христовых Тайн. Те, кто говел в первую седмицу, обычно причащались в субботу, когда Церковь совершает особое празднование памяти великомученика Феодора Тирона.

Неделя 1-я Великого поста (первый воскресный день поста) — **Торжество Православия**. Церковь вспоминает окончательную победу православного вероучения над ересью иконоборцев (боровшихся с почитанием святых икон) в **843 году**. В храмах после **Божественной литургии совершается особый чин Торжества Православия**.

УСТАВ

В субботу и воскресенье разрешается **горячая пища** и допускается употребление **растительного масла**.

Щи из квашеной капусты с грибами

- 800 г квашеной капусты,
- 40-50 г сушеных грибов,
- 1 морковь,
- 1 головка лука,
- 1 корень петрушки,
- 2 ст. ложки томатной пасты,
- 2 ст. ложки раст. масла,
- 1 ст. ложка пшеничной муки,
- зелень укропа или петрушки,
- сахар и соль по вкусу.

Сушеные грибы перебрать, промыть, на 2-3 часа замочить в холодной воде, затем отварить в той же воде. Отваренные грибы откинуть на дуршлаг, промыть, нашинковать лапшой, обжарить в растительном масле. Квашеную капусту перебрать, промыть, отжать, мелко нарезать, потушить, прикрыв кастрюлю крышкой, периодически помешивая. Для приготовления мучной пассеровки на сковороде прогреть муку, чтобы она не изменила цвета. Продолжая помешивать, влить в несколько приемов немного грибного отвара, не допуская образования комков. В кастрюлю с тушеной капустой влить процеженный грибной отвар, опустить отваренные грибы, все довести до кипения, добавить мучную пассеровку, обжаренные в растительном масле морковь, лук, корень петрушки и томатную пасту, добавить сахар и соль по вкусу. По русской традиции отдельно к щам можно отварить картофель. Подавать, посыпав мелко нарезанной зеленью укропа или петрушки.

КОММЕНТАРИИ СПЕЦИАЛИСТА

Употребление первых и вторых блюд в горячем виде обеспечивает необходимый энергетический запас для того, чтобы плодотворно работать и вести активный образ жизни. Первые блюда желательно делать достаточно густыми, добавлять туда крупы и овощи, что сделает их более питательными в период отказа от животных и рыбных продуктов.

Каша пшенная с черносливом

Чернослив заранее запарить горячей водой. Настоем залить подготовленную (промытую и прокаленную в духовке) пшенную крупу на ночь из расчета 1:4. Если не хватит настоя от чернослива, добавить горячую воду. Утром кашу сварить на рассекателе пламени и поставить упревать, положив в нее чернослив и масло.

Овощной шницель

• *10-12 картофелин,*
• *горчица,*
• *1/4 стакана раст. масла,*
• *соль по вкусу.*

Для теста:

• *1 стакан пшеничной муки,*
• *1/2 стакана светлого пива,*
• *1-2 ст. ложки раст. масла,*
• *соль по вкусу.*

Из пива, муки, масла, соли приготовить тесто, дать ему подойти минут 30. Отваренный «в мундире» картофель остудить, очистить от кожуры, нарезать ломтиками толщиной 1/2 см, с обеих сторон обмазать их горчицей и посолить, затем окунуть в тесто и жарить в разогретом растительном масле, пока обе стороны не станут коричневыми. Подавать в горячем виде с грибным соусом.

Так же готовится шницель из моркови, свеклы, брюквы и тыквы, только в тесто для морковного шницеля следует добавить рубленую зелень петрушки, в тесто для свекольного шницеля — тмин, в тесто для шницеля из тыквы — натертые яблоки.

КОММЕНТАРИИ СПЕЦИАЛИСТА

Рекомендуется обязательно разнообразить рацион **горячими блюдами из овощей**. В один прием пищи лучше употребить кашу или блюдо из круп, а в другой — овощное блюдо. Тогда организм получит и достаточное количество углеводов для энергии, и растительного белка из круп, и витаминов из овощей. Вкусовое разнообразие также желательно в эти дни, что повышает эмоциональный фон и скрашивает монотонность рациона.

Соус грибной

• *4-5 сушеных грибов,*
• *2 стакана воды,*
• *1 ст. ложка муки,*
• *1 головка лука,*
• *2 ст. ложки лимонного сока,*
• *зелень петрушки,*
• *1/2 ч. ложки сахара,*
• *масло для пассеровки.*

Промытые грибы залить холодной водой и в закрытой кастрюле варить на слабом огне до мягкости. Во время варки положить разрезанную пополам луковицу. Готовые грибы измельчить, лук из бульона вынуть. Пассерованную в разогретом масле муку разбавить бульоном, к смеси добавить грибы, сахар, лимонный сок, мелко нарезанную зелень петрушки. Подавать к рыбным или картофельным котлетам.

Чай сборный с душицей

Смешать по 3 части цветов душицы, зверобоя и мяты перечной, по 1 части лепестков и плодов шиповника. Заваривать вместо чая.

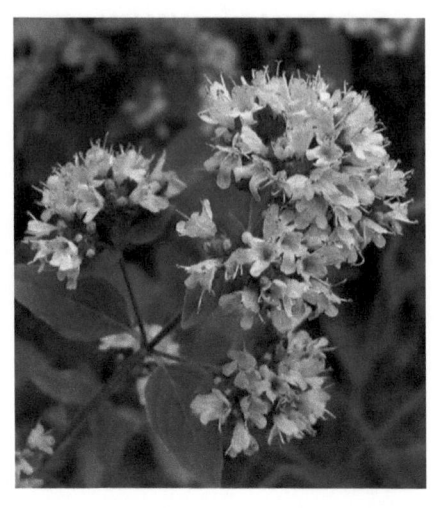

КОММЕНТАРИИ СПЕЦИАЛИСТА

Душица часто используется в русской кухне. Эта ароматная травка обладает тонизирующим действием, а **зверобой** улучшает пищеварение. Зверобой считается средством от 100 болезней. Кроме всего, эта трава борется с депрессивными состояниями, что очень актуально при длинной холодной зиме в нашем климате. **Мята** снимает спазмы, успокаивает.

Вторая седмица Великого поста

УСТАВ

Церковь рекомендует исключать из пищи все мясные, молочные, яичные и рыбные блюда. Но, еще раз напомним, многое определяется состоянием здоровья человека и его возрастом. Все должно решаться с благословения духовника. Несомненно, какое-то послабление вполне применимо и для людей, занимающихся напряженным физическим трудом.

День 8 пн.	День 10 ср.	День 12 пт.

УСТАВ

В эти дни соблюдается сухоядение, т.е. разрешаются холодные блюда **без растительного масла** и **холодное питье**. Но в наших климатических условиях для мирян вполне допустим горячий чай.

Рис холодный с апельсинами

- *1 стакан риса,*
- *2/3 стакана сахара,*
- *2-3 апельсина,*
- *6-8 бутонов гвоздики, корица.*

Сварить рисовую кашу, добавить в нее 2/3 стакана воды и половину сахара, все перемешать.

Снять цедру с 2 апельсинов, мелко ее нашинковать, всыпать в кастрюльку, добавить 3/4 стакана воды, оставшийся сахар, гвоздику, корицу, сварить сироп и остудить. Апельсины очистить, разделить на дольки, вынуть зернышки, сложить на блюдо с рисом. Подавать, облив остывшим сиропом.

КОММЕНТАРИИ СПЕЦИАЛИСТА

Цитрусовые гармонично дополняют современный постный рацион, поскольку богаты витамином С и являются доступными фруктами в зимне-весенний период. К тому же они обладают тонизирующими свойствами, что тоже ценно в это время общего снижения сил.

Соусы могут скрасить однообразие рациона. Соусы без использования растительного масла можно добавлять в салаты из сырых овощей, в холодный рис.

Абрикосовый соус

- *50-75 г кураги,*
- *2-3 ст. ложки сахара,*
- *1,5-2 ч. ложки картофельного крахмала,*
- *3 стакана воды,*
- *лимонная кислота на кончике ножа или лимонный сок.*

Курагу хорошо промыть, залить горячей водой и дать постоять несколько часов. Затем сварить. Растереть вместе с отваром, добавить сахар, довести до кипения, заварить картофельным крахмалом. Добавить лимонную кислоту или немного лимонного сока. Перемешать и охладить.

КОММЕНТАРИИ СПЕЦИАЛИСТА

К основному блюду в дни сухоядения можно отнести различные салаты из свежих овощей с добавлением сухофруктов и фруктов. Если желудок плохо переносит сырые овощи, то можно готовить салаты из вареных овощей или обдать кипятком сырые овощи после их тщательного измельчения на мелкой терке. Сырые овощи — самый полноценный источник витаминов. Сухофрукты компенсируют недостаток свежих фруктов на зимнем столе.

Огурцы с репчатым луком в уксусе

- *3-4 огурца,*
- *1-2 головки лука,*
- *1/3 стакана 3 %-ного уксуса,*
- *зелень петрушки,*
- *сахар и соль по вкусу.*

Огурцы нарезать тонкими ломтиками и выложить в плоскую тарелку. Лук нарезать кружочками, залить кипятком, к которому подлит уксус. Остывшие кольца лука положить на огурцы и залить уксусом, в котором растворены сахар и соль. Подавать, украсив зеленью петрушки.

КОММЕНТАРИИ СПЕЦИАЛИСТА

Включение в состав закусок репчатого лука, чеснока, клюквы обогащает рацион витамином С, минералами и антибактериальными веществами, снижающими риск простудных заболеваний на фоне ослабленного питания. Кроме того, редька, лук, чеснок, имбирь обладают разогревающими свойствами и частично заменяют отсутствие горячей пищи. Клюква прекрасно борется с дисбактериозом, процессами брожения и гниения в кишечнике, а также хроническими инфекциями почек.

Разнообразят и дополнят витаминами рацион сладкие блюда и салаты с фруктами.

Фруктовый мусс с сухарями

- *1 стакан клюквы или яблочного пюре,*
- *2 стакана воды,*
- *1/2 стакана сахара.*

Сироп:
- *1/3 стакана сахара,*
- *40 г клюквы или яблочного пюре.*

Молотые пшеничные сухари залить водой, добавить сахар, ягодный сок или яблочное пюре, нагреть и варить при слабом кипении 10-15 минут. Приготовленную жидкую кашицу охладить до 40°C, после чего взбить до получения густой пенообразной массы, разлить в формы и охладить. Подавать, полив ягодным сиропом.

Кисель клюквенный

- *1 стакан клюквы,*
- *3 стакана воды,*
- *3/4 стакана сахара,*
- *1 ст. ложка картофельного крахмала.*

Клюкву перебрать, промыть, протереть через сито, отжать сок. Мезгу залить 4-5-кратным количеством горячей воды, довести до кипения, процедить. Часть отвара остудить и развести в нем картофельный крахмал. В оставшийся отвар всыпать сахар, вскипятить его, затем влить разведенный крахмал, отжатый сок и довести до кипения.

Готовый кисель разлить в чашки, посыпать сахаром и охладить.

День 9
вт.

День 11
чт.

Разрешена **горячая пища без растительного масла, морепродукты.**

Суп грибной с перловой крупой

- *40 г сушеных грибов,*
- *4 картофелины,*
- *4 ст. ложки перловой крупы,*
- *1 головка лука,*
- *2 морковки,*
- *1-2 лаврового листа,*
- *5 горошин перца,*
- *петрушка, укроп,*
- *соль по вкусу.*

Сушеные грибы тщательно промыть, замочить в холодной воде на 3-4 часа, затем еще раз промыть и варить 1-1,5 часа в воде, в которой они набухали, без добавления соли. Сваренные грибы вынуть, промыть теплой водой, нарезать. Бульону дать отстояться, процедить. Перловую крупу промыть, залить холодной водой, поставить для набухания на 2 часа, затем отварить до готовности. Подготовленные грибы и крупу положить в грибной бульон, поварить 15-20 минут, затем добавить соль, нарезанный кубиками картофель, а за 5 минут до готовности положить перец, лавровый лист, мелко нарезанные морковь и лук. Подавать суп заправленным измельченной зеленью.

Тыква фаршированная

- *1 тыква,*
- *1/2 стакана пшена,*
- *1/2 стакана изюма,*
- *2/3 стакана алычи или кислой сливы,*
- *3-4 крупных яблока,*
- *1 ст. ложка сахара,*
- *1 ч. ложка корицы.*

Тыкву обмыть, срезать верхушку в виде крышки, при помощи ложки удалить семечки и вырезать мякоть. Тыквенную мякоть мелко нарезать, добавить сваренное в подсоленной воде до полуготовности пшено, вымытый и перебранный изюм, алычу без косточек, очищенные от кожуры и сердцевины и нарезанные соломкой яблоки, сахар, корицу, все перемешать и заполнить этим фаршем тыкву. Тыкву закрыть срезанной верхушкой, положить на противень и выпекать в духовке в течение 2-х часов.

КОММЕНТАРИИ СПЕЦИАЛИСТА

Тыква полезна при нарушении обмена веществ — это первый диетический продукт для тех, кто хочет похудеть. Ее рекомендуют при сахарном диабете, общей слабости, малокровии, при болезнях почек, атеросклерозе в связи с богатым минеральным составом и высокой концентрацией калия. **Пшено** очень полезно для сердца, а с добавлением фруктов и сухофруктов мы получаем дополнительные ферменты для переваривания круп.

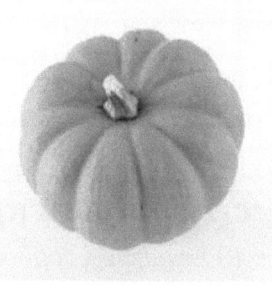

Сладкий перец, фаршированный морепродуктами

- *7-8 сладких перцев,*
- *150 г томатного соуса,*
- *по 400 г креветок и кальмаров,*
- *1 ч. ложка горчицы,*
- *2 ч. ложки сахара,*
- *1 луковица,*
- *200 г панировочных сухарей.*

Очищенные перцы бланшируйте в кипятке в течение 5 минут. В отдельной кастрюльке соедините томатный соус, горчицу, сахар, измельченный лук и 1-1,5 стакана воды. Прокипятите в течение 4-5 минут. Добавьте заранее отваренные и нарезанные креветки и кальмары и панировочные сухари, перемешайте и снимите с огня. Полученной массой начините болгарские перцы, поставьте их в кастрюлю, залейте водой и варите до готовности.

КОММЕНТАРИИ СПЕЦИАЛИСТА

Блюда, приготовленные из морепродуктов, богаты белками, жирами, витаминами и различными микроэлементами (особенно йодом), необходимыми для жизни. В отличие от рыб, морские беспозвоночные содержат значительное количество углеводов. Несмотря на то, что в морепродуктах много холестерина, они способствуют нормализации липидов в организме.

Чай шиповниковый с медом

Горсть сушеных плодов шиповника измельчить, добавить кипящую воду, варить 10 минут при закрытой крышке, настаивать 10 минут. В процеженный отвар добавить мед, лимонный сок. Охладить и пить.

День 13
сб.

День 14
вс.

БОГОСЛУЖЕНИЕ

СУББОТА 2-й седмицы — день поминовения усопших, или Родительская суббота.
В **НЕДЕЛЮ 2-ю Великого поста** (второй воскресный день поста) **Церковь** молитвенно вспоминает **святителя Григория Паламу**, жившего в XIV веке — ревностного поборника монашеской жизни и духовного делания, выразителя особого церковного учения о Фаворском свете — нематериальном благодатном Небесном свете, которым просиял Господь при Преображении на горе Фавор; это — учение о возможности для человека стяжания **благодати Святого Духа**, о путях к этому — молитве и доброделании, к чему верующие особенно призываются **Церковью** в дни поста.

УСТАВ

В эти дни питание допускается наиболее разнообразное. Разрешена горячая пища с **растительным маслом**, а также **морепродукты**.

Такой рацион несет в себе и очищающий момент, и в то же время делается упор на употребление многих полезных продуктов, таких как растительные масла, цельные крупы, овощи и морепродукты.

Солянка домашняя с кальмарами

- *800 г филе кальмаров,*
- *5-6 картофелин,*
- *3-4 головки лука,*
- *3-4 ст. ложки раст. масла,*
- *3-4 соленых огурца,*
- *2 ст. ложки томата-пюре,*
- *1/2 лимона,*
- *1 лавровый лист,*
- *зелень укропа или петрушки,*
- *перец и соль по вкусу.*

В кипящий бульон положить пассерованный мелко нашинкованный лук, нарезанный кубиками или дольками картофель и варить до полуготовности картофеля. Затем положить припущенные соленые огурцы, томат-пюре и варить до готовности картофеля. В конце варки добавить нарезанных кальмаров, соль, перец, лавровый лист и варить с момента закипания 5 минут. Подавать, положив в тарелки с солянкой по кружочку лимона и мелко нарезанную зелень петрушки или укропа.

Голубцы, фаршированные овощами

- *1 кочан капусты,*
- *2 моркови,*
- *2/3 стакана риса,*
- *1 головка лука,*
- *1 ст. ложка томата,*
- *3-4 дольки чеснока,*
- *растительное масло,*
- *соль по вкусу.*

Снять с кочана капусты верхние крупные листья, слегка отварить их, чтобы они стали мягкими, черешки срезать. Для фарша сварить рассыпчатый рис, обжарить нашинкованную соломкой морковь и мелко нарезанный лук, соединить с рисом, добавить мелко нарубленный чеснок. Наполнить подготовленным фаршем капустные листья, свернуть рулетиками и положить в кастрюлю. Залить водой, добавить томат, зелень, соль и тушить до готовности.

Блины гречневые

Залить вечером 3 стакана гречневой муки 3 стаканами кипятка, хорошо размешать и оставить на час. Если нет гречневой муки, ее можно приготовить, размолов в кофемолке гречневую крупу. Когда тесто остынет, его нужно развести стаканом кипятка. Когда тесто станет чуть теплым, добавить 25 г дрожжей, растворенных в половине стакана воды. Утром в опару добавить остальную муку, растворенную в воде соль и замесить тесто до густоты сметаны. Затем поставить его в теплое место, а когда тесто снова поднимется, выпекать блины на сковороде.

КОММЕНТАРИИ СПЕЦИАЛИСТА

Гречневые блины намного полезнее обычных, они разрешены даже больным диабетом, т.к. ценность гречневой муки чрезвычайно высока, в ней много железа, растительного белка, витаминов группы В. Такие блинчики приятно разнообразят ваш рацион, а лишнего веса не дадут.

Напиток медовый с душицей

- *50 г сушеной душицы,*
- *3 л воды,*
- *150 г меда.*

Душицу опустить в кипящую воду и нагревание прекратить. Дать напитку настояться 2-3 часа. Процедить, добавить мед, перемешать. Разлить в бутылки, охладить.

Третья седмица Великого поста

Церковный устав Третьей седмицы Великого поста полностью аналогичен Второй седмице поста.

День 15 пн.	День 17 ср.	День 19 пт.

УСТАВ

Разрешаются **холодные блюда без растительного масла и холодное пить**е. В условиях нашего климата позволителен горячий чай.

Постный суп с орехами и пряной зеленью

- *1,5 л воды,*
- *1/2 стакана толченых орехов,*
- *3 лука-порея,*
- *1 корень сельдерея,*
- *1 корень петрушки,*
- *2 ст. ложки рубленой кинзы,*
- *1 ст. ложка рубленой мяты,*
- *2 ст. ложки кукурузной или пшеничной муки,*
- *зелень, соль по вкусу.*

Лук-порей и коренья мелко нарезать, засыпать в кипящую подсоленную воду и варить 5-7 минут до окрашивания воды в зеленоватый цвет. Заправить разведенной в чашке остуженного отвара мукой и толчеными орехами и варить еще 7-8 минут, затем заправить мелко нарезанной пряной зеленью, дать остыть. Подавать холодным.

Голубцы с фасолью и рисом

- *1 кочан квашеной капусты,*
- *1 стакан сухой фасоли,*
- *1/2 стакана риса,*
- *3 головки лука,*
- *2 моркови,*
- *1/3 корня сельдерея,*

• *черный перец и соль по вкусу.*

Сварить фасоль с 1 луковицей, морковью, сельдереем, отвар слить, лук и коренья вынуть, в фасоль добавить мелко нарезанный репчатый лук, вареный рис, соль, перец и перемешать. Кочан разобрать на листья, на каждый лист положить начинку и свернуть рулетиком. В неглубокую кастрюлю положить слой нашинкованной квашеной капусты, сверху уложить голубцы и накрыть их целыми капустными листьями. Влить капустный рассол и часть отвара, в котором варилась фасоль. Тушить до готовности. Подавать холодными.

КОММЕНТАРИИ СПЕЦИАЛИСТА

Фасоль, как и другие бобовые (горох, чечевица, маш, нут, соя), помогает восполнить пониженное содержание белка в постном рационе, хотя белок из фасоли усваивается только на 75% в силу своей низкой биологической доступности. Но блюда из бобовых обогащают рацион витаминами группы В и клетчаткой. Лучше всего белок усваивается из сои и соевых продуктов, а также из бобовых проростков (любых).

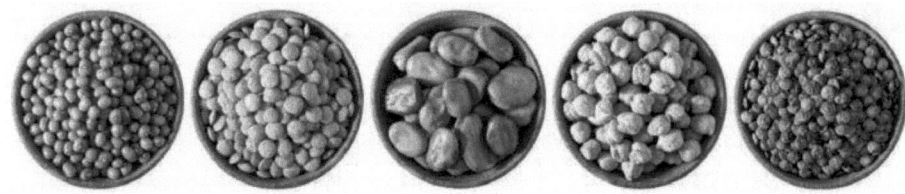

Салат из сельдерея с фруктами

• *По 75 г вареного корня сельдерея и слив,*
• *20 г ядер грецких орехов,*
• *25 г кураги,*
• *лимонный сок, мед.*

Сельдерей нарезать соломкой, сливы очистить от кожицы, косточек, разделить на половинки. Орехи прогреть в духовке, очистить от оболочки, измельчить. Все перемешать, добавить изюм, залить лимонным соком, по вкусу добавить мед.

КОММЕНТАРИИ СПЕЦИАЛИСТА

Сельдерей содержит много солей калия, хорошо подходит для очищения. Кроме того, этот овощ укрепляет мужское здоровье, увеличивает мужскую силу.

Салат с редькой и чесноком

- 1 небольшая редька,
- 1 морковь,
- 1 яблоко,
- 3-4 зубчика чеснока,
- 1/4 лимона,
- 1 ст. ложка лимонной цедры.

Редьку, морковь, яблоко тщательно вымыть, очистить и натереть на терке с мелкими отверстиями. Массу равномерно перемешать. Добавить измельченный чеснок и цедру. Сок лимона выжать в салат, перемешать, посолить.

Чеснок и редька, помимо согревающего, стимулирующего пищеварение действия, хорошо защитят вас от простудных заболеваний и вирусных инфекций. Чеснок, к тому же, замечательно чистит сосуды, тем самым продлевая жизнь.

Салат из печеных овощей

- По 2 свеклы, моркови, репы,
- зелень петрушки, хрен.

Вымытые овощи в течение 30-40 минут запечь в духовке, очистить от кожуры, нарезать соломкой и заправить жидко разведенным тертым хреном. Посыпать зеленью петрушки.

Чаи из трав, зеленых листьев растений внесут разнообразие в ваши вкусовые ощущения и добавят здоровья. Даже сушеная зелень содержит хлорофилл, а это своеобразный зеленый гемоглобин. Витаминный и минеральный состав зеленых растений разнообразен, и каждое растение несет определенную лечебную энергию. Земляника очень полезна для сердца, черника — диабетикам. Лист черной смороды — источник витамина С, добавляет энергии, тонуса. Даже в холодном виде такой напиток поддержит вас.

Чай ягодный

Сушеные или свежие листья черники, земляники, черной смородины, малины в любых пропорциях. Можно добавить ягоды.

Измельченную смесь заварить в фарфоровом чайнике, настаивать 15-20 минут.

УСТАВ

В эти дни разрешено употребление **горячей пищи без растительного масла и морепродуктов.**

Суп из чечевицы

- *400 г чечевицы,*
- *1 луковица,*
- *2 зубчика чеснока,*
- *1 ст. ложка томатной пасты,*
- *красный молотый перец, зелень петрушки, соль.*

Чечевицу перебрать, промыть, залить водой, добавить чеснок и варить. За 15 минут до готовности в суп ввести лук, тушеный с томатной пастой. Подавать, посыпав зеленью петрушки и красным перцем.

Репа пареная «мятная»

- *5 средних реп,*
- *2 стакана воды.*

- *по 1 ч. ложке сухих листьев мяты и малины.*

В кастрюлю положить измельченные сухие листья мяты, малины, неочищенную репу, разрезанную на 4-6 частей и тщательно промытую, залить горячей водой, довести до кипения и варить 5-6 минут. После этого укутать в подушки, одеяло и т. п. и настаивать 20 минут. Готовая репа выкладывается на блюдо, поливается процеженным отваром или соусом из него, приготовленным путем введения прокаленной муки в малый объем бульона при последующем разведении отваром до консистенции кефира.

КОММЕНТАРИИ СПЕЦИАЛИСТА

Репа очень полезна, это старинный русский овощ, который содержит каротин для глаз и кожи, пищевые волокна, помогающие от запоров и дисбактериоза, она обладает мочегонным эффектом за счет солей калия и антисептическими свойствами. Рекомендуется при нормальной и пониженной кислотности желудка, стимулирует пищеварение.

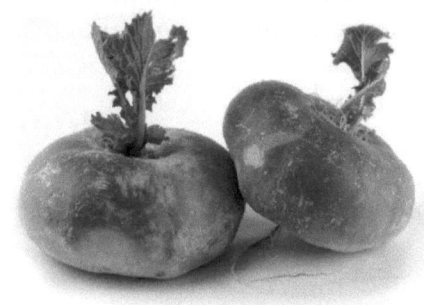

Сборная каша по-михайловски

- По 1/2 стакана пшена, риса,
- 2 луковицы,
- по 2 ст. ложки натертых сырой тыквы и свеклы,
- соль, перец красный молотый, анис, сухой чабер, майоран, другие пряные травы.

Рис и пшено промыть и смешать. Морковь, свеклу, лук нарезать соломкой, а тыкву натереть на крупной терке. В посуду уложить овощи, на «подушку» из овощей уложить ровным слоем рис и пшено вместе с водой, в которой крупа замачивалась. В кипящую соленую воду вместе с пряными травами добавить соль, быстро довести до кипения без перемешивания, варить 8-10 минут (вода должна быть с избытком и покрывать крупу выше, чем на 2-3 пальца). Затем посуду снять с огня, настаивать с закрытой крышкой 20-30 минут.

Салат из кальмаров

- 2 отварных кальмара,
- 3 картофелины,
- 1 свежий огурец и 1 помидор,
- пару листьев салата и несколько перьев зеленого лука,
- 2 ст. ложки соевого соуса,
- зелень сельдерея.

Кальмары мелко нарезать. Картофель, сваренный в мундире, охладить, очистить и мелко нарезать. Огурец и помидор нарезать. Нашинковать зеленый лук и листья салата, все смешать, заправить соевым соусом, добавить сахар по вкусу и выложить на тарелку, оформив мелко нарезанной зеленью сельдерея.

Чай брусничный

1-2 ст. ложки листьев брусники заварить в фарфоровом чайнике крутым кипятком, настоять в течение 10-12 минут. Растворить в настое 1 ч. ложку меда, и можно употреблять.

КОММЕНТАРИИ СПЕЦИАЛИСТА

Брусничный лист — прекрасное растительное мочегонное и потому способствует очищению почек и мочевого пузыря. Кроме всего, лист брусники, как и сама ягода — сильное противобактериальное средство, в первую очередь при болезнях мочевой системы.

Мед — один из наиболее употребляемых продуктов в период поста. И не только сам мед, но и все пчелопродукты, обладающие уникальной целительной и восстанавливающей силой. Мед легко усваивается, основной его углевод — фруктоза, лучше употреблять его в растворенном виде, но ни в коем случае его нельзя растворять в горячей воде. Он теряет от этого полезные свойства. Благодаря своему уникальному минеральному и витаминному составу, из-за того, что его собирают пчелы с огромного количества растений, мед обладает очень высокой биологической активностью, это — лучшее средство поддержания иммунитета, сил, бодрости, активности головного мозга и сердца.

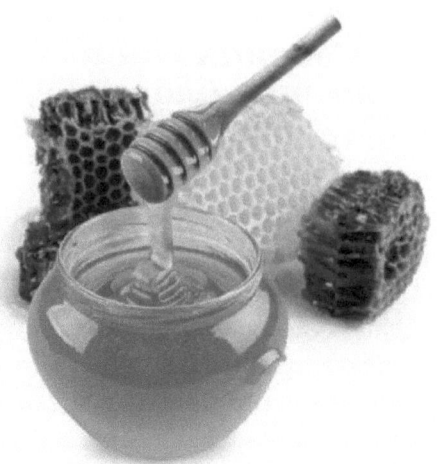

День 20 сб.	**День поминовения усопших**
День 21 вс.	**Неделя 3-я Великого поста (3-й воскресный день поста) — Крестопоклонная и Благовещение Пресвятой Богородицы**

УСТАВ

В эти дни разрешена горячая пища с **растительным маслом**, а также допускается употребление **морепродуктов**. В воскресенье разрешаются и **рыбные блюда**.

БОГОСЛУЖЕНИЕ

07.04.2013 Поклонение Кресту Господню, совершаемое в этот воскресный день, напоминает нам о том, что путь к Воскресению — только через Крест, и спасение души невозможно без борьбы с грехами и страстями, без претерпения скорбей и страданий. В субботу на всенощном бдении на середину храма выносится Крест и совершается благоговейное поклонение ему; обратно в алтарь Крест уносится лишь в пятницу четвертой седмицы (12.04).

Название праздника — **Благовещение** — передает главный смысл связанного с ним события: возвещение Деве Марии благой вести о зачатии и о рождении Ею Богомладенца Христа.

Борщ из жареной свеклы

- 4 крупные свеклы,
- 2 моркови,
- 2 головки лука,
- по 1/2 корня сельдерея и петрушки,
- 2-3 грибка,
- 1 ст. ложка муки,
- 2 ст. ложки раст. масла,
- 1 лавровый лист,
- 3-4 горошины черного перца,
- 3 ст. ложки 3 %-ного уксуса,
- соль по вкусу.

Свеклу очистить, нашинковать, сбрызнуть уксусом, положить в глубокую сковороду с разогретым растительным маслом и поджаривать 5-6 минут, посыпать ложкой муки, размешать, поджарить еще, подливая по ложке бульона, сваренного из кореньев, пока свекла не будет почти готова. Затем переложить свеклу в процеженный бульон, варить до готовности. Для приготовления бульона в кипящую воду добавить обжаренные на растительном масле мелко нарезанные соломкой морковь, корень петрушки, сельдерея, репчатый лук, лавровый лист и перец. По вкусу посолить. Варить 10-15 минут, процедить. Отдельно обжарить мелко нашинкованные свежие грибы. Подавать на стол, добавив обжаренные грибы.

Свекла с яблоками

- 800 г свеклы,
- 4 яблока,
- 2 ст. ложки муки,
- 3 ст. ложки раст. масла,
- 1 головка лука,
- лимонный сок или лимонная кислота,
- сахар и соль по вкусу.

Свеклу вымыть, сварить в кожуре, остудить, очистить, натереть на крупной терке. Лук очистить и порезать кольцами. Приготовить заправку из муки, масла и лука, приправить свеклу, добавить натертые на крупной терке яблоки. Добавить по вкусу сахар, соль и лимонный сок.

КОММЕНТАРИИ СПЕЦИАЛИСТА

Свекла это не только источник клетчатки, прекрасно нормализующий перистальтику кишечника, но и средство, стимулирующее ритмические сокращения желчного пузыря. Кроме всего, она богата солями магния, марганца и калия, столь полезными для сердца и нервной системы.

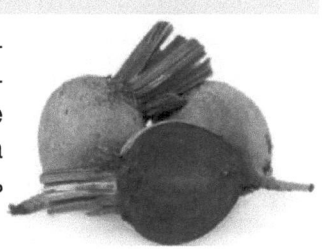

Икра из кальмаров

- 60 г отварных кальмаров,
- 25 г репчатого лука,
- 15 г растительного масла,
- 50 г помидоров,
- по 10 г зеленого лука и сладкого перца,
- 5 г зелени.

Кальмары мелко порубить. Репчатый лук очистить, мелко нарезать, пассеровать до золотистого цвета и охладить. Помидоры и сладкий перец промыть, нарезать, смешать с кальмарами и потушить до полного испарения жидкости, затем выложить на тарелку. Посыпать поджаренным луком и мелко нарезанной зеленью укропа или сельдерея.

Картофельная бабка

- 16 картофелин,
- 2 головки лука,
- 3-4 ст. ложки раст. масла,
- 1- 2 ст. ложки муки,
- соль по вкусу.

Сырой очищенный картофель натереть на терке, добавить муку, обжаренный на растительном масле мелко нарезанный лук, перец, соль и все перемешать. Подготовленную массу положить в глубокую сковороду, разровнять, сбрызнуть маслом и запечь в духовке. Подавать с салатом из свежих или маринованных овощей.

Рыба, запеченная в фольге

- 1 кг рыбы,
- 1 головка лука,
- 1 морковь,
- 4-5 спелых помидоров,
- 1-2 лавровых листа,
- перец и соль по вкусу.

Приготовленную рыбу посолить, положить на фольгу, посыпать перцем. Лук, морковь и помидоры нарезать и обложить рыбу, сбрызнуть лимонным соком, завернуть фольгу и запекать в горячей духовке. Подавать, порезав на порционные куски.

Рассольник рыбный

- 2 л воды,
- 1 кг рыбы,
- ¾ стакана перловой крупы,
- 5-6 картофелин,
- 3 моркови,
- 2 головки лука,
- 2 корня петрушки,
- 2 соленых огурца,
- 1/3 стакана раст. масла,
- 5-6 горошин черного перца,
- 2 лавровых листа,
- зелень, соль по вкусу.

Рыбу (хек, треску и т. д.) разделать на филе. Из голов, вынув жабры, и костей сварить бульон. Перловую крупу несколько раз промыть горячей водой. Картофель нарезать дольками, морковь, лук и петрушку — соломкой и слегка обжарить в масле. В процеженный кипящий бульон положить овощи и варить 10-15 минут. Затем добавить очищенные от кожицы и крупных семян, нарезанные мелкими дольками огурцы, крупу, черный перец горошком, лавровый лист, соль, кусочки филе и варить до готовности. Подавать, посыпав мелко нарезанной зеленью петрушки или укропа.

Салат с проростками

Вареные овощи остудить, мелко и аккуратно нарезать. Маринованные огурцы или грибы нарезать кубиками. Яблоко и сельдь очистить и тоже мелко нарезать. Измельчить миксером зерна пшеницы с горчичным маслом и соком лимона, разбавленным водой, полить салат. Украсить зеленью и дольками помидоров или красного сладкого перца.

КОММЕНТАРИИ СПЕЦИАЛИСТА

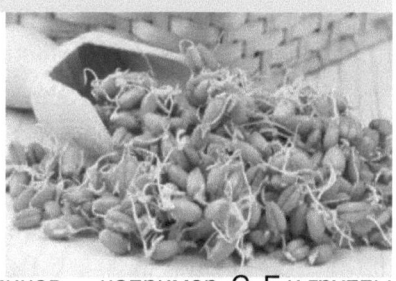

Употребление в пищу **проростков семян** разных растений укрепляет иммунитет, улучшает пищеварение, обмен веществ и состав крови, пополняет в организме запасы витаминов и минералов, приводит в норму кислотно-щелочной баланс, выводит токсины и шлаки и продлевает молодость. Содержание многих витаминов — например, С, Е и группы В, в проросших семенах увеличивается многократно.

Пшеничные проростки

Готовятся они следующим образом. Взять 3 стакана или 3 майонезные баночки с сырой водой. К этому нужны еще 3 ситечка для чая (или марля). В ситечко насыпать 1-2 ст. ложки зерен пшеницы и поместить его на стакан или баночку так, чтобы вода лишь смачивала зерна. На другой день утром таким же образом подготовить вторую порцию зерна, на третий день — третью. Через 3 дня зерно в первом ситечке начнет прорастать (ростки должны быть длиной около 3 мм) — оно готово к употреблению. В освободившееся ситечко насыпать новую порцию зерна. Нужно не забывать ежедневно менять воду.

Можно съедать от 1 до 3 ст. ложек зерен в день с салатами из сырых и вареных овощей, в виде паст для бутербродов, кремов, а также просто с хлебом.

Чай морковный

По 5 частей корня моркови, листьев сушеной крапивы и сушеных плодов шиповника, 1 часть сушеных плодов черной смородины.

Корень моркови, лист крапивы, плоды шиповника и смородины заварить в фарфоровом чайнике. Настаивать 4 часа, процедить.

КОММЕНТАРИИ СПЕЦИАЛИСТА

На Руси традиционно было принято добавлять в блюда разные травы. В зимне-весенний период использовались травы сушеные. И в наше время такое обогащение дикорастущими растениями повышает биологическую ценность блюд. **Крапива** — одна из наиболее употребляемых трав в России. Она способствует очищению крови, содержит кроветворные микроэлементы, а каротина в ней столько же, сколько в моркови. Крапива поставляет хлорофилл в организм и просто продлевает жизнь. Надо только помнить, что при употреблении в больших количествах она может сгущать кровь.

Четвертая седмица Великого поста. Крестопоклонная

На этой седмице не разрешается вкушение рыбы и морепродуктов. Это более строгая неделя поста.

День 22 пн.	День 24 ср.	День 26 пт.

УСТАВ

Разрешаются **холодные блюда без растительного масла** и холодное питье.

Суп с черносливом и геркулесом

- 2 л воды,
- 1 стакан геркулеса,
- 300 г чернослива,

- 2/3 стакана сахара,
- 1 стакан фруктового сока,
- корица, гвоздика.

Сварить на воде в закрытой кастрюле геркулес, посолить. Варить до густоты сметаны. Чернослив промыть, залить холодной кипяченой водой, оставить набухать. Набухший чернослив положить в воду, добавить пряности и варить, пока не разварится, затем протереть через сито. Полученную массу смешать с геркулесом, добавить сахар, влить фруктовый сок и все довести до кипения. Подавать в холодном виде.

Закусочные голубцы

- *1 кочан капусты,*
- *5-7 морковок,*
- *4-5 долек чеснока,*
- *соль по вкусу.*

Кочан опустить в кастрюлю с кипящей подсоленной водой, дважды дать воде закипеть с перерывом 10 минут. Вынуть из воды, аккуратно разобрать на листья. Натертую на крупной терке морковь смешать с мелко нарубленным чесноком и завернуть в капустные листья в виде колбасок. Голубцы сложить в глубокую посуду, залить кипящим рассолом (1 ст. ложка соли на 1 л воды) так, чтобы жидкость их только прикрыла. Подавать холодными.

Овощной салат с медом

- *100 г моркови,*
- *по 200 г кольраби и свеклы,*
- *пучок зеленого лука,*
- *мед, лимонный сок.*

Овощи натереть отдельно, не смешивая их по цвету. В круглой салатной вазе выложить горку из белого салата, полученного из кольраби. Вокруг него кольцом уложить тертую морковь и, наконец, внешним кольцом — красную тертую свеклу. Полить все лимонным соком, смешанным с медом и небольшим количеством воды. Между кольцами насыпать мелко нарезанный зеленый лук.

Соевое молоко и сыр «Тофу»

Замочить на ночь три майонезные банки сои, а утром слить воду. Разбухшие зерна 4-5 раз пропустить через мясорубку (в электромясорубке 1 раз). Полученную густую пасту залить 6 л холодной кипяченой воды, размешать и поставить на огонь. После начала кипения проварить массу 5-6 минут на маленьком огне, а затем процедить через марлю. Полученная жидкость — соевое молоко, а остатки — соевая масса, которую можно использовать для приготовления запеканок и разных выпечных изделий. Если в соевое молоко выжать сок лимона, то оно створожится. Затем нужно настаивать эту смесь под крышкой 10-15 минут, после чего свернувшиеся хлопья перенести ложкой с дырочками в дуршлаг, устланный марлей, и положить сверху ровный груз. Через час полученный сыр вместе с марлей перенести в посуду с холодной водой на 30 минут, так как горячий сыр очень ломкий. Этот сыр называют «Тофу».

КОММЕНТАРИИ СПЕЦИАЛИСТА

Тофу является прекрасным источником белка (в процентном отношении количество белка в нем в 2 раза превышает количество белка в бифштексе). Нежный вкус делает его хорошей добавкой к супам, салатам, овощам. Тофу можно поджарить для бутербродов или запанировать в муке.

Белок сои по составу и биологической ценности близок к белку мяса, он содержит много незаменимых аминокислот. Соя богата фосфором, питающим наш мозг, магнием, столь необходимым сердцу, и витамином В1, участвующем в углеводном обмене.

Кисель овсяный

- *2 стакана овсяных хлопьев или муки,*
- *1 стакан сахара,*
- *1/2 стакана ягодного сиропа.*

Овсяную муку или геркулес развести холодной водой и дать хорошо закиснуть, затем процедить. Заварить густой кисель с добавлением сахара, разлить в чашки и охладить.

Застывший кисель вынуть из формочек, полить ягодным сиропом или медом.

КОММЕНТАРИИ СПЕЦИАЛИСТА

Овес содержит ценнейшие витамины группы В, отвечающие за углеводный обмен и здоровье кожи, препятствующие набору веса. Много в нем и минеральных веществ. Все это переходит в блюдо при приготовлении овсяного киселя. Кроме того, процессы брожения делают доступными к усвоению многие биологически активные вещества. Так что овсяный кисель — очень полезное блюдо, которое содержит даже органические кислоты.

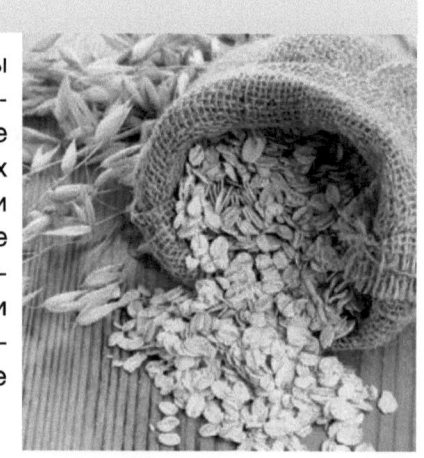

Квас из пшеничных отрубей

- *1 л воды*
- *800 г пшеничных отрубей,*
- *70 г сахара,*
- *1-2 лимона,*
- *25 г дрожжей.*

Пшеничные отруби и лимонную цедру залить горячей водой, довести до кипения и варить в течение 1 часа. После этого процедить через марлю, охладить до температуры 18-20°С, добавить дрожжи и сахар. Поставить на 10-12 часов для брожения. Перед подачей добавить лимонный сок. Получается кисловато-сладкий, освежающий напиток с запахом лимона.

КОММЕНТАРИИ СПЕЦИАЛИСТА

В составе **отрубей** более 90% всего полезного, что есть в зернах: там есть белок, жиры, клетчатка, сахароза и т.д. Богаты отруби витаминами — бета-каротином, А, Е и группы В, а также минералами (железо, натрий, магний, медь, марганец, цинк, йод, кобальт). Все эти вещества, и особенно витамины группы В, принимают в работе нашего организма самое активное участие (в процессе кроветворения и обмене веществ, регуляции работы многих органов и систем, выработке гормонов и поддержании их нормального баланса. Пшеничные отруби улучшают зрение, укрепляют иммунитет, поддерживают здоровье кожи, волос и ногтей, стимулируют в организме процессы регенерации.

День 23
вт.

День 25
чт.

УСТАВ

Горячая пища без растительного масла.

Овощной рассольник

- *3-4 соленых огурца,*
- *1 картофелина,*
- *1 морковь,*
- *1 репа,*
- *0,5 стакана риса,*
- *корень петрушки,*
- *2 луковицы,*
- *лук-порей,*
- *3 лавровых листа,*
- *пучок укропа и петрушки.*

Картофель помыть, нарезать кубиками и бросить в кастрюлю с кипятком. Морковь и петрушку нашинковать и положить в кастрюлю, вслед за ними и репу, нашинкованную соломкой. Зелень лука-порея мелко нарезать и ввести в рассольник. Белый стержень порея нарезать очень тонкими колечками и тоже положить в суп. Огурцы очистить от кожуры и разрезать вдоль на 4 части, затем их мелко нашинковать и ввести в рассольник. Стволики пряной зелени нарезать крупкой и положить в кастрюлю, снятую с огня. Дать настояться под крышкой.

Перловая каша с кабачками и помидорами

- *1,5 стакана перловой крупы,*
- *1 л воды,*
- *500 г кабачков,*
- *3 красных помидора,*
- *2 луковицы,*
- *соль,*
- *2 ст. ложки рубленой зелени укропа.*

Замоченную перловую крупу отварить в подсоленной воде. Лук мелко порубить. Кабачки очистить от кожицы и семян. В кастрюлю с кашей положить подготовленные кабачки, лук, дольки помидоров и прогревать 7-10 минут. При подаче кашу посыпать рубленой зеленью укропа.

Цитрусовое желе

- *4 апельсина,*
- *1 лимон,*
- *100 г сахара,*
- *15 г агар-агара,*
- *0,5 стакана воды.*

В теплой воде растворить агар-агар и сахар, добавить цедру половины апельсина, сок апельсинов и лимона, перемешать, процедить, разлить в формочки и поставить в холодильник. При подаче формы опускаются ненадолго под воду, чтобы желе легко отделилось.

Вареники с вишней

Для теста:
- *2 стакана муки,*
- *2/3 стакана ледяной воды,*
- *1 ст. ложка сахара,*
- *1/2 ч. ложки соли.*

Для начинки:
- *1 кг замороженной вишни,*
- *2 стакана сахара.*

Для сиропа:
- *1/2 кг вишни,*
- *2,5 стакана сахара.*

Приготовить тесто из муки, воды, сахара и соли, раскатать его в тонкий пласт толщиной 2-3 мм. Раскатанное тесто нарезать на квадраты размером 5х5 см. В вишню (без косточек) добавить сахар, перемешать. В середину каждого квадрата положить вишни, края теста смазать кипяченой водой или чаем, соединить противоположные углы и защипать. Варить в кипящей подсоленной воде до тех пор, пока не всплывут. Для сиропа вишни разморозить, засыпать сахаром и поставить на огонь, довести до кипения и варить 2-3 минуты, после чего протереть через дуршлаг и снова варить при слабом кипении 3-5 минут. Подавать вареники, полив вишневым сиропом.

Чай вересковый

- *По 1 части сушеных цветков вереска и лепестков шиповника,*
- *5 частей сушеных листьев земляники.*

Фарфоровый чайник ополоснуть горячей водой, насыпать смесь сушеных цветков вереска, лепестков шиповника и земляничного листа, залить кипятком, настаивать 5- 10 минут.

КОММЕНТАРИИ СПЕЦИАЛИСТА

Вереск — любимое растение на Руси. Терпкий вкус, наличие фитонцидов, противостоящих инфекциям, тонизирующий аромат — все это поддержит в период поста.

День 27
сб.
День поминовения усопших

УСТАВ

Разрешена **горячая пища с растительным маслом**, вкушение рыбы и морепродуктов запрещено.

Калья с грибами

Несколько свежих или сушеных грибов, по корню петрушки и сельдерея, одну луковицу, лавровый лист, перец горошком отваривают в 1,5 л воды, посолив по вкусу. Готовый грибной бульон процеживают, отварные грибы режут соломкой, смешивают с нарезанными соломкой же солеными огурцами, мукой и жарят в растительном масле 15-20 минут. Потом кладут их в грибной бульон, вливают процеженный огуречный рассол и варят 10-15 минут. Разливают горячим по тарелкам, добавляя в каждую по 0,5-1 ст. ложке миндального молока, и посыпают зеленью петрушки.

Грибы содержат много растительного белка, углеводов, полезной клетчатки, необходимой для нормальной работы кишечника, а также микроэлементов, необходимых нашему организму. Надо учитывать тот факт, что лучше усваиваются сушеные грибы.

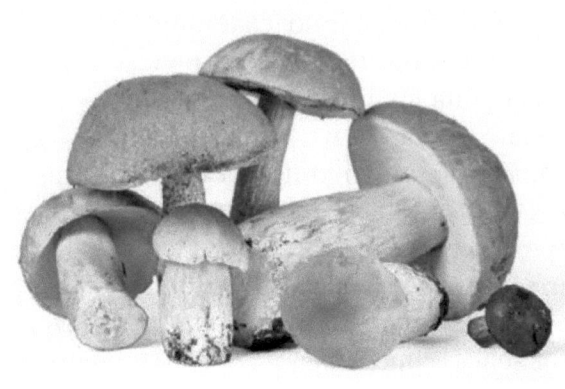

Миндальное молоко

Ядра миндального ореха размельчить в ступке, залить водой в соотношении 1:2 и варить 10 минут.

Грибные ушки

- *200 г грибов,*
- *2 головки лука,*
- *1/2 стакана гречневой крупы,*
- *2 стакана муки,*
- *1 стакан воды,*
- *1/3 стакана раст. масла,*
- *соль по вкусу.*

Сухие грибы перебрать, промыть, замочить и в этой же воде отварить без соли; мелко порубить, посолить, прибавить мелко нарезанный и слегка обжаренный в растительном масле лук, гречневую рассыпчатую кашу и все хорошо перемешать. Замесить, как для пельменей, крутое тесто, тонко раскатать его, нарезать квадратиками. На один угол положить фарш, закрыть вторым углом теста, защипать края, свернуть ушками и снова защипать. Сварить в кипящей подсоленной воде. Подавать в грибном бульоне.

Чай черничный

По 1 части сушеных плодов черники, сушеных цветков ромашки, сушеных листьев мяты и крапивы.

Измельченную смесь заварить в фарфоровом чайнике, настаивать 5-10 минут.

Черничный чай поддержит ваше зрение и очень поможет больным диабетом, поскольку регулирует сахар крови.

День 28
вс.

БОГОСЛУЖЕНИЕ

В **Неделю 4-ю Великого поста** (четвертый воскресный день поста) **Церковь** совершает **память преподобного Иоанна Лествичника** (около 570-649 гг.), подвижника, проведшего всю жизнь в монашеских подвигах. Главный памятник его жизни — «Лествица» (лестница) — написанное им руководство для восхождения к духовному совершенству.

УСТАВ

Разрешена горячая пища с **растительным маслом, морепродукты.**

Рассольник с капустой

- *200 г свежей капусты,*
- *3-4 картофелины,*
- *1 морковь,*
- *2-3 корня петрушки,*
- *1 корень сельдерея,*
- *1 луковица,*
- *2 средних размеров огурца,*
- *2 ст. ложки масла,*
- *полстакана огуречного рассола,*
- *2 л воды,*
- *соль, перец, лавровый лист.*

Рассольник можно готовить со свежими или сушеными грибами, с крупой: пшеничной, перловой, овсяной. В этом случае к указанному рецепту надо добавить эти продукты. Нашинковать в виде соломки очищенные и промытые петрушку, сельдерей, лук репчатый, все вместе пожарить в масле. Срезать с соленых огурцов кожицу и сварить ее отдельно в 2 л воды. Это бульон для рассольника. Очищенные огурцы разрезать вдоль на 4 части, удалить семена, мякоть огурцов мелко нарезать кусочками. В маленькой кастрюле припустить огурцы. Для этого положить в кастрюлю огурцы, влить полстакана бульона, варить на слабом огне до полного размягчения огурцов. Нарезать картофель брусочками, нашинковать свежую капусту. В кипящем бульоне сварить картофель, затем добавить капусту, когда капуста и картофель будут готовы — добавить пассерованные овощи и припущенные огурцы. За 5 минут до окончания варки рассольник надо посолить, добавить перец, лавровый лист и другие специи по вкусу. За минуту до готовности влить огуречный рассол.

Плов с овощами и изюмом

- *1 стакан риса,*
- *2-3 стакана воды,*
- *3-4 моркови,*
- *2-3 головки лука,*
- *1/2 стакана изюма,*
- *1/2 стакана раст. масла,*
- *зелень петрушки.*

В подсоленной воде сварить до полуготовности рис, добавить в него тщательно вымытый и перебранный изюм, обжаренные в растительном масле мелко нарезанные лук и морковь и тушить 20 минут в посуде с закрытой крышкой.

Подавать, заправив маслом и посыпав мелко нарезанной зеленью петрушки.

Икра из сухой сныти, овощей и трав

50 г смеси сухих трав (сныти и подорожника) заливают горячей водой на 1 час, добавляют измельченные на терке корневища пастернака и пассерованный репчатый лук, чеснок, соль, перец. Перемешивают и кипятят 5 минут. На 50 г сухой смеси берут 100 г корня пастернака, 30-50 г масла, 5 г чеснока.

КОММЕНТАРИИ СПЕЦИАЛИСТА

На Руси в период поста активно использовались травы и коренья дикорастущих растений, заготовленных летом. **Дикорастущие травы — самый богатый источник редких, но необходимых организму активных веществ, а также витаминов и минералов.** Кроме того, каждая лекартвенная трава несет свою пользу здоровью, выполняя профилактическую роль многих заболеваний. Так, **сныть и подорожник** улучшают пищеварение, нормализуют процессы образования пищеварительных соков, обладают заживляющими и обеукрепляющими свойствами.

Мидии с грибами

- *1 банка (250 г) консервированных мидий (в масле), но лучше 500 г свежих или замороженных,*
- *250 г свежих грибов,*
- *6 картофелин,*
- *1 корень салатного сельдерея,*
- *постное масло, соевый соус.*

Отдельно сварить свежие грибы, картофель и корень салатного сельдерея, охладить и нарезать кубиками. Прибавить заранее отваренные мидии. Все хорошо размешать, посолить и заправить маслом и соевым соусом. Если используются свежие мидии, то ракушки следует довести до кипения в небольшом количестве подсоленной воды, чтобы они вскрылись, и вынуть содержимое.

Чай липовый

По 1 части сушеных цветков липы и меда.

Цветки липы залить кипящей водой, дать настояться 10-15 минут, процедить, добавить мед.

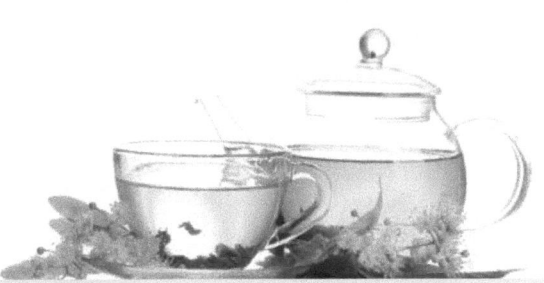

КОММЕНТАРИИ СПЕЦИАЛИСТА

Липовый чай великолепно согреет и послужит профилактикой простудных заболеваний. Но не пейте его перед выходом на улицу. Поскольку это потогонное средство.

Пятая седмица Великого поста

День 29 пн.	День 31 ср.	День 33 пт.

БОГОСЛУЖЕНИЕ

На 5-й седмице Великого поста утреня четверга (обычно совершается в храмах в среду вечером, 17.04) именуется **«стоянием Марии Египетской»**. На этой службе полностью прочитывается Великий покаянный канон **святителя Андрея Критского**, а также читается житие **преподобной Марии Египетской** — великой грешницы, чудесно обратившейся к Богу и проведшей всю жизнь в подвиге покаяния. Это житие — пример глубины греховного падения и благодатного восстания, указание на то, что истинное покаяние и жизнь в Боге искупает и самые тяжкие грехи, может возвести кающегося грешника на высоту духовного совершенства.

УСТАВ

Разрешены **холодные блюда без растительного масла и холодное питье**, но в наших климатических условиях разрешен горячий чай.

Суп холодный с томатным и свекольным соком

- 2 л воды,
- по 3-4 красных крупных помидора, свеклы, картофелины,
- 4-5 свежих огурцов,
- 1-2 брюквы,
- 4 шт. сладкого перца,
- эстрагон, зеленый лук,
- соль по вкусу.

Свежие помидоры промыть, разрезать, немного посолить, дать настояться и отжать через марлю сок. Натереть на терке такое же количество свеклы и тоже отжать сок. Отходы из выжатой свеклы и помидоров залить водой и варить 10-15 минут, процедить, охладить и соединить со свекольным и томатным соками. Сложить в одну посуду нарезанные свежие огурцы, отварную брюкву, мелко нашинкованный зеленый лук, эстрагон, вареный картофель, стручки очищенного от зерен, испеченного, охлажденного нашинкованного сладкого перца, добавить овощной отвар и все перемешать.

Салат из моркови с соленым огурцом

- 800 г моркови,
- 2 соленых огурца,
- 200 г томатного сока.

Удалить тонкую кожицу с соленых огурцов, разрезать их вдоль надвое. Если семена крупные, удалить их. Нарезать огурцы на мелкие кубики, залить томатным соком, сдобрить перцем и дать настояться. Морковь мелко нашинковать, залить приготовленной заправкой и подавать на стол.

Сладкие блюда могут быть не только вкусными, но и очень полезными. Таким является клюквенный мусс. Целительные сила клюквы переходит в блюдо вместе с натуральным клюквенным соком.

Клюквенный мусс на манке

- 200 г клюквы,
- 1 стакан сахара,
- 2 ст. ложки меда,
- 1/2 стакана манной крупы,
- 2,5 стакана воды.

Ягоды перебрать, промыть холодной водой, откинуть на дуршлаг, чтобы стекла вода. Переложить клюкву в кастрюлю и размять ложкой или толкушкой. Ягодную массу переложить на марлю, отжать сок в отдельную чашку и убрать его в холодильник. Выжимки от сока залить кипятком, поставить на огонь, дать закипеть, после чего уменьшить огонь и варить еще около 5 минут. Полученный отвар процедить через марлю и добавить в него мед, размешать до полного растворения. Затем всыпать сахар и сварить сироп. Когда сироп закипит, постепенно, тонкой струйкой, всыпать в него манную крупу, постоянно помешивая, чтобы не образовались комки. Варить на маленьком огне при постоянном помешивании не менее 15 минут. Когда сварится манная каша, снять посуду с огня, влить клюквенный сок и взбить миксером до получения однородной пористой светло-розовой массы. Не взбивайте слишком долго, чтобы мусс не стал водянистым. Получившуюся смесь разложить в креманки и поставить их в холодильник до застывания.

Бананово-медовое печенье

- *1 банан,*
- *3-4 стакана муки,*
- *1 стакан сахара,*
- *2 ст. ложки меда,*
- *1 ст. ложка воды,*
- *1 ч. ложка разрыхлителя для теста.*

Спелый банан размять в кашицу, добавить сахар, мед и нагреть смесь на водяной бане до растворения сахара. Затем добавить разрыхлитель и, как смесь побелеет и увеличится в объеме, снять с водяной бани и охладить. Всыпать просеянную муку и замесить тесто. Чтобы печенье не получилось твердым, добавить в тесто ложку воды и раскатать в пласт толщиной не менее 1 см. Можно вырезать фигурки формочкой или нарезать тесто ромбиками при помощи ножа. Противень сбрызнуть водой и слегка посыпать мукой, выложить печенье. Сверху печенье кисточкой смазать водой, посыпать сахаром и выпекать до золотистого цвета 7-10 минут.

Имбирный напиток

Натрите свежий корень имбиря, залейте кипятком, положите по вкусу мед и лимон. Достаточно 1/2 ч. ложки тертого корня на 1 стакан напитка. Пить холодным.

КОММЕНТАРИИ СПЕЦИАЛИСТА

Имбирный напиток — чудесно согревает и заряжает энергией, даже несмотря на то, что это холодное питье. К тому же такой напиток способствует оздоровлению кишечной микрофлоры, помогает избавиться от дисбактериоза, а вместе с ним и от многих заболеваний, в т.ч. аллергии или кожных проблем.

УСТАВ

В эти дни разрешено употребление горячей пищи **без растительного масла и морепродуктов.**

Огуречный суп с креветками

- *100 г отваренных морских креветок,*
- *1 большой салатный огурец,*
- *4 помидора,*
- *1 луковица,*
- *2 зубчика чеснока,*
- *400 мл овощного бульона,*
- *1-2 ст. ложки лимонного сока,*
- *2 ст. ложки рубленого укропа,*
- *4 ст. ложки сухариков,*
- *молотый белый перец, соль.*

Огурец очистить, разрезать пополам вдоль, чайной ложкой выбрать зернышки, мякоть нарезать маленькими кубиками. Помидоры обдать кипятком, очистить от кожицы, разрезать пополам, удалить семена и плодоножки, крупно нарезать. Лук и чеснок мелко нарубить. В небольшой кастрюле потушить лук и чеснок в течение 3 минут, залив их небольшим количеством воды. Добавить огурец и помидоры, тушить еще 2 минуты. Влить овощной бульон и стакан воды, добавить соль, перец, лимонный сок и варить еще 5 минут. Добавить укроп и креветки в суп, оставить на плите еще на 5 минут. Положить в суп сухарики и подать к столу.

Суп-пюре из овощей

- *2 л воды,*
- *1 репа,*
- *2 моркови,*
- *2 лука-порея,*
- *4 картофелины,*
- *2/3 стакана риса,*
- *100 г зеленого горошка,*
- *немного зелени.*

Репу, морковь, белые части лука-порея мелко нарезать, сложить в кастрюлю и тушить в течение 15 минут. Затем добавить тщательно промытый рис, картофель, влить воду в кастрюлю и, закрыв плотно крышкой, тушить на слабом огне 35 минут. Все овощи и отвар протереть сквозь сито, добавить измельченную зелень, посолить по вкусу и размешать. Перед подачей на стол положить в тарелки тертый зеленый горошек. Подавать с гренками из белого хлеба.

Гречневая каша с морской капустой

- *2 стакана крупы ядрицы,*
- *4 стакана воды,*
- *специи.*

Промытую крупу залить водой и довести до кипения. Умень-шить огонь до минимума, проварить 1-3 минуты и выключить газ. Снять пену, добавить лавровый лист, кориандр (или гвоздику), морскую капусту, накрыть крышкой и полотенцем и оставить допревать на 25-30 минут.

КОММЕНТАРИИ СПЕЦИАЛИСТА

Морская капуста восполнит дефицит йода, его недостаток в зимнее время вызывает снижение иммунитета, упадок сил и настроения.

Гречневая каша с овощными жмыхами

До закипания воды положить в посуду с крупой жмыхи овощей из соковыжималки. Если жмыхи получены из овощей (капусты, лука, хрена, редьки), то к ним можно ничего не добавлять. Если пряных или острых овощей не было, то дополнительно можно добавить сушеные специи. Дальнейшее приготовление каши, как обычно.

КОММЕНТАРИИ СПЕЦИАЛИСТА

Жмыхи овощей — самая ценная клетчатка, которая к тому же обогащена минералами и витаминами. Обычно все полезные вещества находятся в шкурке плодов и овощей. Сама клетчатка — лучшее средство профилактики запоров и для похудения и поддержания нормальной микрофлоры.

Мандарины в карамели

- *10 мандарин,*
- *350 г сахара,*
- *250 мл мандаринового сока.*

Мандарины очистить от кожуры, снять все белые пленочки и волокна. Снимать тщательно, чтобы в готовом виде десерт не оказался горьким. Взять маленькую, но высокую кастрюльку с толстым дном, всыпать в нее сахар, добавить немного мандаринового сока, чтобы сахар только пропитался соком. Смазать изнутри стенки кастрюльки холодной водой, это поможет предотвратить образование сахарных кристаллов на стенках. Растопить сахар, не доводя до появления пузырей, продолжать варить, помешивая, до золотисто-коричневого цвета.

Снять кастрюльку с огня. Теперь осторожно, струйкой, влить мандариновый сок в карамель. Вернуть кастрюлю на плиту, варить до растворения карамели, затем уменьшить огонь и готовить еще около 6-10 минут. Подготовленные мандариновые дольки опускать по очереди в карамель и раскладывать на тарелку. Можно сделать наоборот — разложить мандарины на тарелке и полить карамелью.

Чай рябиновый с мятой

1-2 ст. ложки сушеных ягод рябины и щепотку листьев мяты (или мелиссы) заварить в фарфоровом чайнике.

КОММЕНТАРИИ СПЕЦИАЛИСТА

Мята и рябина особо полезны тем, кто страдает головными болями.

День 34 сб.	День 35 вс.

БОГОСЛУЖЕНИЕ

20.04 Суббота 5-й седмицы — Суббота акафиста. На утрени совершается особое молебное пение, восхваляющее Пресвятую Богородицу — Акафист (позднее по его образцу стали составляться и другие акафистные пения).

21.04 В Неделю 5-ю Великого поста (пятый воскресный день поста) Церковь совершает память преподобной Марии Египетской.

УСТАВ

Горячая пища с **растительным маслом, морепродукты**.

Луковая похлебка

- *10 луковиц,*
- *1 корень сельдерея или пастернака,*
- *1 корень петрушки,*
- *1 ст. ложка сушеного укропа, лавровый лист, гвоздика и душистый перец.*

Луковицы мелко нашинковать и прожарить до золотистого цвета в растительном масле. Отварить в литре воды коренья, опустить в бульон лук, посолить, добавить сушеную зелень. Когда суп будет готов, дать ему настояться. Подавать с сухариками из белого хлеба.

Картофельные котлеты с грибным соусом

- *500 г картофеля,*
- *4-5 ст. ложек раст. масла,*
- *50 г сухарей.*

Для соуса:
- *60 г сухих грибов,*
- *2 ст. ложки муки,*
- *2 ст. ложки раст. масла,*
- *2 головки лука.*

Горячий отварной картофель пропустить через мясорубку и смешать с растительным маслом. Из этой массы сделать котлеты, обвалять их в сухарях, обжарить с двух сторон на сковороде и поставить на 15-20 минут в духовку. Для соуса промытые сухие грибы замочить в 3 стаканах холодной воды на 2-3 часа, затем сварить без соли в той же воде. 2 ст. ложки муки и 2 ст. ложки растительного масла поджарить до светло-коричневого цвета и развести 2 стаканами процеженного грибного бульона. Полученный соус варить при слабом кипении 15-20 минут. Мелко нарезанный репчатый лук поджарить, добавить нашинкованные грибы и еще раз прожарить все вместе, затем переложить все в соус, прибавить по вкусу соль и прокипятить.

Яблоки с орехами

- *8 яблок,*
- *160 г ядер грецких орехов,*
- *2 ст. ложки изюма,*
- *1/3 стакана сахара, лимон.*

Из яблок удалить сердцевины и часть мякоти, сделать «бочонок» и срезать кожицу. Слегка потушить в сиропе, приготовленном из сахара, воды и лимонного сока. Яблоки вынуть из сиропа и поместить на мелкую тарелку. Наполнить смесью из толченых орехов и изюма. Подают, полив сверху каким-либо ягодным сиропом.

Чай с чабрецом

По 5 частей сушеных листьев чабреца и сушеной травы зверобоя, 1 часть сушеных листьев брусники.

Сушеные листья чабреца и брусники смешать с травой зверобоя и использовать как заварку.

КОММЕНТАРИИ СПЕЦИАЛИСТА

Чабрец прекрасно очищает легкие и бронхи. В период простуд это лечебный чай для тех, кто часто страдает кашлем.

Шестая седмица Великого поста

Завершается Лазаревой субботой и двунадесятым праздником Входа Господня в Иерусалим (Вербное воскресенье).

| **День 36**
пн. | **День 38**
ср. | **День 40**
пт. |

Окрошка по-вятски

- 1-2 редьки,
- 2-3 картофелины,
- тертый хрен,
- зелень укропа и петрушки,
- пучок зеленого лука,
- соль по вкусу,
- квас.

Редьку натереть на крупной терке или мелко нашинковать соломкой. Картофель отварить в кожуре, охладить, мелко нарезать. Смешать редьку с картофелем, смесь посолить, оставить минут на 40-50. Добавить холодный квас, тертый хрен (по вкусу). Подавать, посыпав мелко нарезанным зеленым луком, зеленью укропа и петрушки.

Каша перловая с фасолью

- 1/2 стакана перловой крупы,
- 1 стакан фасоли,
- 1 головка лука,
- 1 морковь,
- 1/2 корня петрушки,
- 2 сладких перца,
- 1-2 спелых помидора,
- соль по вкусу.

Крупу и фасоль промыть, замочить на 3-4 часа и отварить в слегка подсоленной воде. Репчатый лук, морковь и корень петрушки нарезать мелкими кубиками и припустить до полуготовности. Все смешать, добавить нарезанный мелкой соломкой сладкий перец, воду, посолить по вкусу и тушить 10-15 минут. В конце тушения добавить нарезанные ломтиками спелые помидоры.

Печеная морковь

Разогреть духовку до 220-250°. Тщательно вымыть морковь, заложить в духовку целиком в неразрезанном виде на 20-40 минут. Морковь рекомендуется употреблять с жареными орехами или семечками, можно в холодном виде.

Кроме картофеля можно и очень полезно во время поста запекать в духовке разные овощи, желательно в кожуре: тыкву, морковь, свеклу и др. Все они в холодном виде разрешены в дни сухоядения и очень полезны для организма. Морковь богата каротином, причем во время термической обработки его количество в овоще возрастает.

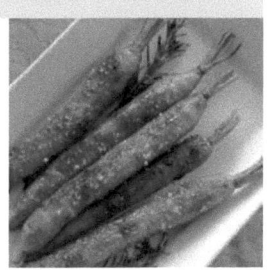

Чернослив с орехами

- *20 черносливин,*
- *20 очищенных грецких орехов,*
- *2 ст. ложки сахарной пудры.*

Чернослив залить на некоторое время кипятком и оставить постоять до размягчения. Удалить косточки через верх плода, отверстие должно быть минимальным, постарайтесь сильно не разрывать. Место, которое занимали косточки, заполнить ореховой начинкой. Начинка: мелко истолочь орехи, смешать их с сахарной пудрой и горячей водой, примерно 1 ст. ложка. Размешать смесь до равномерной консистенции. Сделать из нее небольшие шарики, которые вставить на место косточек.

Свекольный квас

- *2 кг свеклы,*
- *2 стакана сахара,*
- *1 ломоть ржаного хлеба,*
- *30 г дрожжей,*
- *4 л воды,*
- *лимонная кислота,*
- *соль по вкусу.*

Свеклу очистить, натереть на мелкой терке, залить кипяченой теплой водой. Добавить сахар, лимонную кислоту по вкусу, растертые с сахаром дрожжи и хлеб, все перемешать, оставить в теплом месте для брожения. Когда квас хорошо забродит, жидкость процедить, разлить в бутылки, закупорить и через сутки перенести в холодное место. Через 2 дня квас готов.

День 37
вт.

День 39
чт.

УСТАВ

В эти дни разрешена **горячая пища без масла**, а также **морепродукты** всем, кто активно работает и учится, с благословения батюшки.

Калья с мидиями

- *700 г мороженых мидий,*
- *2-3 соленых огурца,*
- *1 стакан огуречного рассола,*
- *3-4 картофелины,*
- *1 головка лука,*
- *1/2 лимона,*
- *1 лук-порей,*
- *1 морковь,*
- *1 корень петрушки,*
- *8-10 горошин черного перца,*
- *2-3 лавровых листа,*
- *1 ст. ложка укропа,*
- *5-6 тычинок шафрана,*
- *1 ст. ложка свежего или 1 ч. ложка сухого эстрагона.*

В подсоленный кипяток положить нарезанный кубиками картофель, нарезанные соломкой морковь и петрушку, нашинкованный лук и варить в течение 10-15 минут на умеренном огне до полуготовности картофеля. Затем заложить все пряности, кроме укропа, эстрагона и половины лука-порея, добавить предварительно прокипяченный огуречный рассол, нарезанные кубиками соленые огурцы, довести до кипения, после чего опустить мидии. В конце варки положить укроп, оставшуюся часть лука-порея, эстрагон, снять с огня, выдавить сок лимона и дать настояться.

КОММЕНТАРИИ СПЕЦИАЛИСТА

Калья — традиционное русское блюдо, появившееся в XVI-XVII веках. Представляет собой горячую похлебку из птицы, рыбы или морепродуктов. Обязательный ингредиент кальи — соленые огурцы и огуречный рассол. Калья готовится так же, как уха, но в нее добавляется больше пряностей, и она гораздо гуще по консистенции. Использование вместо рыбы мидий пополнит запасы нашего организма необходимыми макро- и микроэлементами, такими как кальций, фосфор, железо, медь, марганец, цинк, йод, бор, кобальт и др. Добавление в калью шафрана поможет очистить вашу печень, а эстрагона — кровь.

Похлебка-репивца

- *5 некрупных реп,*
- *1 корень пастернака,*
- *1 корень петрушки,*
- *1 луковица,*
- *3 горошины душистого перца,*
- *бутон гвоздики, лавр. лист, головка чеснока, пучок зелени.*

Бросить в кипяток нашинкованную луковицу, затем тонко нарезанную листиками репу и пастернак. Лавровый лист, перец и гвоздику ввести за 3 минуты до готовности. Чеснок мелко нарезать или размять в чесночнице и добавить в похлебку, когда кастрюля сдвинута на край плиты. Дать настояться.

Плов с сухофруктами

- *2 стакана риса,*
- *по горсти кураги и изюма,*
- *3-4 финика,*
- *5 черносливин,*
- *4-5 очищенных грецких орехов,*
- *2 ст. ложки меда,*
- *соль по вкусу.*

В слегка подсоленной воде сварить до полуготовности рис, добавить в него тщательно вымытый и перебранный изюм, нарезанные соломкой курагу и финики, очищенный от косточек и нарезанный чернослив и толченые орехи. Довести под крышкой до готовности, добавить мед, все хорошенько перемешать и дать настояться в течение 25-30 минут.

КОММЕНТАРИИ СПЕЦИАЛИСТА

Помогут поддержать организм и подпитать его активными веществами, минералами и витаминами сухофрукты, зимой они являются прекрасной заменой фруктам.

Ароматный чай

Сушеные или свежие цветки шиповника, жасмина, белой акации, соцветий красной рябины, соплодия и листики малины залить кипятком и дать отстояться в теплом месте. Для придания цвета и вкуса добавить цветки желтого бессмертника, но не больше 1/8 ч. ложки на 1 стакан.

КОММЕНТАРИИ СПЕЦИАЛИСТА

Бессмертник кроме вкуса и цвета добавляет данному чаю очищающих свойств, поскольку обладает желчегонным эффектом. Цветки белой акации полезны при многих заболеваниях, они обладают противовоспалительным, противоопухолевым действием, помогают снять боли и спазмы, укрепляют сосуды и др. Листья малины, имея в своем составе различные органические кислоты, минеральные соли и витамин С, используются в народной медицине не только в качестве эффективного жаропонижающего средства, они обладают широким спектром противовоспалительных свойств, используются в качестве антитоксичного и отхаркивающего средства, укрепляют общий иммунитет человека и помогают противостоять различным простудным и вирусным заболеваниям. Дубильные и вяжущие вещества в листьях малины способствуют остановке внутренних кровотечений, оказывают полезное влияние на кишечник.

БОГОСЛУЖЕНИЕ

Господь Иисус Христос совершил чудо воскрешения святого праведного Лазаря, жившего вместе со своими сестрами Марфой и Марией в селении Вифания близ Иерусалима и скончавшегося за четыре дня до прихода **Господа в Вифанию** (поэтому субботний день, предшествующий **Вербному воскресенью**, именуется **Лазаревой субботой**).

УСТАВ

В Лазареву субботу Церковь разрешает употреблять в пищу кроме **горячих блюд с растительным маслом** еще и **рыбную икру**.

Вареники с капустой

Для теста:
- *3 стакана муки тонкого помола,*
- *2/3 стакана ледяной воды,*
- *1/2 ч. ложки соли.*

Для начинки:
- *1 кг квашеной или свежей капусты,*
- *3 головки лука,*
- *1 морковь,*
- *1 корень петрушки,*
- *1-2 ст. ложки томата-пюре,*
- *2-3 ст. ложки раст. масла,*
- *2 ч. ложки сахара,*
- *перец и соль по вкусу.*

Приготовить тесто. Квашеную капусту отжать, свежую мелко нарезать, потушить со столовой ложкой растительного масла, добавив томат-пюре, воду, соединить с мелко нарезанными, слегка обжаренными в растительном масле корнем петрушки, морковью и луком. Поперчить, посолить по вкусу, добавить сахар, все перемешать и снова потушить, чтобы капустный фарш немного обсох. Тесто раскатать, вырезать кружки, разложить на них фарш и залепить. Закинуть вареники в кипящую подсоленную воду и варить 5-7 минут. Вынуть, подавать с обжаренным до золотистой корочки луком, полив маслом, на котором жарился лук.

Похлебка с перловкой и горохом

Перловую крупу и горох с вечера замочить. Воду слить. Поставить варить в свежей горячей воде с мелко нарезанными корешками сельдерея и петрушки, с морковью, свеклой, луковицей. Когда все это станет мягким, протереть через сито и дать один раз вскипеть. Если похлебка получится густой, развести кипятком, добавить 2-3 ст. ложки постного масла. Соль и пряности добавить по вкусу. Подавать, посыпав зеленью, с гренками из черного хлеба и растительным маслом.

Оладьи икорные

Из икры рыб (судака, щуки и др.) можно приготовить вкусные и полезные оладьи. Икру очистить от пленок, размять, добавить в нее немного любой муки, замесить тесто и выпекать на смазанной маслом сковороде оладьи. Подавать, посыпав зеленью.

Пирожки с рыбной икрой

- *Дрожжевое постное тесто — 0,8-1,0 кг,*
- *икра рыб (судака, щуки, минтая и др., свежая или замороженная) — 250 г,*
- *лук репчатый — 2 шт.,*
- *кетчуп — 1 ст. ложка,*
- *соль, травы сушеные (розмарин и тимьян), укроп,*
- *растительное масло.*

Почистить и порезать лук, слегка обжарить его на масле, измельчить укроп, перемешать икру с кетчупом, укропом и луком. По вкусу посолить и добавить немного сушеных специй. Слепить пирожки, выложить на смазанный маслом противень и выпекать в духовке на среднем огне примерно 30 минут.

Постное тесто для пирогов

Замесите опару из 500 г муки, 2 стаканов воды и 25-30 г дрожжей. Когда опара поднимется, надо добавить в нее соль, сахар, 3 ст. ложки растительного масла, еще 500 г муки и выбивать тесто до тех пор, пока оно не перестанет приставать к рукам. Затем положить тесто в ту же кастрюлю, где готовилась опара, и дать ему еще раз подойти. После этого тесто готово для дальнейшей работы, из него можно готовить самые разные изделия — от лепешек до вареников.

КОММЕНТАРИИ СПЕЦИАЛИСТА

Изделия из **постного теста** могут быть отличной закуской к супам, а также самостоятельным блюдом. Это хороший насыщающий продукт и всегда вкусное блюдо. Главное, правильно приготовить постное тесто. Начинкой могут быть ягоды, яблоки, несущие в себе еще и витамины, или овощи и рыба, тогда пирог заменит второе блюдо.

Чай земляничный

5 частей листьев сушеной земляники, по 1 части сушеной травы, зверобоя и листьев сушеной мяты.

КОММЕНТАРИИ СПЕЦИАЛИСТА

На Руси всегда считалось, что если пить чай из листьев (можно добавлять и цветы, и ягоды) земляники, то никакие хвори будут не страшны. Уж очень много полезного для нашего организма содержит маленький кустик лесной земляничики.

День 42
вс.

Вербное воскресенье

БОГОСЛУЖЕНИЕ

Вход Господень в Иерусалим (великий двунадесятый праздник) отмечается в воскресный день за неделю до празднования Светлого Христова Воскресения, в память о торжественном Входе Господа Иисуса Христа в Иерусалим — главный город Святой Земли — накануне Его Крестных страданий. Христос въехал в Иерусалим на молодом осленке, приветствуемый множеством людей, узнавших о чуде воскрешения Лазаря. Народ постилал на Его пути свои одежды и ветви деревьев, торжественно восклицая: **«Осанна (спасение) Сыну Давидову! Благословен грядущий во имя Господне! Осанна в вышних!»** — так у евреев было принято встречать царей и победителей. Однако это торжество является на самом деле предвестием страданий Спасителя: эти же люди, ныне торжественно встречающие Христа, всего лишь через несколько дней будут кричать римскому правителю Пилату: «Возьми, возьми, распни Его!» и произнесут страшное проклятие на свой народ: «кровь Его на нас и на детях наших» (Мф. 27, 25). По церковной традиции в этот день в храмах верующие, как бы встречая невидимо грядущего Господа, стоят на богослужении с веточками верб в руках (отсюда и другое название праздника — Вербное воскресенье). Вербы заменяют собой вайя — пальмовые ветви, которые держали в руках встречавшие Христа жители Иерусалима. Накануне праздника, на всенощном бдении в субботу, вербы освящаются окроплением святой водой после прочтения особой молитвы.

Разрешается **горячая пища с растительным маслом и рыба.**

Уха ростовская

- *800 г судака,*
- *5-6 картофелин,*
- *3-4 красных помидора,*
- *1-2 головки лука,*
- *по 1 корню петрушки и сельдерея,*
- *2 лавровых листа,*
- *10 горошин черного перца,*
- *зелень укропа, петрушки и сельдерея.*

Голову, кости и кожу рыбы варить в течение 30 минут в 2,5 л слегка подсоленной воды. Картофель нарезать кубиками, лук мелко нарубить, залить процеженным бульоном, добавить корень петрушки и сельдерея и варить 20-25 минут. За 10 минут до окончания варки добавить подготовленные куски рыбы, нарезанные дольками помидоры, лавровый лист, перец и проварить на слабом огне. Вынуть коренья, подавать, посыпав мелко нарезанной зеленью.

КОММЕНТАРИИ СПЕЦИАЛИСТА

Рыба — чрезвычайно полезный и вкусный продукт. Она не только заменяет мясо, но и превосходит его по питательным качествам и не вызывает зашлакованность организма. Это источник полиненасыщенных жирных кислот омега-3, которые отвечают за обменные процессы в клетках. Это прекрасное профилактическое средство от атеросклероза, источник жирорастворимых витаминов и полноценного и легкоусвояемого белка. Фосфор способствует лучшей работе головного мозга и нервной системы. Такие микроэлементы, как йод, фтор, медь и цинк, предотвращают образование свободных радикалов, способствуют работе щитовидной железы. Отваривание и запекание рыбы с различными овощами — самый здоровый способ ее приготовления. Рыба хороша как в горячем, так и в холодном виде.

Рулет из рыбы

Для фарша:
- *1 кг трески,*
- *200 г черствой булки,*
- *2 ст. ложки манной крупы,*
- *2 головки лука,*
- *перец и соль по вкусу.*

Для соуса:
- *1 морковь,*
- *1 корень петрушки,*
- *1-2 ст. ложки муки,*
- *рыбный бульон,*
- *перец и соль по вкусу.*

Отделить рыбное филе от костей. Из очищенных и вымытых овощей, кожи, костей, головы, приправ сварить бульон, процедить. Булку намочить в теплой воде, отжать. Лук очистить, крупно порубить. Филе, булку, лук провернуть дважды через мясорубку, добавить соль, перец, манную крупу, влить немного воды и вымешать до получения пышной однородной массы. Взять фольгу, уложить рыбную массу, сформовать в рулет, плотно завернуть. Рулет поместить в духовку и готовить около 1 часа. Готовый рулет вынуть из фольги, уложить на блюдо, нарезать косыми кусочками толщиной 1-1,5 см. Для соуса в бульон положить все овощи и специи, сварить до готовности и ввести прокаленную на сухой сковороде муку. Подавать, полив овощным соусом.

Расстегаи с рыбой

• *Дрожжевое тесто,*
• *1 кг рыбного филе,*
• *200 г вареного риса,*
• *3-4 ст. ложки раст. масла,*
• *зелень укропа,*
• *перец и соль по вкусу.*

Приготовить дрожжевое тесто, тонко раскатать, вырезать стаканчиком кружочки, на них уложить рыбный фарш, защипнуть расстегаи так, чтобы середина оставалась открытой. Фарш: филе рыбы нарезать кусочками, положить в кастрюлю, добавить растительное масло, влить немного воды или бульона, поперчить и посолить по вкусу и, закрыв кастрюлю крышкой, тушить на небольшом огне, периодически помешивая. Когда рыба будет готова, смешать ее с предварительно отваренным рассыпчатым рисом, зеленью петрушки, дать фаршу остыть. Перед выпечкой смазать расстегаи растительным маслом, разведенным водой или чаем, и выпекать в духовке на смазанном растительным маслом противне 20-25 минут до образования румяной корочки.

Букет из овощей

• *6 картофелин,*
• *2 моркови,*
• *200 г зеленой фасоли,*
• *800 г цветной капусты,*
• *200 г зеленого горошка,*
• *4 ст. ложки раст. масла,*
• *2 ст. ложки муки,*
• *20 г тертой булки,*
• *зелень, сахар и соль по вкусу.*
Для гренок:
• *400 г пшеничного белого хлеба или батона,*
• *3 ст. ложки раст. масла.*

Картофель сварить в подсоленной воде. Морковь нарезать крупными кубиками или соломкой. Горошек и морковь сварить в небольшом количестве воды, отставить, посолить, положить щепотку сахара, заправить мукой, перемешать и закипятить. Цветную капусту положить в подсоленную воду на 25-30 минут, добавить сахар и соль и отварить. Фасоль зеленую вымыть, очистить от волокон, сварить в горячей воде, добавив соль и сахар. Батон обрезать от корок, нарезать ломтиками в виде небольших прямоугольников, смазать с обеих сторон маслом и обжарить в духовке. Приготовленные овощи букетом уложить на блюдо, полить маслом, смешанным с обжаренной тертой булкой, посыпать мелко нарезанным укропом, украсить веточками петрушки. Вокруг овощей положить гренки.

Пшенная каша с морковью и яблоками

- *1,5 стакана пшена,*
- *4 стакана воды,*
- *3 средних яблока,*
- *4 ст. ложки натертой на крупной терке сырой моркови,*
- *4 ст. ложки сливочного масла,*
- *4 ст. ложки меда.*

Замоченную крупу залить горячей водой, варить на медленном огне 5-10 минут. Закрыть крышкой и дать настояться 20-25 минут. Затем добавить нарезанные ломтиками яблоки, натертую на крупной терке морковь, мед. Кашу подогреть и подавать со сливочным маслом.

Салат из красной капусты

- *500 г красной капусты,*
- *1 ст. ложка раст. масла,*
- *1 ст. ложка сахара,*
- *20-30 мл виноградного уксуса,*
- *зелень, соль.*

Кочан капусты разрезать на 4 части, удалить кочерыжку, мелко нашинковать, затем посолить и слегка перетереть руками, чтобы она стала мягче. Подготовленную капусту сложить в стеклянную или фарфоровую посуду и залить виноградным уксусом, закрыть и на 1-2 часа поставить в холодное место, чтобы капуста пропиталась кислотой и приобрела более яркий цвет. После этого капусту заправить сахаром и растительным маслом, добавить свежую зелень по желанию. 1/3 красной капусты можно заменить свежими яблоками, сливами и другими фруктами.

КОММЕНТАРИИ СПЕЦИАЛИСТА

Данный салат очень полезен для наших сосудов и сердца благодаря флавоноидам и разным витаминам, содержащимся не только в красной капусте, но и в виноградном уксусе. Капуста помогает наладить работу кишечника, способствует нормализации его микрофлоры. Фитонциды капусты помогают противостоять различным простудным заболеваниям, селен необходим клеткам иммунной системы для синтеза ферментов, растительные жирные кислоты позволяют снизить в крови уровень холестерина и останавливают развитие атеросклероза.

Страстная седмица

Страстная седмица (6 дней между праздниками Входа Господня в Иерусалим и Светлым Христовым Воскресением) посвящена воспоминанию последних дней земной жизни Спасителя, Его страданиям на Кресте, смерти и погребению.

По величию и важности совершившихся событий каждый день этой недели именуется святым и великим. Издавна дни Страстной недели были в глубоком почитании у христиан. Верующие проводили эти дни в строжайшем воздержании, в усердной молитве, в подвигах добродетели и милосердия.

В первые три дня Страстной седмицы Церковь подготовляет верующих к достойному созерцанию и сердечному соучастию в **Крестных страданиях Спасителя**. В богослужении этих дней удерживается еще общий покаянный характер (и служится великопостная Литургия Преждеосвященных Даров).

День 43 пн.	**Великий понедельник**
День 44 вт.	**Великий вторник**
День 45 ср.	**Великая среда**
День 46 чт.	**Великий четверг — Тайная Вечеря**

В эти дни соблюдается особая строгость поста — сухоядение.

В Великий понедельник вспоминается ветхозаветный патриарх Иосиф Прекрасный, из зависти проданный братьями в Египет, прообразовавший страдания Спасителя. Также в этот день вспоминается иссушение Господом покрытой богатой листвой, но бесплодной смоковницы, служащей образом лицемерных книжников и фарисеев, у которых, несмотря на их внешнюю набожность, Господь не нашел добрых плодов веры и благочестия, а только лицемерную тень Закона. Подобна бесплодной, засохшей смоковнице всякая душа, не приносящая плодов духовных — истинного покаяния, веры, молитвы и добрых дел.

В Великий вторник вспоминается обличение Господом книжников и фарисеев, Его беседы и притчи, сказанные Им в этот день в храме Иерусалимском: о дани кесарю, о воскресении мертвых, Страшном суде, о десяти девах и о талантах.

В Великую среду вспоминается жена-грешница, омывшая слезами и помазавшая драгоценным миром ноги **Спасителя**, когда Он был на вечери в Вифании в доме Симона прокаженного, и этим приготовившая **Христа** к погребению. Здесь же Иуда мнимой заботливостью о нищих обнаружил свое сребролюбие, а вечером решился предать **Христа** иудейским старейшинам за 30 сребреников.

В Великий четверг вспоминаются в богослужении 4 важнейшие евангельские события, совершившиеся в этот день: **Тайная вечеря**, на которой Господь установил новозаветное таинство Святого Причащения (Евхаристии), умовение Господом ног ученикам Своим в знак глубочайшего смирения и любви к ним, молитва Спасителя в саду Гефсиманском и предательство Иуды.

Русская постная похлебка

На 2 порции:
- *по 200 г картофеля и капусты,*
- *1 небольшая луковица,*
- *1 морковь,*
- *помидор,*
- *40 г перловой крупы,*
- *укроп, петрушка,*
- *соль по вкусу.*

Сварить перловую крупу, в бульон добавить свежую капусту, нарезанную мелкими квадратиками, картофель, свежие помидоры, нарезанные ломтиками, и коренья, нарезанные кубиками, и варить до готовности. Похлебку подавать холодной. При подаче посыпать петрушкой или укропом.

Салат из капусты с сухарями

- *600 г белокочанной капусты,*
- *300 г редьки,*
- *90 г ржаных сухарей,*
- *1 ст. ложка меда,*
- *соль и виногр. уксус по вкусу.*

Капусту нашинковать, редьку натереть на крупной терке, посолить, добавить уксус, полить медом. Все перемешать, посыпать толчеными сухарями.

Цветная капуста по-корейски

- *1 кг цветной капусты,*
- *100 г моркови,*
- *по стручку красного и зеленого сладкого перца,*
- *1 ч. ложка соли,*
- *2 ч. ложки сахара,*
- *1 ч. ложка кориандра,*
- *по 1 ч. ложке молотого черного и красного перца,*
- *1 пучок укропа,*
- *1 ст. ложка уксусной эссенции.*

Цветную капусту промыть, очистить и нарезать. Припустить в кипятке 3 минуты. Морковь нашинковать соломкой, перец нарезать колечками, укроп мелко нашинковать. Все компоненты смешать и заправить смесью из соли, сахара, перца, кориандра и уксусной эссенции. Салат хорошо подойдет к картофелю.

Салат картофельный со свеклой и фасолью

- *500 г картофеля,*
- *250 г свеклы,*
- *300 г белой фасоли,*
- *фруктовый соус,*
- *зелень, перец, соль по вкусу.*

Картофель сварить, очистить. Испечь или сварить свеклу. Порезать все мелкими кубиками, добавить вареную белую фасоль, перец, соль, любой фруктовый соус, рубленую зелень. Хорошо перемешать.

Сливовый соус

- *1 кг синих слив,*
- *1 стакан воды,*
- *1-2 дольки чеснока,*
- *лимонная кислота,*
- *сушеная зелень петрушки и сельдерея,*
- *перец и соль по вкусу.*

Сливы ошпарить, очистить от кожицы и косточек и тушить, добавив воду, толченый чеснок, специи и сушеную зелень. Соус должен иметь консистенцию сметаны.

Не забудьте в последние дни поста про витаминизированные напитки: соки, кисели, морсы, травяные и фруктовые квасы. И старайтесь по возможности в рецептах сладких блюд и напитков сахар заменять медом.

Напиток яблочный с медом

- *1 л яблочного сока,*
- *1/2 л воды,*
- *1 ст. ложка меда,*
- *1/2 лимона.*

Мед размешать с кипяченой охлажденной водой, добавить ломтики лимона и яблочный сок.

Напиток льняной

- *60 г льняного семени,*
- *1,5 стакана воды,*
- *4 ст. ложки клюквенного сока.*

Льняное семя залить в глубокой миске водой. В течение часа каждые 10 минут взбивать. Затем процедить и смешать с клюквенным соком.

КОММЕНТАРИИ СПЕЦИАЛИСТА

Льняное семя чрезвычайно полезно всем, но особенно мужчинам после 40 в качестве профилактики простатита.

День 47
пт.

**Великая Пятница.
Распятие Христа**

БОГОСЛУЖЕНИЕ

День Великого пятка (пятницы) посвящен воспоминанию осуждения на смерть, Крестных страданий и смерти Спасителя. В богослужении этого дня Церковь как бы поставляет нас у подножия Креста Христова и пред нашим благоговейным и трепетным взором изображает спасительные страдания Господа. На утрени Великого пятка (обычно она служится в четверг вечером) совершается т.н. «Последование Страстей Господних», за которым читаются 12 соотв. фрагментов из Евангелий. В конце вечерни Великой пятницы совершается обряд выноса Плащаницы Христовой с изображением положения Его во гроб, после чего бывает чтение канона о распятии Господни и на плач Пресвятыя Богородицы.

В пятницу Страстной седмицы принято не вкушать никакой пищи до выноса плащаницы.

День 48
сб.

Великая Суббота.
Сошествие Христа во ад

В Великую субботу Церковь вспоминает погребение Иисуса Христа, пребывание Его тела во гробе, сошествие душою во ад для возвещения там победы над смертью и избавления душ, с верою ожидавших Его пришествия, и введение благоразумного разбойника в рай.

Горячая пища с растительным маслом.

Борщ с грибами

20-30 г сушеных белых грибов замачивают и отваривают. Отдельно отваривают 1 крупную красную свеклу. Когда она станет мягкой, вынимают ее из отвара, чистят и натирают на крупной терке. Прожаривают в растительном масле мелко нарезанный репчатый лук и кладут его в грибной суп. Туда же добавляют 4-5 штук нарезанного кубиками картофеля и мелко нарезанную или натертую на крупной терке морковь. Когда грибы и картофель будут почти готовы, кладут нарезанную капусту и доводят до готовности. Добавляют в кастрюлю сваренную свеклу и 1 ст. ложку томатной пасты, солят и перчат. При желании и по вкусу кладут сахар, лавровый лист, уксус. Кипятят 5-10 минут.

Деруны

• *10 картофелин,*
• *соль,*
• *растительное масло,*
• *мука.*

Натереть на крупной терке очищенный картофель, посолить, добавить муки столько, чтобы тесто не было слишком жидким. Ложкой выкладывать картофельную массу на сковороду с горячим растительным маслом и жарить с двух сторон до образования хрустящей корочки.

Свекольная икра по-монастырски

- 500 г свеклы,
- 500 г квашеной капусты,
- 1 головка репчатого лука,
- 2 ст. ложки томатной пасты,
- 1 ст. ложка сахара,
- 4 ст. ложки раст. масла,
- соль, перец черный молотый по вкусу.

Вареную свеклу очистить, нарезать соломкой, обжарить в растительном масле вместе с нарезанным кольцами репчатым луком. Квашеную капусту отжать от рассола, нарезать помельче, потушить под крышкой в растительном масле с добавлением томатной пасты. Соединить свеклу с капустой, перемешать, прогреть на плите 5 минут, приправить сахаром, солью, перцем по вкусу.

Чай общеукрепляющий

По 1 части сушеных листьев земляники, ежевики и смородины, по 3 части сушеной травы зверобоя и чабреца.

Смесь листьев земляники, ежевики, смородины и травы зверобоя и чабреца залить в фарфоровом чайнике и настаивать 7-10 минут.

Сок из ягод калины с медом

Сок из 1 кг ягод калины и мед по вкусу растворить в 200 г холодной кипяченой воды.

КОММЕНТАРИИ СПЕЦИАЛИСТА

Ягоды калины укрепляют сердце, ее настои применяют для лечения гипертонической болезни, атеросклероза, гастрита, колита, язвенной болезни желудка и двенадцатиперстной кишки, простуды, сосудистых спазмов и др. Но не стоит употреблять калину при подагре и мочекаменной болезни.

Пасха
вс.

Воскресение Христово.

Пасха значит «переход», «избавление». С Воскресением Христа мы празднуем избавление человеческого рода от власти греха и смерти.

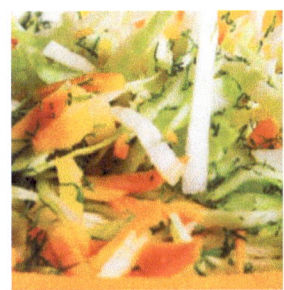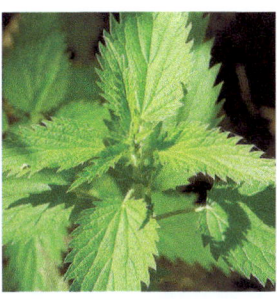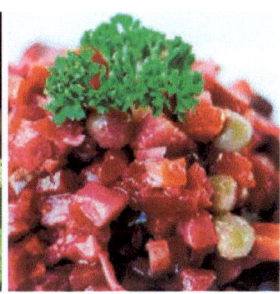

Лечебное голодание

Лечебное голодание

Ученые доказали, что при входе человека в голод происходит переориентация деятельности внутренних органов. Органы и их отделы, усваивающие питательные вещества, начинают выбрасывать мусор и шлаки из организма. Поэтому со времен древности лечебное голодание считается одним из самых эффективных средств очищения организма. Им пользовались в самых разных странах (в Китае, Индии, Египте, Греции и т.д.) уже несколько веков назад. Голодание применяли, в том числе, и для духовного оздоровления, и для восстановления умственной деятельности. Однако не следует забывать, что голодание — это сильнейший стресс для организма и связано с предельным напряжением всех его функций. **В связи с этим использовать голодание в целях оздоровления следует только после разрешения и консультации своего лечащего врача, выполняя все необходимые рекомендации по подготовке к нему.**

> ➜ Голодание — это далеко не диета. Под голоданием подразумевается полное прекращение поступления извне пищи, либо ее резкое ограничение.

Различают несколько видов голодания: абсолютное, или сухое (без пищи и воды), полное (без пищи), частичное (исключение некоторых продуктов из рациона).

АБСОЛЮТНОЕ (СУХОЕ) ГОЛОДАНИЕ проводится только под наблюдением врача и обычно не продолжается более суток.

Положительные стороны кратковременного сухого голодания — это быстрое наступление «кетоацидотического криза» (на 3-5 сутки), сразу после которого состояние заметно улучшается, значительная потеря массы тела (2-3 кг/сут), причем 40% приходится на воду, 30-40% — на жир, 15-20% — на остальную массу тела, в основном на запасы гликогена печени и мышц. Суточная потеря жидкости организмом через кожу, легкие и почки составляет 1,5-2 л при обычной температуре окружающей среды. Следовательно, длительные сроки сухого голодания приводят к обезвоживанию организма.

ПОЛНОЕ ГОЛОДАНИЕ подразделяется на:
— короткое (1-3 суток)
— средней продолжительности (7-10 суток)
— длительное (2 недели и более).

Давайте подробнее поговорим о том, что же происходит с организмом во время голодания. Что же выбрать — диету или голод? Когда голодание может принести вред вместо пользы? Будем разбираться вместе.

Воздействие голодания на организм

В состоянии голодания организм переходит к использованию своих внутренних ресурсов, при этом вся его жизненная сила мобилизуется на очищение и оздоровление. В утилизацию идут все накопившиеся в нем ненужные вещества, неполноценные клетки и ткани, выводятся вредные вещества, даже уничтожаются и выводятся патогенные микроорганизмы (бактерии, вирусы, грибки).

Но надо понимать, что очищающее и оздоравливающее воздействие на все клетки, органы и системы организма оказывает только правильно организованное голодание.

• При этом **улучшаются состав крови и состояние кровеносных сосудов**. При отсутствии пищи в процессы окисления вовлекаются отложения, скопившиеся на внутренних стенках сосудов. Неиспользованные частицы выводятся из организма. Сосуды приобретают первозданную эластичность.

• Особое благотворное воздействие оказывает голодание на **желудочно-кишечный тракт**, но в то же время наличие заболеваний с его стороны требует особенно пристального внимания медиков к голодающему и специальных исследований для разрешения его проведения. В медицинской практике часто встречаются случаи, когда язва желудка излечивалась именно голодом, но и осложнений в процессе голодания у таких больных бывает больше. В условиях отсутствия пищи в желудочно-кишечном тракте начинается процесс восстановления слизистых оболочек: все отжившие и поврежденные клетки заменяются новыми.

Все «за» и «против» лечебного голодания

Нет единого мнения о показаниях и противопоказаниях к этому методу. Я приведу лишь наиболее признанные из их числа.

Показания к лечебному голоданию:
— ожирение любой природы;
— гипертоническая болезнь;
— нейроциркуляторная дистония по гипертензивному и смешанному типу;
— атеросклероз;
— остеохондроз позвоночника и артрозы;
— болезнь Бехтерева;
— артриты и полиартриты;
— неврозы, депрессивные состояния, вялотекущая шизофрения;
— функциональные заболевания органов пищеварения (функциональные расстройства желудка, дискинезии кишечника и желчевыводящих путей);
— хронические заболевания желудочно-кишечного тракта (энтероколит, хронический панкреатит, хронический холецистит, хронический гастродуоденит);
— бронхиальная астма;
— саркоидоз легких I-II стадии;
— экзема, псориаз, нейродермит;
— аллергические заболевания;
— аденома предстательной железы.

Возможные противопоказания к лечебному голоданию:
— злокачественные опухоли;
— туберкулез;

— истощение;

— гнойно-воспалительные заболевания органов дыхания и брюшной полости;

— заболевания неясного диагноза;

— период лактации, беременность;

— детский, подростковый и старческий возраст;

— острые инфекционные и паразитарные заболевания;

— острые хирургические заболевания;

— тиреотоксикоз;

— заболевания надпочечников;

— сахарный диабет II и III степени тяжести;

— болезни крови;

— хронический гепатит и цирроз печени;

— системные заболевания соединительной ткани (системная красная волчанка и др.);

— ревматизм;

— заболевания почек (гломеруло- и пиелонефрит);

— нарушения сердечного ритма;

— недостаточность кровообращения и сердечно-легочная недостаточность тяжелой степени;

— язвенная болезнь желудка и двенадцатиперстной кишки в фазе обострения;

— тромбофлебиты и тромбозы.

Сухое голодание противопоказано:
— при мочекаменной болезни,

— желчнокаменной болезни,

— тромбофлебитах,

— варикозном расширении вен,

— нарушениях свертываемости крови.

Отношение официальной медицины к лечению голоданием язвенной болезни желудка и двенадцатиперстной кишки неоднозначное. Возможно развитие осложнений язвенной болезни (кровотечение, перфорация), поэтому данное заболевание является относительным противопоказанием к лечению данным методом. С особой осторожностью следует проводить лечебное голодание больным ишемической болезнью сердца. В большинстве случаев наблюдается улучшение состояния субъективного, а также электрокардиографических данных. Однако в ряде случаев могут возникать нарушения сердечного ритма и другие изменения рисунка ЭКГ, что можно объяснить электролитными нарушениями и неблагоприятным воздействием ацидоза (*Ацидоз — от лат. acidus — кислый, изменение кислотно-щелочного равновесия организма в результате недостаточного выведения и окисления органических кислот*) на сердечную мышцу. Риск развития этих осложнений повышается у лиц, быстро теряющих массу тела. Рекомендуется проводить 12-15-дневные курсы лечебного голодания пациентам со стенокардией напряжения I-II функционального класса, при этом постоянно принимая нитропрепараты (сустак, эринит и др.), которые впоследствии можно отменить, и обязательно под присмотром врача. При этом проводится ежедневный ЭКГ-контроль.

Относительными противопоказаниями к лечебному голоданию являются подагра, анемия, желчнокаменная и мочекаменная болезнь, вегето-сосудистая дистония по гипотензивному типу, варикозное расширение вен.

Итак, если, посоветовавшись со своим лечащим врачом, вы решили твердо голодать, то необходимо тщательно подготовить и мысленно пройти все этапы голодания. Начинайте с подготовки. Это очень важный момент во всем планируемом мероприятии.

Период подготовки к голоданию

Сроки голодания

Вопрос о сроках голодания в каждом случае решается индивидуально, после консультации с лечащим врачом.

Чтобы полноценно очистить организм, достаточно голодать 24-36 часов в неделю, 3 дня в месяц, 1 неделю в 3 месяца и 2 недели в полгода.

Поначалу можно голодать один день в неделю. Через месяц можно перейти на голодание 2 раза в неделю, а на третий месяц попробуйте провести 6-дневное голодание. После такой предварительной подготовки можно переходить к лечебному голоданию в 21-24 дня. При упорных хронических заболеваниях рекомендуется проводить 2-3 таких курса.

Методики очистительного голодания

Едва ли не самым важным в процессе голодания является психологический настрой. Вряд ли кого-нибудь можно насильно заставить не есть. Состояние душевное должно быть гармоничным. Ведь очень многие вообще стресс заедают. Любое переживание в момент голодания может даже вывести из строя эндокринную систему.

Внимательно прочитайте все рекомендации и выберите свою тактику действий.

Остановимся на общих положениях любого голодания.

Перед началом голодания рекомендуется пройти обследование: клинический анализ крови, общий анализ мочи, анализ кала на яйца гельминтов, реакцию Вассермана, анализ крови на сахар и биохимический анализ функции печени, а также флюорографию органов грудной клетки, ЭКГ, женщинам нужно проконсультироваться у гинеколога. Желательно санировать очаги хронической инфекции.

- Если вы переносите голодание с трудом, то на первых порах резко прекращать прием пищи не стоит. Для начала лучше выбрать кратковременное голодание на соках, овощах и фруктах или кисломолочных продуктах.

- В первый день голодания обычно плохо чувствуют себя те, у кого снижен уровень сахара в крови. В таком случае надо голодать очень осторожно, всегда иметь с собой кусочек сахара или конфету, и стараться далеко не отходить от дома.

- При появлении тошноты, слабости, головной боли или головокружения необходимо выпить щелочной минеральной воды или соды, разведенной в воде, можно принять контрастный душ.

- За неделю до начала длительного голодания следует перейти на растительную пищу, что позволит очистить организм, не перегружая себя частыми клизмами, а также легче переносить голодание.

Приведу некоторые рецепты, которые могут вам пригодиться в период подготовки к голоданию.

Рецепты для подготовительного периода

Как и в любой диете, преследующей здоровый образ жизни, в вегетарианской диете в подготовительный период перед голоданием должно отдаваться большое предпочтение овощам, содержащим много клетчатки, способствующим за счет этого очищению, в первую очередь кишечника, а также печени и желчного пузыря. Это морковь, свекла, зеленые овощи, а также все овощи, употребляемые в сыром виде. Из фруктов наибольшее предпочтение следует отдавать яблокам, так как они содержат много пектина. Если имеются отклонения в работе желудочно-кишечного тракта, то овощи и фрукты нужно стараться употреблять в печеном или вареном виде.

> ➔ **Салаты — блюдо номер один в период перед голоданием, если их переносит желудочно-кишечный тракт. При заболеваниях последнего я рекомендую повышать степень измельчения овощей и фруктов, удалять с них кожицу, ошпаривать или бланшировать (кратковременно отваривать в небольшом количестве воды).**

Как мы пытаемся в сезон овощей и фруктов насытить организм витаминами и микроэлементами, чтобы их хватило до следующего сезона, так и питание фруктами и овощами перед голоданием позволит пережить организму их нехватку в течение голодания, а также стресс, с ним связанный.

Очищающие салаты

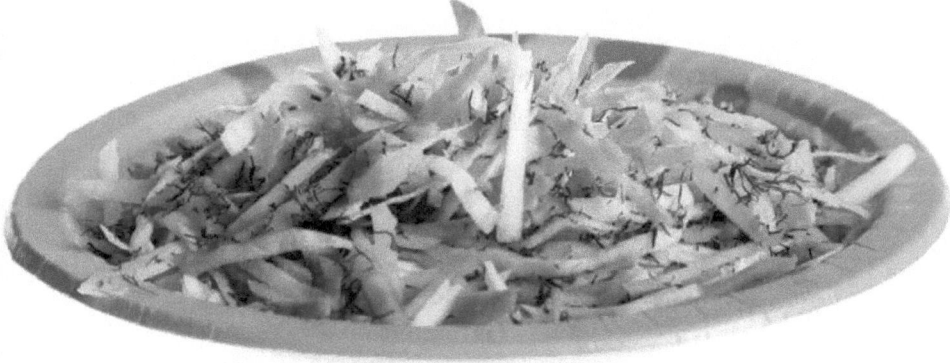

> ❑ *Для заправки лучше использовать нерафинированные растительные масла, особенно оливковое, поскольку они усиливают двигательную активность желчного пузыря, снижают густоту желчи, и при этом меньше всего образуют продуктов перекисного окисления. Для поддержания микрофлоры кишечника рекомендуются заправки из нежирной простокваши, йогурта, сметаны, ацидофилина и других подобных кисломолочных продуктов. Старайтесь блюда не солить, вместо соли лучше использовать различные пряные травки, морскую капусту в порошке.*

Салат «Метелка»

- *1 морковь, небольшая свекла (50 г),*
- *100 г белокочанной капусты,*
- *1 яблоко,*
- *1-2 ст. ложки сока лимона или клюквы.*

Сырую морковь, очищенную вареную свеклу, белокочанную капусту, яблоко натереть на крупной терке. Все смешать, не солить, можно заправить лимонным или клюквенным соком.

Салат из кольраби с морковью

- *2-3 кочанчика кольраби,*
- *3-4 моркови,*
- *сок 1/2 лимона,*
- *3 ст. ложки растительного масла,*
- *зелень, соль.*

Очищенные и натертые на крупной терке кольраби и морковь смешать, чуточку посолить, заправить лимонным соком, растительным маслом, посыпать мелко нарезанной зеленью. Можно добавить в салат лимонную цедру, а также молотые орехи.

Осенний салат

- *150 г свежей капусты,*
- *100 г моркови,*
- *50 г сельдерея (корня),*
- *100 г лука-порея,*
- *100 г яблок,*
- *1/2 стакана сметанного соуса.*

Овощи, яблоки очистить, нарезать тонкой соломкой, заправить простоквашей низкой жирности и выложить в салатницу. Украсить морковью и листьями лука-порея.

➜ Использование овсяной и других круп в салатах усиливает очищающее действие последних. Кроме того, крупы — ценный белковый продукт, а также источник витаминов группы В, которых в овощах содержится 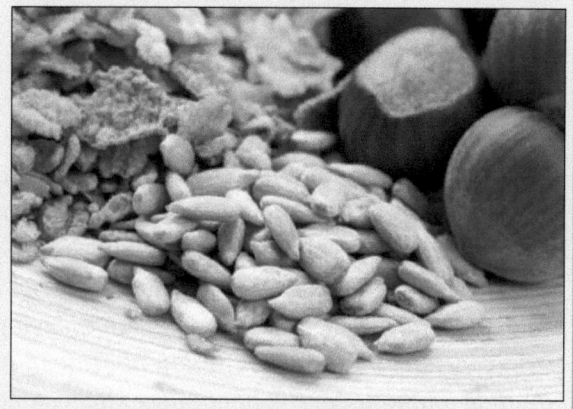 немного. Добавление орехов обеспечивает дополнительное поступление белков и жирорастворимых витаминов.

Салат красоты

5-6 ст. ложек овсяных хлопьев залить в мисочке 6-8 ст. ложками холодной кипяченой воды. Добавить ложку меда и около 7-10 мелко нарезанных орехов. Оставить на полчаса, а лучше на ночь, чтобы есть утром натощак. Перед едой к хлопьям добавить: большое натертое яблоко, сок половины лимона, а если нет лимона, немного сока любого кислого фрукта (например, вишни). Салат можно подсластить, но лучше обойтись без этого, так как сахар «съедает» цинк и селен. Лучше добавить мед или какие-нибудь сезонные ягоды, например свежую малину или клубнику (зимой мороженую или протертую). Иногда добавляют творог, сухофрукты (изюм, нарезанную курагу и т.д.).

➡ **Блюдо это содержит почти полный комплекс витаминов и минеральных солей и при этом много клетчатки. Оно необыкновенно вкусно. К тому же салат надолго утоляет голод, человек сыт после такой еды в течение 5-8 часов.**

О ПОЛЬЗЕ ПРОРОСТКОВ

Пророщенные семена растений называют «живой едой», попадая в наш организм, они по максимуму проявляют свою биологическую активность, отдавая нам все самое ценное и полезное, что только есть в природе. Питание проростками — это не новомодное увлечение, как некоторые считают: еще тысячелетия назад проросшие семена использовались как лечебное и оздоровительное средство у многих племен и народов.

Семена содержат весь строительный материал для клеток и тканей будущего растения: бел-

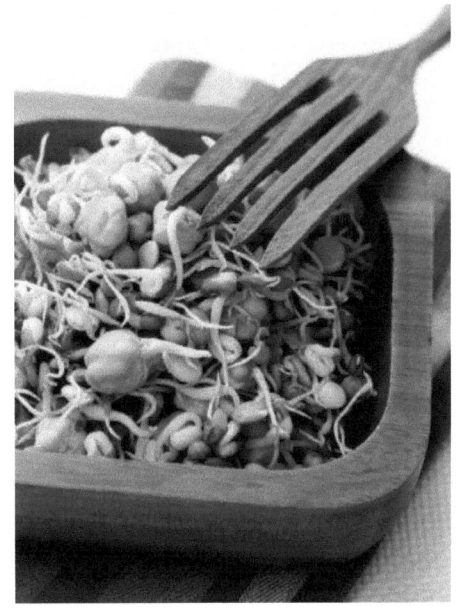

ки, жиры и крахмал. В процессе их прорастания все меняется: белки превращаются в аминокислоты, крахмал — в солодовый сахар, жиры преобразуются в жирные кислоты. Все это должно происходить и в организме при переваривании пищи. Если человек употребляет в пищу пророщенные семена, то организму не приходится затрачивать энергию, потому что в них все эти превращения уже произошли. Поэтому усвоение полезных веществ, содержащихся в проростках, происходит легче и быстрее.

Употребление в пищу проростков семян и растений укрепляет иммунитет, улучшает пищеварение, обмен веществ и состав крови, пополняет в организме запасы витаминов и минералов, приводит в норму кислотно-щелочной баланс, выводит токсины и шлаки и продлевает молодость. Содержание многих витаминов — например С, Е и группы В, в проросших семенах увеличивается многократно.

❑ ПРИГОТОВЛЕНИЕ ПРОРОСШЕЙ ПШЕНИЦЫ

Готовится она следующим образом. Взять 3 стакана или 3 майонезные баночки с сырой водой. К этому нужны еще 3 ситечка для чая. В ситечко насыпать 1-2 ст. ложки зерен пшеницы и поместить его на стакан или баночку так, чтобы вода лишь смачивала зерна. На другой день утром таким же образом подготовить вторую порцию зерна, на третий день третью. Через 3 дня зерно в первом ситечке начнет прорастать (ростки должны быть длиной около 3 мм) — оно готово к употреблению. В освободившееся ситечко насыпать новую порцию зерна. Нужно не забывать ежедневно менять воду. Можно съедать от 1 до 3 ложек зерен в день с салатами из сырых и вареных овощей, в виде паст для бутербродов, кремов, а также просто с хлебом.

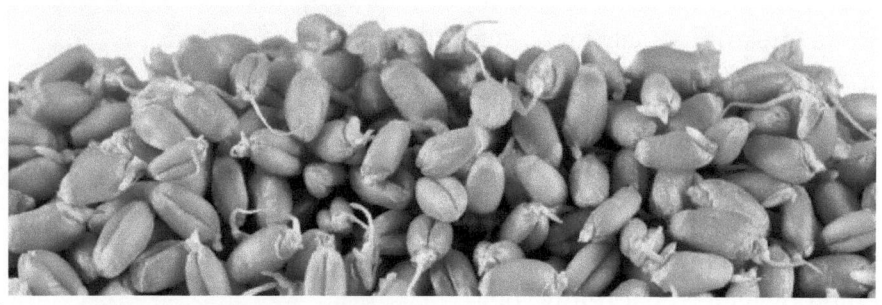

Салат из проростков пшеницы

Проростки длиной 10-12 см употребляют в пишу вместе с корнями. Можно включать их в состав салата: 1 морковь и 1 яблоко потереть на терке и добавить 1 -2 ст. ложки проросших зерен пшеницы, предварительно промытых горячей водой. Салат рекомендуется заправлять небольшим количеством оливкового масла и есть утром натощак.

Пророщенная пшеница с орехами

• *Стакан пророщенной пшеницы,*
• *2 ореха на порцию,*
• *1/2 стакана морковного сока,*
• *зелень петрушки и укроп.*

Пшеницу промыть и замочить на сутки. Когда появится беленькая точка зародыша, перемолоть зерна через мясорубку, ввести в фарш сок моркови и густо обсыпать орехами.

Салат овощной с проросшими зернами пшеницы

Вареные (можно в супе) овощи остудить, мелко и аккуратно нарезать. Маринованные огурцы или грибы нарезать кубиками. Яблоко и сельдь очистить и тоже мелко нарезать. Сметану взбить миксером с порцией проросшей пшеницы и заправить салат. Украсить зеленью и дольками яиц, помидоров или красного сладкого перца.

Салат с пророщенными семенами

На 6 порций:
• *400 г салатных листьев разных сортов,*
• *100 г шпината,*
• *1 стакан пророщенных семян люцерны,*
• *0,5 стакана пророщенного нута,*
• *0,5 стакана пророщенной пшеницы,*
• *2 стебля сельдерея,*
• *1 зеленое яблоко,*
• *12 фиников.*

❑ ПРОРАЩИВАЕМ БОБЫ

На плоскую тарелку кладем бумажное полотенце, высыпаем туда нут, маш (мунг) или другие бобы, поливаем водой и накрываем еще одним полотенцем. Подливаем, когда полотенца начинают подсыхать, т.е. бобы должны быть постоянно во влажной среде, но не в луже воды. Собственно, ничего сложного. Самые полезные проростки на 2-3 день.

Для соуса:
- *0,5 стакана нежаренного миндаля,*
- *1 ст. ложка горчицы с семенами,*
- *1 ст. ложка меда,*
- *5 ст. ложек орехового масла, щепотка куркумы,*
- *0,5 лимона.*

Салат и шпинат промыть, высушить бумажным полотенцем, порвать руками на небольшие кусочки. Яблоко очистить, порезать кубиками и сбрызнуть лимонным соком. Сельдерей порубить. Из фиников вынуть косточки, мякоть нарезать. Смешать все в одной миске и добавить пророщенные семена. Для соуса очищенный миндаль смолоть. Смешать мед, горчицу, сок лимона, куркуму, миндаль, масло, соль и перец до однородного состояния. Заправить соусом салат и немедленно подавать.

Салат с пророщенным машем

- *Чашка пророщенного маша,*
- *чашка нарезанной пекинской капусты,*
- *1 яблоко,*
- *половина граната,*
- *чабрец, перец.*

Порезать капусту и яблоко, добавить гранатовые зернышки, всыпать проростки, немного по-

перчить, залить заправкой и осторожно перемешать. Приготовьте заправку из оливкового масла, бальзамического уксуса и лимонного сока в пропорции 4 : 0,5 : 1.

Салат с рисом по-испански

- *300 г отварного бурого риса,*
- *250 г сладкого болгарского перца,*
- *250 г помидоров,*
- *2 головки репчатого лука,*
- *1 ст. ложка сухого вина или лимонного сока,*
- *2 ст. ложки растительного масла,*
- *огородная зелень.*

Рис отварить. Из перца удалить семена, после чего нарезать его полосками. Лук мелко нашинковать. Помидоры нарезать дольками. Все продукты смешать и заправить столовой ложкой сухого вина или лимонного сока, смешанного с 2 ст. ложками растительного масла. Полить салат, выложить его в салатную вазу и украсить веточками зелени.

Винегрет по-восточному

Возьмите в произвольных пропорциях (по вкусу) нут, свеклу, пекинскую капусту, соленые огурцы, кунжут, миндаль, масло растительное, бальзамический уксус, лимон на заправку, перец.

Замочите нут на ночь, затем отварите до готовности, которая проверяется следующим образом: достаньте одну горошину и разрежьте пополам, если края желтые, а серединка белая, надо варить еще, готовый нут однородного цвета на разрезе. Отварите свеклу в течение 40-50 минут в несоленой воде. Обжарьте на сухой сковородке миндаль, дайте ему остыть, измельчите. Нашинкуйте пекинскую капусту, немного помните ее. В большие бокалы выложите слоями порезанную кубиками свеклу, капусту, кубики соленых огурцов, нут, орехи, посыпьте кунжутом. Смешайте масло, лимонный сок (4:1) и каплю бальзамического уксуса, всыпьте в заправку свежемолотый перец, солить не надо, так как в салате есть соленые огурцы. Полейте каждую порцию салата, украсьте кружочком лимона.

Салат с пророщенным нутом

- *1 небольшая морковь,*
- *1 средний корень дайкона,*
- *1 небольшой кабачок,*
- *1 огурец,*
- *горсть пророщенного нута,*
- *1 небольшой пучок кинзы,*
- *сок 1 большого лайма,*
- *2-3 ст. ложки сырых кунжутных семян,*
- *3 ст. ложки нерафинированного арахисового масла,*
- *1 ст. ложка темного кунжутного масла.*

Нарезаем овощи тонкой соломкой, поливаем соком лайма и оставляем на 5-10 минут. Отдельно на сухой сковороде обжариваем кунжут (2 минуты) и остужаем его. Обрываем листья кинзы. Смешиваем овощи с пророщенным нутом, кинзой и заправляем арахисовым и кунжутным маслом.

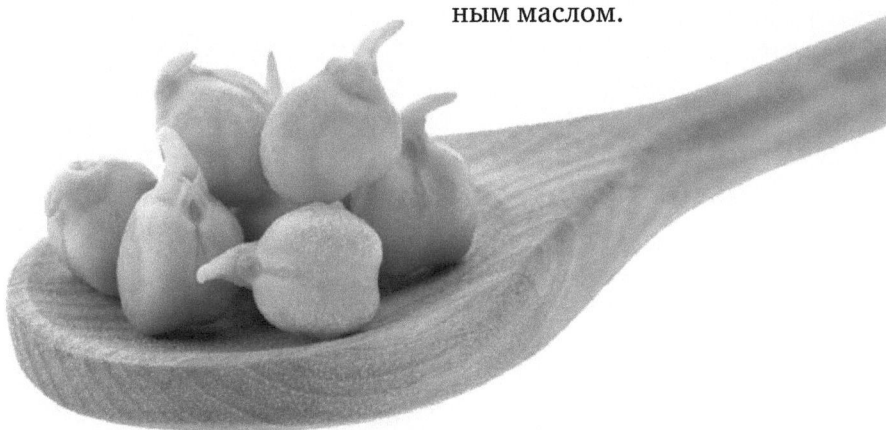

О ПОЛЬЗЕ СЕЛЬДЕРЕЯ

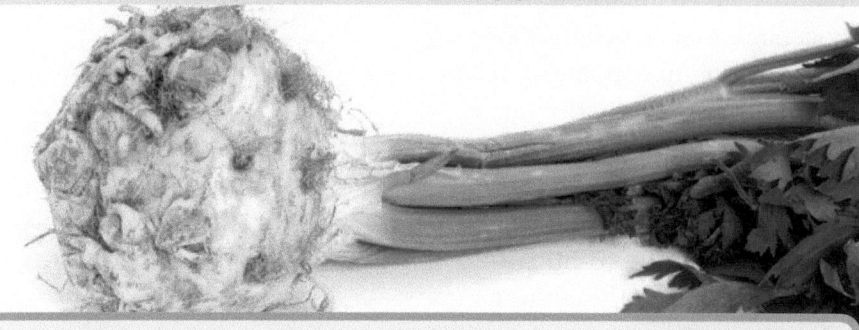

➔ **Сельдерей очень хорошо подходит для очищения, так как содержит много солей калия.**

Салат из сельдерея с орехами

- *200 г сельдерея,*
- *150 г яблок,*
- *50 г орехов,*
- *15 г оливкового масла.*

Вымытый, очищенный сельдерей натереть на мелкой овощной терке, яблоки — на крупной терке. Заправить оливковым маслом и лимонным соком и выложить в салатницу. Посыпать измельченными орехами, предварительно прогретыми на сухой сковороде.

Салат из сельдерея с яблоками

- *3 корня сельдерея,*
- *4 некрупных яблока (лучше антоновка), сок*
- *1/2 лимона,*
- *2 ст. ложки простокваши.*

Сельдерей очистить и натереть на крупной терке. Яблоки мелко нарезать, полить лимонным соком, чтобы не потемнели, и смешать с сельдереем. Заправить салат простоквашей.

Салат из сельдерея с фруктами

- *75 г вареного корня сельдерея,*
- *75 г слив,*
- *20 г ядер грецких орехов,*
- *25 г кураги,*
- *15 г растительного масла,*
- *лимонный сок, сахар.*

Сельдерей нарезают соломкой, сливы очищают от кожицы, косточек, разделяют на половинки. Орехи прогревают в духовке, очищают от оболочки, измельчают. Все перемешивают, добавляют изюм, заливают смесью растительного масла и сока лимона, по вкусу добавляют мед.

О ПОЛЬЗЕ КАПУСТЫ

➜ Капуста — овощ, тоже рекомендуемый в период очищения перед голоданием, если его хорошо переносит желудочно-кишечный тракт. Капуста содержит много клетчатки, витаминов и минералов, а также вещества, повышающие сопротивляемость организма, его выносливость.

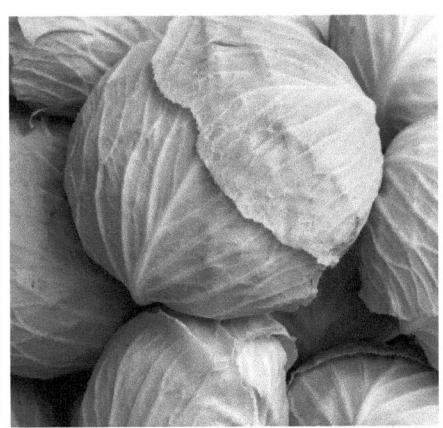

Салат из белокочанной капусты со свежими огурцами

- *300 г капусты,*
- *2 огурца,*
- *1 ст. ложка укропа,*
- *2-3 ст. ложки соуса из растительного масла,*
- *горчица.*

Капусту и огурцы нарезать соломкой, добавить соус и горчицу по вкусу. Все перемешать и выложить в салатницу. Посыпать измельченным укропом.

Салат из белокочанной капусты и соленых огурцов

- *300 г капусты,*
- *100 г соленых огурцов,*
- *4 ст. ложки сметанного соуса,*
- *тмин.*

Капусту нарезать соломкой. Соленые огурцы натереть на крупной овощной терке. Капусту и огурцы залить сметанным соусом, посыпать тмином и перемешать. Выложить в салатницу и украсить дольками огурца.

Салат из свежей капусты с болгарским перцем

- *200 г капусты,*
- *2 болгарских сладких перца,*
- *2 ст. ложки растительного масла,*
- *пряная зелень,*
- *черный молотый перец.*

Капусту нашинковать и размять, лук нарезать тонкими колечками, перец — тонкими ломтиками, зелень мелко порубить. Все перемешать и заправить растительным маслом.

Салат из ранней капусты с орехами

- *Вилок капусты,*
- *по 2 ореха на порцию,*
- *лимонный сок,*
- *корица, гвоздика, имбирь,*
- *1 ч. ложка меда.*

Капусту нашинковать, размять, чтобы она осела, в лимонный сок или вино добавить мед и пряности. Полить капусту и посыпать ее накрошенными орехами.

Салат из моркови с крапивой и чесноком

- *5 морковок,*
- *4 ст. ложки рубленых листьев крапивы,*
- *4 зубчика чеснока,*
- *1 ст. ложка рубленых ядер грецких орехов,*
- *2 ст. ложки мелко нарезанного зеленого лука,*
- *2 ст. ложки лимонного сока,*
- *4 ст. ложки оливкового масла.*

Морковь натереть на крупной терке, смешать с рублеными листьями крапивы, чесноком, грецкими орехами, добавить лимонный сок и масло, посыпать зеленым луком.

Салат из моркови с капустой кольраби

- *3-4 морковки,*
- *200 г кольраби,*
- *1 ст. ложка молотых грецких орехов,*

- *1 ч. ложка меда,*
- *немного лимонного, клюквенного, вишневого, яблочного или гранатового сока,*
- *веточка зелени,*
- *растительное масло.*

Морковь и кольраби хорошенько промыть, очистить, натереть на мелкой терке и перемешать. Заправить соусом, который состоит из меда, лимонного сока и небольшого количества растительного масла. Этот соус хорошо хранится в холодильнике, но лучше делать его каждый раз заново. Украсить салат ореховой крошкой.

Салат из тертой моркови, свеклы, кольраби и лука

- *200 г моркови,*
- *200 г кольраби,*
- *200 г свеклы,*
- *пучок зеленого лука,*
- *масло, мед, лимонный сок.*

Овощи натереть отдельно, не смешивая их по цвету. В круглой салатной вазе выложить горку из белого салата, полученного из кольраби. Вокруг него кольцом уложить тертую морковь и, наконец, внешним кольцом — красную тертую свеклу. Полить все лимонным соком, смешанным с медом и небольшим количеством масла. Между кольцами насыпать мелко нарезанный зеленый лук.

Салат из моркови с медом и орехами

- 2 моркови,
- 2 ст. ложки меда,
- 1 ст. ложка сиропа шиповника,
- 1 ст. ложка лимонного сока,
- 2 ст. ложки грецких орехов.

Морковь натереть на мелкой терке и соединить с разогретым (не более чем до 35-40°C) медом, сиропом шиповника, лимонным соком и мелко рублеными грецкими орехами.

Салат из моркови с отварной свеклой, орехами и чесноком

- 200 г моркови,
- 200 г свеклы,
- горсть очищенных орехов,
- несколько зубчиков чеснока,
- 2 ст. ложки сливок,
- 1 ч. ложка меда.

Морковь натереть на мелкой терке, отваренную на пару свеклу — на крупной, полить сливками, смешанными с медом. Выложить в салатницу, обсыпать крошками орехов и очень мелко нарубленным чесноком.

Салат «Витаминный»

- 1 морковь,
- 2 яблока,
- 2 помидора,
- 1 огурец,
- 50 г салата зеленого,

- 40 г сельдерея (корень),
- сок одного лимона или 2-3 ст. ложки айвового сока,
- 50 г сливы или вишни,
- оливковое масло,
- сахар, соль по вкусу,
- укроп.

Очищенные и вымытые сырые морковь, сельдерей, огурцы, яблоки нарезать тонкой соломкой, помидоры, сливы — дольками, листьями салата выложить салатницу. Подготовленные овощи и плоды соединить и добавить вишни (без косточек). При подаче салат заправить растительным маслом, лимонным соком, сахаром, солью, уложить в салатницу и украсить. Сверху посыпать укропом. Витаминный салат можно готовить с добавлением редиски, вареного быстро замороженного зеленого горошка, молодых стручков бобов, соцветий цветной капусты и других овощей.

Салат из сырых овощей с топинамбуром

- 500 г моркови,
- 200 г сырого сельдерея,
- 2 клубня топинамбура,
- 50 г яблочного сока,
- 30 г растительного масла.

Морковь, сельдерей и топинамбур натереть на мелкой терке. Яблочный сок взбить с растительным маслом, полить салат, украсить тонким ломтиком топинамбура.

Салат из сырых овощей с редькой

- *200 г черной редьки,*
- *200 г свежей капусты,*
- *50 г моркови,*
- *40 г лука-порея,*
- *10 г зелени,*
- *1 зубчик чеснока,*
- *1/2 стакана соуса из растительного масла.*

Очищенную и вымытую черную редьку и морковь натереть на крупной овощной терке. Свежую капусту очистить и нарезать соломкой, лук-порей — колечками, чеснок с зеленью мелко нарубить. Все перемешать, заправить соусом из растительного масла, выложить в салатницу. Украсить морковью и зеленью.

Горячие блюда из овощей

➔ В период подготовки к голоданию можно употреблять также овощи в термически обработанном виде. Особенно, если вы проводите голодание в зимний период, то без горячей пищи не обойтись. Приведу несколько интересных и полезных рецептов.

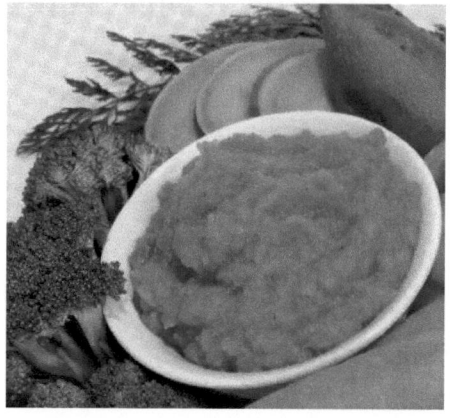

Пудинг морковно-яблочный паровой

- *150 г моркови,*
- *100 г яблок,*
- *10 г сахара,*
- *15 г крупы манной,*
- *1/2 яйца,*
- *60 мл молока,*
- *10 г масла сливочного.*

Мелко нарезанную морковь припустить 10-15 минут в небольшом количестве воды, затем добавить нарезанные очищенные яблоки и тушить на слабом огне еще 5-10 минут. Разваренные морковь и яблоки протереть через сито, добавить молоко, сахар, довести до кипения, всыпать, непрерывно помешивая, манную крупу и варить еще 10-12 минут. Когда масса немного остынет, добавить в нее яичные желтки, потом осторожно ввести взбитый в пену белок. Массу переложить в смазанную маслом форму и сварить на пару. Подавая, полить сливочным маслом и сметаной.

Морковное пюре с изюмом

- *6 морковок,*
- *2 ст. ложки изюма,*
- *2 ст. ложки сливок или сметаны,*
- *1 ст. ложка лимонного сока.*

Морковь натереть на крупной терке, добавить промытый изюм, лимонный сок и проварить 5-7 минут. Готовое блюдо полить сметаной или простоквашей.

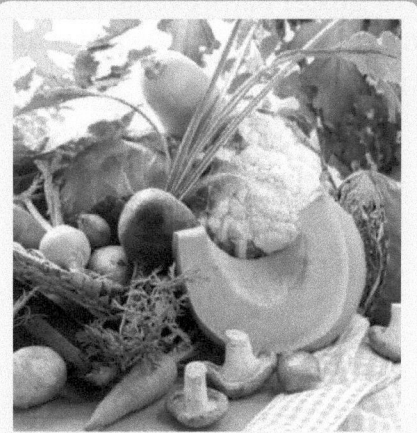

➔ Чтобы питание приносило пользу и было поистине диетическим, надо использовать чистую питьевую воду. Также очень хорошо готовить еду и использовать для питья в течение дня кремниевую или талую воду.

ОВОЩИ НА ВОДЯНОЙ БАНЕ

➔ Приготовление овощей на водяной бане способствует максимальному сохранению всех полезных веществ.

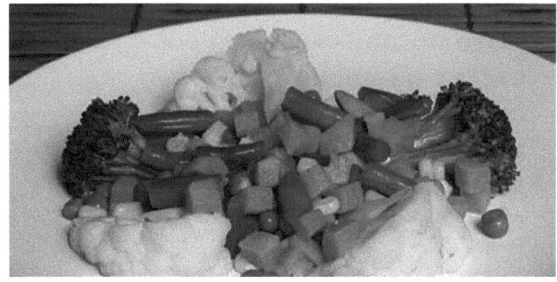

Положить различные овощи и коренья, разрезанные на части, в маленькую кастрюлю и закрыть ее крышкой. В большую кастрюлю налить воды и поставить на нее посуду с овощами. Накрыть большую кастрюлю крышкой и варить овощи до готовности. Соком, собравшимся в кастрюле, полить овощи перед едой.

Что может быть слаще пареной репы? Для того чтобы понять, надо сначала эту самую репу попробовать!

Репа пареная «мятная»

- 5 средних реп,
- по 1 ст. ложке сметаны и растительного масла,
- по 1 ч. ложке сухих листьев мяты и малины,
- 2 стакана талой или кремневой воды.

В кастрюлю положить измельченные сухие листья мяты, малины, неочищенную репу, разрезанную на 4-6 частей и тщательно промытую, залить горячей водой, довести до кипения и варить 5-6 минут. После этого укутать в «шубу» и настаивать 20 минут. Готовая репа выкладывается на блюдо, в процеженный отвар добавляется сметана, растительное масло, затем этой смесью поливается репа.

О ПОЛЬЗЕ СВЕКЛЫ

➜ Свекла полезна для людей, страдающих задержкой жидкости в организме, и для людей, которые страдают от ожирения. Свекла очищает не только почки, но и кровь, уменьшая кислотность нашего организма, и способствует очищению печени: выводит токсины, накапливающиеся в организме, поддерживая хорошее психологическое здоровье.

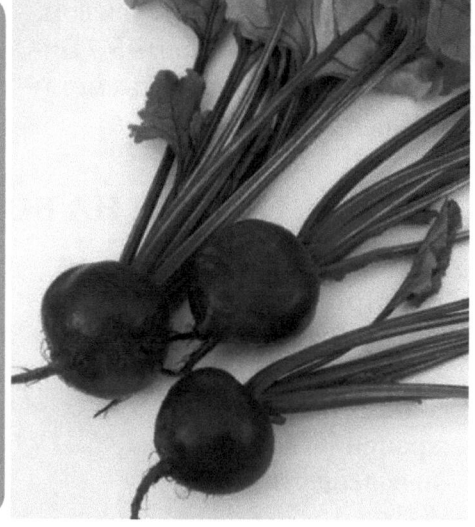

Свекла, тертая с яблоками

- 12-15 штук свеклы,
- 1/2 ст. ложки муки,
- 2 стакана сметаны,
- 4 яблока,
- соль, укроп.

Молодую свеклу очистить, обмыть, натереть на терке с крупными отверстиями, сложить в кастрюлю, залить небольшим количеством кипящей воды и поставить варить при слабом кипении до полуготовности. Затем добавить очищенные и натертые яблоки, сметану и продолжить варку еще 25-30 минут до готовности. Перед подачей посыпать зеленью петрушки или укропа.

Свекла с тыквой и сметаной

- *4 свеклы,*
- *300 г тыквы,*
- *1 луковица,*
- *4 ст. ложки сметаны,*
- *1 стакан воды,*
- *2 ст. ложки рубленой зелени укропа.*

Тыкву и свеклу нарезать соломкой, добавить рубленый лук, залить все горячей водой, довести до кипения. Подавать со сметаной и рубленой зеленью укропа.

Пюре свекольное

- *100 г свеклы,*
- *10 г сметаны,*
- *3 г растительного масла,*
- *2 г зелени.*

Вареную свеклу очистить, пропустить через мясорубку, добавить растительное масло, немного лимонного сока, посолить и прогреть под крышкой. При подаче пюре полить сметаной и посыпать нарезанной зеленью.

Пюре свекольное с яблоками

- *80 г свеклы,*
- *60 г яблок,*
- *10 г сметаны,*
- *8 г сахара,*
- *5 г сливочного масла.*

Свеклу отварить, почистить, пропустить через мясорубку, добавить натертое на мелкой терке яблоко и сахар, перемешать, заправить сливочным маслом и тушить на медленном огне 8-10 минут. При подаче полить пюре сметаной.

Пюре свекольное с сушеными яблоками

- *4 свеклы,*
- *1/2 стакана сушеных яблок,*
- *2 стакана воды,*
- *лимонная кислота по вкусу,*
- *соль.*

Сушеные яблоки промыть, замочить на 40-60 минут, измельчить до состояния пюре (в блендере, мясорубке) вместе с очищенной свеклой. Воду, в которой замачивались яблоки, профильтровать через марлю, довести до кипения, положить в нее соль, лимонную кислоту, припущенные яблоки со свеклой. Смесь довести до кипения и охладить. Пюре подать в холодном виде. По вкусу можно добавить измельченную цедру лимона или апельсина.

Икра из свеклы и баклажанов

- 3 свеклы,
- 2 баклажана,
- 2 яйца,
- 2 ст. ложки рубленой зелени петрушки,
- 4 дольки чеснока,
- 4 ст. ложки растительного масла,
- 1 ст. ложка лимонного сока,
- соль.

Баклажаны промыть, мелко нашинковать. Натереть сырую свеклу, добавить подготовленные баклажаны, сырые яйца и растертый чеснок, соль, лимонную кислоту, растительное масло. Массу тщательно перемешать, помешивая, довести до кипения, охладить.

ТОПИНАМБУР

➡ **Топинамбур — один из ценнейших овощей. В «предголодный» период он помогает подготовить инсулярный аппарат к предстоящему испытанию.**

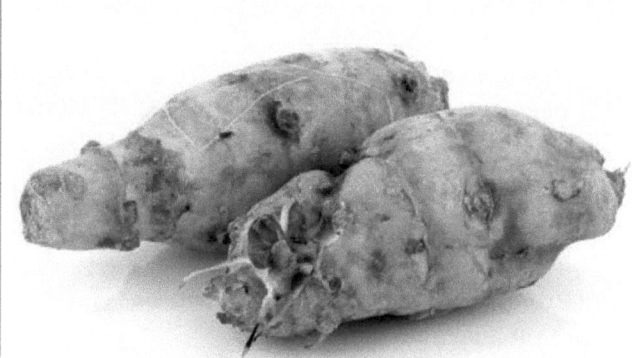

Топинамбур с крапивой

- 500 г топинамбура,
- 1 стручок сладкого перца,
- 3 луковицы,
- 2 ст. ложки сушеной крапивы,
- 1 ст. ложка сметаны.

Тщательно промытые клубни топинамбура нарезать кубиками 2х2х2 см. В толстостенную кастрюлю налить 3/4 стакана воды и отварить мелко нашинкованный репчатый лук. После его размягчения заложить в кастрюлю топинамбур, закрыть крышкой и варить примерно 2 минуты. Затем ввести измельченный перец (можно сушеный) и перемолотую крапиву, а после закипания жидкости отодвинуть кастрюлю на край плиты и дать блюду настояться несколько минут. Подавать со сметаной.

Рагу из топинамбура, баклажанов и помидоров

- 250 г топинамбура
- 250 г баклажанов,
- 200 г помидоров,
- 3 луковицы,
- укроп, петрушка и зелень лука.

Нарезать топинамбур толстыми пластинками, баклажаны очистить от кожицы, нарезать кружочками, проследить, чтобы не попал горький баклажан. Налить в толстостенную кастрюлю 3/4 стакана воды, отварить мелко нашинкованный лук, а затем баклажаны (варятся они около 3 минут). Затем в кастрюлю положить топинамбур и варить еще 2 минуты. После этого кастрюлю отставить на край плиты, положить в нее мелко шинкованные помидоры, дать блюду настояться и густо посыпать мелко шинкованной огородной зеленью.

ТЫКВА

→ **Тыква настоящий кладезь минеральных соединений. Она содержит в достаточном количестве кальций, калий, фосфор, железо, медь, фтор и цинк. В тыквенном мякише очень много пищевых волокон, каротина, витаминов С, группы В и других полезных для организма веществ, которые положительно влияют на функцию кишечника с послабляющим эффектом, в то же время это очень хорошее мочегонное средство. Поэтому про то, как тыква чистит наш организм, спорить даже не приходится.**

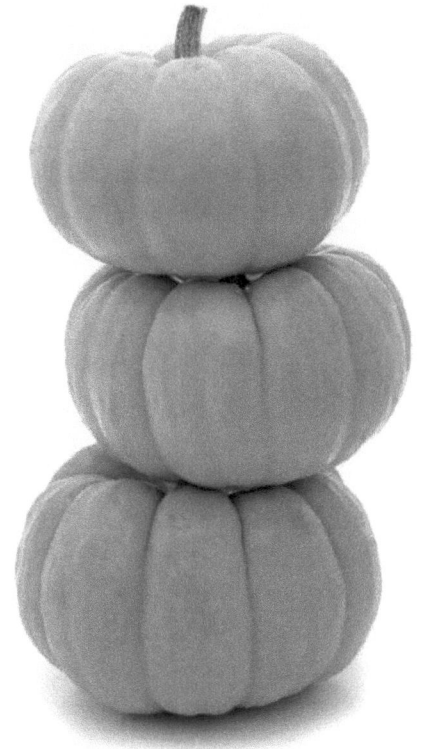

Тыква вареная

Ломтики тыквы толщиной около 2 см отварить на пару, уложить на блюдо. Заправить растопленным маслом, смешанным с молотыми ржаными сухарями, или соусом бешамель. Посыпать зеленью, сыром, перцем.

❑ СОУС БЕШАМЕЛЬ

100 мл молока, 10 г пшеничной муки, соль.

Муку подсушить, развести (растереть) в столовой ложке холодного молока, потом, помешивая, влить туда горячее остальное молоко и проварить, непрерывно помешивая. Процедить.

Пудинг тыквенно-яблочный

- *150 г тыквы,*
- *100 г яблок,*
- *10 г сахара,*
- *15 г крупы манной,*
- *1/2 яйца,*
- *70 мл молока,*
- *10 г масла сливочного.*

Очищенную тыкву мелко нарезать и тушить в молоке до полуготовности. Добавить нашинкованное очищенное яблоко и продолжать тушение до полной готовности тыквы, затем медленно всыпать, помешивая, манную крупу и варить на слабом огне 10 минут. Когда масса остынет, добавить яичный желток, перемешать, ввести взбитый белок, выложить в смазанную сливочным маслом форму и запекать в духовке 10-15 минут. Подавая, полить сливочным маслом.

Пюре тыквенное

- *150 г тыквы,*
- *50 г соуса молочного,*
- *5 г масла сливочного.*

Очищенную от кожи и семян тыкву нарезать кусочками, припустить со сливочным маслом без добавления воды до готовности. Затем протереть в горячем виде через сито, добавить молочный соус, довести до кипения. Перед подачей заправить сливочным маслом.

Пюре тыквенное с яблоками

- *150 г тыквы,*
- *50 г яблок,*
- *10 г сахара,*
- *5 г масла сливочного.*

Очищенную тыкву нарезать дольками и варить в закрытой посуде с небольшим количеством воды до мягкости. Затем добавить очищенные, нарезанные ломтиками яблоки и продолжать варку до готовности, часто помешивая. Разваренные тыкву и яблоки протереть через сито, добавить сахар, сливочное масло и довести до кипения.

Пюре тыквенное с курагой

- *150 г тыквы,*
- *40 г кураги,*
- *10 г сахара,*
- *40 г сметаны,*
- *5 г муки,*
- *5 г масла сливочного.*

Очищенную и нарезанную кубиками тыкву потушить в сметане. Курагу сварить в небольшом количестве воды, заправить сахаром и мукой, растертой со сливочным маслом, соединить с тыквой. Пюре довести до кипения, размешать до получения однородной массы.

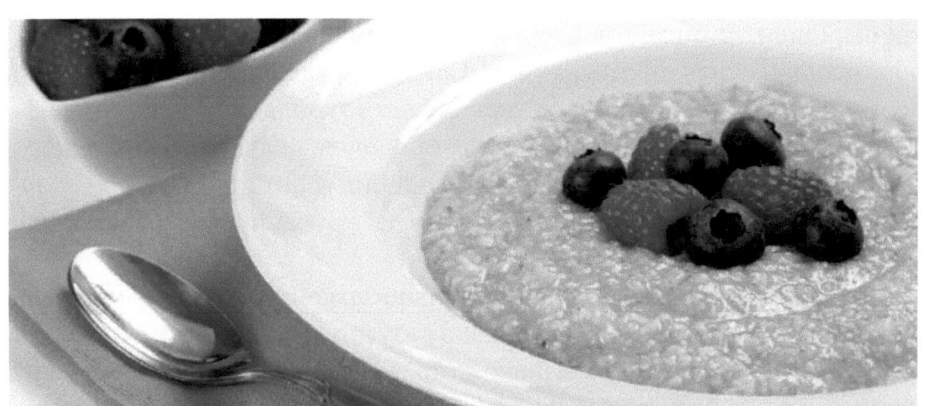

Каши

Каша — распространенное блюдо в рационе у многих народов. Ее можно приготовить рассыпчатой, вязкой, жидкой, с различными добавками для улучшения вкуса в виде лука, грибов, фруктов и т. п.

Кашу надо расценивать как самостоятельное блюдо, ее не рекомендуется использовать в качестве гарнира к мясу, поскольку эти продукты не совместимы по переваривающей среде.

→ **Каши из цельных круп — очень полезное блюдо, которое быстро и надолго насыщает, а также обладает различными полезными свойствами, в том числе очищает организм от токсинов, шлаков и радионуклидов.**

Любые каши можно приготовить очень вкусно, не утратив их полезных свойств. Пользу этого блюда снижает добавление сахара и (хотя и в меньшей степени) приготовление на молоке. Несладкая каша — дело привычки. Молоко, как белковый продукт, малосовместимо с крахмалистой пищей, к тому же после кипячения его удобоваримость значительно снижается.

Секрет приготовления вкусной разваристой каши заключается в томлении крупы, в отличие от привычного для многих отваривания в кипящей воде. Ведь так было всегда принято готовить кашу в русской кухне. Ее длительно томили в чугунке в печи.

Крупу перед варкой обязательно тщательно промывают и перебирают от посторонних включений. Это касается гречневой, овсяной крупы, пшена и риса. Дробленые крупы очищают от крупяной пыли, образующей слизь, промыванием. Слизь, появляющаяся при варке во всех кашах, кроме гречневой, как известно, обладает лечебным эффектом при воспалениях слизистых оболочек желудочно-кишечного тракта, но она же зашлаковывает кишечник и внутреннюю среду организма. Именно поэтому рекомендуется крупы промывать, а кашу томить, но не варить.

Цельные крупы лучше предварительно замачивать в холодной воде на несколько часов. Крупа набухает, в результате время приготовления каши на огне сокращается. Однако, хотя и без замачивания любую кашу можно приготовить за 25-40 минут, есть в этом процессе замачивания-ферментирования еще множество плюсов.

Помогаем желудку

Наши предки перед приготовлением каши, хлеба, пирогов и зерновых блюд замачивали или ферментировали зерна. Я не буду делать предположения, что за интуитивное чувство заставляло их замачивать и ферментировать зерна перед тем, как употребить в пищу. Скажу лишь, что эта древняя техника нашла подтверждение у современной науки о зерновых. Все зерна (в большей или меньшей степени) содержат органическую (фитиновую) кислоту, которая **может соединяться в кишечнике с кальцием, магнием, медью, железом или цинком и тем самым препятствовать их усвоению. Это может вызывать заболевания костей, сердечно-сосудистой системы, желудочно-ки-**

шечного тракта, анемию, нервные расстройства. Вот почему диета, включающая потребление неферментированных цельных зерен, может привести к серьезному дефициту минералов и потере костной массы.

Модная практика потреблять в больших количествах необработанные отруби вначале улучшает пищеварение, но через некоторое время может привести к синдрому раздраженного кишечника и к другим нежелательным последствиям. **Замачивание крупы или** 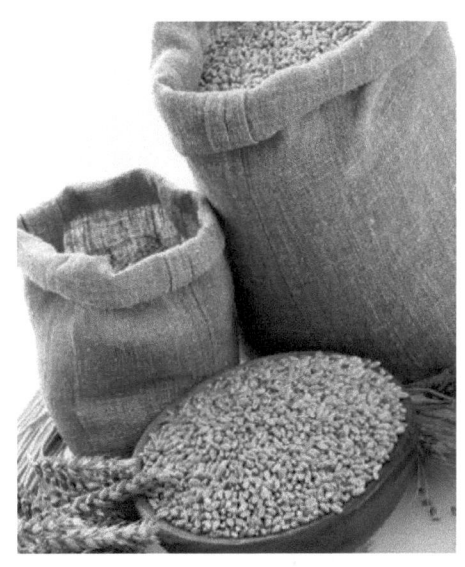 **хлопьев позволяет энзимам, лактобактериям и другим дружественным микроорганизмам расщепить и нейтрализовать фитиновую кислоту. Всего лишь 6-7 часов замачивания в теплой, немного кислой среде позволяют нейтрализовать основную часть фитиновой кислоты в зернах и значительно улучшает их питательную ценность.** Ко всему во время процесса замачивания и ферментации большинство сложно перевариваемых белков разрушаются до более простых составляющих и лучше усваиваются организмом.

Некоторые диетологи советуют крупы прокаливать перед приготовлением на сухой сковороде, но лишь слегка, не допуская их пережаривания, иначе могут разрушиться витамины. Такая процедура позволяет получать наиболее рассыпчатые каши повышенной питательной ценности, со специфическим приятным ароматом и вкусом. Считается, что такие каши легче перевариваются.

Для приготовления каш рекомендуется использовать эмалированную посуду или изготовленную из нержавеющей стали, а также с теплоаккумулирующим дном. Обязательно кастрюля должна быть плотно закрыта крышкой.

На газовую конфорку следует установить пламярассекатель для аккумулирования тепла. Крупу заливают холодной водой в соотношении, приведенном в таблице ниже, в зависимости от желаемой концентрации каши.

НОРМЫ РАСХОДА КРУПЫ И ВОДЫ
ДЛЯ ПРИГОТОВЛЕНИЯ КАШИ

Блюда из круп различной консистенции	Количество воды на 100 г крупы
Гречневая каша рассыпчатая	150
Гречневая каша вязкая	320
Пшенная каша рассыпчатая	180
Пшенная каша вязкая	320
Пшенная каша жидкая	420
Рисовая каша рассыпчатая	210
Рисовая каша вязкая	370
Рисовая каша жидкая	520
Перловая каша рассыпчатая	240
Перловая каша вязкая	370
Ячневая каша рассыпчатая	240
Ячневая каша вязкая	370
Овсяная каша вязкая	320
Овсяная каша жидкая	370
Овсяная каша из крупы «Геркулес» вязкая	320
Овсяная каша из крупы «Геркулес» жидкая	420
Манная каша вязкая	370
Манная каша жидкая	470
Пшеничная каша рассыпчатая	180
Пшеничная каша вязкая	320
Пшеничная каша жидкая	420

Затем воду нужно довести до кипения при открытой крышке, снять пену, закрыть крышку и выключить плиту. После этого кастрюлю следует накрыть полотенцем, сложенным в 2-4 слоя, тогда каша будет медленно томиться, а не вариться.

Каша из дробленых круп доходит до готовности через 20-25 минут, а из цельных — через 30-40 минут.

Приготовление каши из перловой крупы и бурого риса несколько отличается. Их рекомендуется проварить на малом огне 10-20 минут после закипания воды, а затем накрыть посуду крышкой и полотенцем и держать до готовности 30-40 минут.

Каши, приготовленные таким способом, не только отличаются особым вкусом и ароматом, но и сохраняют витамины, минеральные соли и биологически активные вещества в максимальном количестве. Так можно готовить большинство первых и вторых блюд, а не только каши.

За неимением русской печки кашу можно приготовить в термосе. Для этого нужно насыпать в него крупу и залить кипятком из расчета 1:2 (на одну порцию — полстакана крупы и стакан воды). Если ядрицу залить утром, то каша будет готова к обеду. Овсянка преет дольше до состояния готовности. Кроме того, вечером крупу нужно ошпарить 2-3 раза и только затем засыпать в термос, залив тремя объемами кипятка. Так же можно приготовить и пшенную кашу.

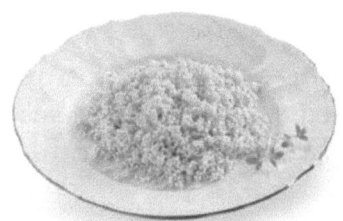

❑ *В любой вареной каше недостаточно ферментов, способствующих ее самоперевариванию в желудке. Поэтому к каше хорошо добавлять фрукты и овощи. Перед кашей или вместе с ней можно съесть немного салата из сырых овощей и зелени или фруктов. Можно добавить сухофрукты, нарезанные фрукты или овощи непосредственно в кашу. С овсяной, геркулесовой, пшенной, рисовой и кукурузной кашами сочетаются сухофрукты, свежие ягоды или измельченные фрукты. Это могут быть яблоки или натертая морковка, а также мед. С гречневой кашей сочетаются фрукты, зелень, натертые овощи, мед.*

Гречневая каша с луком

Готовим рассыпчатую кашу (соотношение крупы и воды 1:2), в конце варки добавляем в нее головку репчатого лука, надрезанную в нескольких местах. Накрыть крышкой и полотенцем и оставить допревать. Масло можете класть по вкусу – сливочное или любое растительное.

Гречневая каша с овощными жмыхами

До закипания воды положить в посуду с крупой жмыхи овощей из соковыжималки. Если жмыхи получены из овощей (капусты, лука, хрена, редьки), то к ним можно ничего не добавлять. Если пряных или острых овощей не было, то дополнительно можно добавить сушеные специи. Дальнейшее приготовление каши обычное. Если хотите, чтобы получилась рассыпчатая каша, то пропорции крупы и воды должны быть 1:2, кашу варить под крышкой 5-7 минут,

желательно на рассекателе и не мешать, начиная с момента закипания. После этого укутать и поставить допревать. Маслом сдабривать по вкусу.

Гречневая каша с морской капустой

• 2 стакана крупы ядрицы,
• 4 стакана воды,
• сушеная морская капуста,
• специи.

Чистую промытую крупу залить водой и поставить на плиту до закипания воды. Уменьшить огонь до минимума, проварить 1-3 минуты и выключить газ. Снять пену, добавить лавровый лист, кориандр (или гвоздику), морскую капусту, накрыть крышкой и полотенцем и оставить допревать на 25-30 минут.

Гречневая каша с зеленью и орехами

• 2 стакана гречневой крупы,
• 4 стакана холодной воды,
• 3 ст. ложки рубленых укропа и петрушки (можно других трав),
• 4 ст. ложки орехов,
• соевый соус.

Крупу вымыть и замочить в холодной воде в течение 4 часов. В этой же воде затем кипятить крупу

1-2 минуты. После этого засыпать в кашу мелко рубленую зелень и дробленые ядра грецких орехов, затем поместить кастрюлю под «шубу». Отдельно подать соевый соус.

Каша гречневая с изюмом

Кашу варить до закипания воды, после чего газ выключить. Далее накрыть крышкой и полотенцем и выдержать в тепле 10-20 минут. В тарелку поверх каши добавить изюм и полить сверху 1-2 ст. ложками сметаны. Вместо изюма можно использовать измельченные курагу, финики, либо инжир, иные сухофрукты или их смеси. Если сухофрукты долго хранились и засохли, их целесообразно добавить в кастрюлю после закипания воды. Вместе с крупой они допреют и размягчатся.

Гречневая каша с сухофруктами

Намочить в 3 ст. ложках воды 12 штук надрезанного чернослива. Отдельно намочить в горячей воде вымытую крупу ядрицу из расчета 3 ст. ложки на порцию на 9 часов, слить с нее воду, дать подсохнуть, чтобы поверхность была сухой, добавить чернослив вместе с водой. Варить на рассекателе пламени 5-7 минут. Поставить упревать, затем заправить подсолнечным или сливочным маслом.

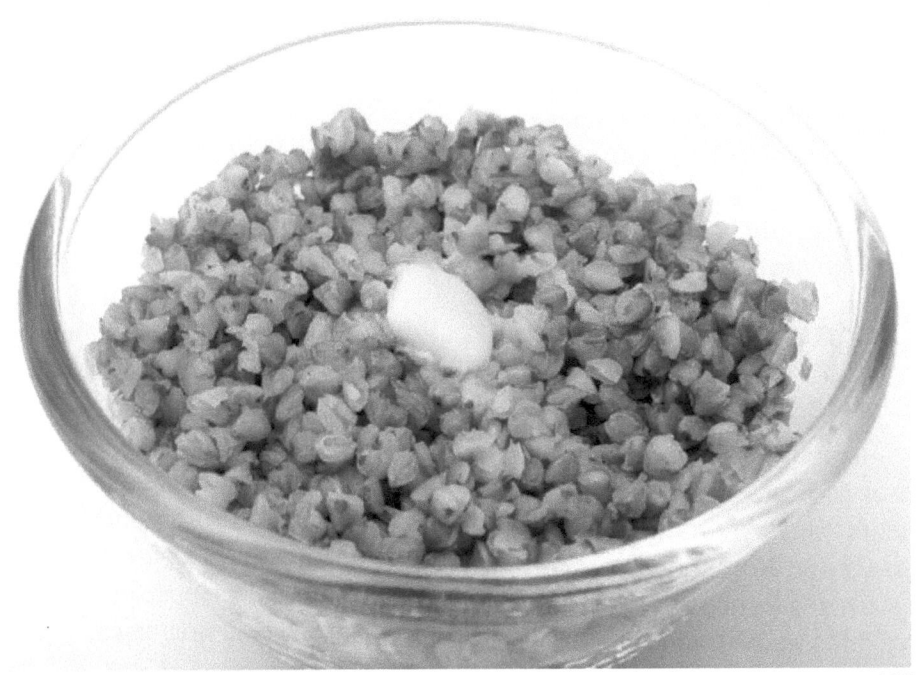

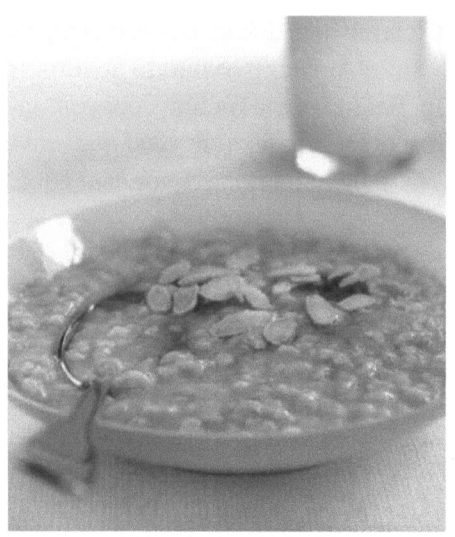

→ ОВСЯНАЯ КАША по вкусу особенно хорошо сочетается со сладкими добавками, но, конечно, естественными, не с сахаром... А особенно хорошо она выглядит, если посыпать ее самой разнообразной зеленью. Не забудьте, что овес нужно обязательно замачивать на 6-7 часов для лучшего усвоения содержащихся в нем полезных веществ.

Овсяная каша с отрубями

Любые отруби (50 г) залить кипящей водой и парить на медленном огне 10 минут. Положить столько же размоченной овсяной крупы и влить немного кипятка. Варить на рассекателе пламени, при необходимости добавлять кипяток. В тарелку добавить масло или сметану, а также любую зелень по вкусу.

Каша из овсяных хлопьев (геркулесовая)

Чашку (60-70 г) промытых хлопьев всыпать в чуть большее количество воды и кипятить несколько минут. Когда каша загустеет, вылить ее на подогретую тарелку, добавив масло или сливки, мед по

вкусу, зелень. Готовую кашу можно около 10 минут подержать в нагретой духовке.

Неваренные овсяные хлопья

Столовую ложку овсяных хлопьев замочить в 3 ст. ложках воды (1 порция) на несколько часов. Добавить натертое кисло-сладкое яблоко, любые ягоды, размоченные сухофрукты, 1 ч. ложку меда (если он густой, развести водой) и 1 ст. ложку сливок, сок половины лимона (или немного любого кислого сока), 1 ст. ложку измельченных орехов, щепотку корицы. Все компоненты можно использовать в любых сочетаниях в зависимости от сезона и возможностей. Перед подачей блюдо рекомендуется выдержать около получаса.

Перловая каша с кабачками и помидорами

- 1,5 стакана перловой крупы,
- 1 л воды,
- 500 г кабачков,
- 3 красных помидора,
- 2 луковицы,
- 4 ст. ложки растительного масла,
- соль,
- 2 ст. ложки рубленой зелени укропа.

Замоченную перловую крупу отварить в подсоленной воде. Лук мелко порубить. Кабачки очистить от кожицы и семян. В кастрюлю с кашей положить подготовленные кабачки, лук, дольки помидоров, растительное масло и прогревать 7-10 минут. При подаче кашу посыпать рубленой зеленью укропа.

➜ ПШЕНО, РИС нешлифованный, как и гречневую крупу, можно варить без замачивания.

Пшенная каша с морковью

- 1 стакан пшенной крупы,
- 3 моркови,
- 3 стакана воды,
- 4 ст. ложки сливочного масла.

Пшенную крупу перебрать, промыть и замочить на 2-3 часа в холодной воде. Замоченную крупу, не сливая воду, поставить на огонь, довести до кипения, проварить 5-6 минут на минимальном огне, положить нашинкованную соломкой морковь, снова довести до кипения и оставить для настаивания с закрытой крышкой на 20-30 минут. Подавать кашу со сливочным маслом.

Пшенная каша с морковью и яблоками

- 1,5 стакана пшена,
- 4 стакана воды,
- 3 средних яблока,
- 4 ст. ложки натертой на крупной терке сырой моркови,
- 4 ст. ложки сливочного масла,
- 4 ст. ложки меда.

Замоченную крупу залить горячей водой, варить на медленном огне 5-10 минут. Закрыть крышкой и дать настояться 20-25 минут. Затем добавить нарезанные ломтиками яблоки, натертую на крупной терке морковь, мед. Кашу подогреть и подавать со сливочным маслом.

Запеканка пшенная, рисовая, ячневая или овсяная

- 3/4 стакана крупы,
- 2 ст. ложки молотых сухарей,
- 2 ст. ложки масла сливочного,

- *1 ст. ложка сметаны,*
- *1 яйцо,*
- *соль.*

Когда готовая каша немного остынет, добавить в нее сахар, соль, сырые яйца, хорошо размешать, выложить в смазанную маслом и посыпанную молотыми сухарями сковороду, разровнять, смазать смесью яиц и сметаны. Запекать в духовом шкафу до образования румяной корочки. Готовую запеканку отделить острым ножом от краев сковороды, выложить на блюдо, разрезать на порции и полить маслом или подать отдельно ягодный горячий кисель.

Манник с орехами

- *1,5 стакана манной крупы,*
- *3 стакана воды,*
- *10 грецких орехов,*
- *3 ст. ложки меда,*
- *1/2 ч. ложки апельсиновой цедры,*
- *корица на кончике ножа,*
- *соль,*
- *1 ч. ложка сухарей,*
- *1 ст. ложка сливочного масла,*
- *4 ст. ложки сметаны.*

Манную крупу обжарить на сухой сковороде до светло-желтого цвета, засыпать в холодную воду, оставить на 10-15 минут без нагревания, добавить апельсиновую цедру, нарубленные ядра грецких орехов, корицу. Массу выложить в смазанную и посыпанную сухарями форму, выпекать 25-30 минут в духовке. Подавать в горячем и холодном виде со сметаной и медом.

• •

В общем, вы теперь знаете, как правильно питаться, чтобы подготовить свой организм к длительному голоданию. Если вы голодаете по 1-2 дня в неделю, то специально готовиться не надо, надо просто стараться не переедать в другие дни и отдавать предпочтение здоровым продуктам питания... Теперь расскажу о наиболее популярных методиках голодания.

Методики различных видов голодания

Кратковременное голодание по И. Самойловой

Доктор медицинских наук И. К. Самойлова рекомендует несколько видов кратковременного голодания.

Голодание в 24 часа можно проводить от утра до утра или от ужина до ужина.

ГОЛОДАНИЕ НА ВОДЕ. Следует воздерживаться от любой твердой пищи, даже от овощей и фруктов, а также от соков из них. При таком голодании пьют только воду — дистиллированную или обычную, холодную или горячую, можно отвар шиповника, настои трав. 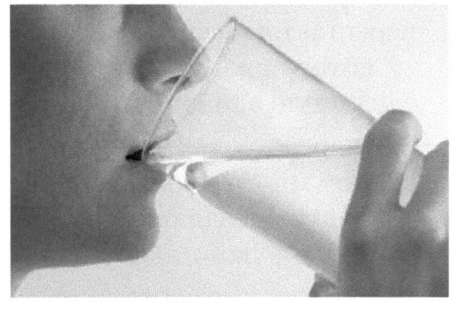 В воду разрешается добавлять лимонный сок по чайной ложке на стакан и 3-4 ч. ложки меда на весь день. При сердечной недостаточности со склонностью к отекам и застойных явлениях в печени количество жидкости надо ограничивать.

ГОЛОДАНИЕ НА СОКАХ. В день рекомендуется выпивать 1-1,5 л свежеприготовленного фруктового или овощного сока. Чаще всего пьют морковный, капустный, свекольный, яблочный, виноградный соки. Любой сок перед употреблением должен постоять в холодильнике. Свекольный сок не рекомендуется пить гипотоникам, так как он понижает давление, а виноградный — только при хорошей переносимости, если не вызывает вздутия кишечника.

ГОЛОДАНИЕ ФРУКТОВО-ОВОЩНОЕ. Надо съедать по 250-300 г фруктов или овощей 2 раза в день с интервалом 6-7 часов.

ГОЛОДАНИЕ НА СЫВОРОТКЕ, ПРОСТОКВАШЕ, КЕФИРЕ. Следует употреблять 400-600 г указанных продуктов в течение дня.

УТРЕННЕЕ ГОЛОДАНИЕ. Утром выпить стакан воды или сока. Завтракать можно через 4-5 часов.

СКРЫТОЕ ГОЛОДАНИЕ (монодиета) — это питание исключительно крупами, сваренными на воде без соли. При таком голодании можно потерять в весе за неделю до 5 кг за счет выведения воды и шлаков. При скрытом голодании происходит очищение многих органов. В первую очередь очищаются рот и язык, вследствие чего лучше ощущается вкус, а затем усиливается и обоняние.

Я надеюсь, что советы по правильному приготовлению каш вы уже усвоили. Добавлю лишь, что кашу в данном случае лучше варить жидкую. Ее можно посыпать смесью морской соли, семенами кунжута и конопли или льна. Семена следует размолоть, но перед этим их надо просушить на сковородке. На 4 части размолотого семени берется 1 часть морской соли. Если такая дозировка для человека слишком сильна, берется 1 часть соли на 16 частей семян.

➜ **КУНЖУТ** открывает все протоки печени и выводит шлаки.
КОНОПЛЯНОЕ СЕМЯ растворяет и выводит камни из почек.

Каши, сваренные на воде без соли и молока, можно посыпать сухими травами, особенно крапивой.

> → **КРАПИВА. В древних канонах Авиценны рекомендуется ее применять при многих заболеваниях. Издавна крапиву применяли и в медицинской и народной практике в России, в том числе как очищающее средство, которое благотворно влияет на работу печени, желчного пузыря, почек, очищает легкие и бронхи, кровь, а** также при малокровии. Помимо всего этого, крапива содержит в себе невероятное количество витаминов и микроэлементов, что помогает восстановить работу всех органов и систем.

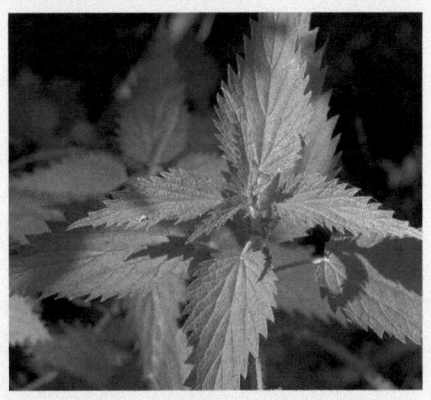

Методика проведения полного голодания длительной и средней продолжительности

Перед лечением назначают солевое слабительное. Кишечник должен быть полностью очищен, иначе у больных могут возникнуть головная боль, слабость, диспепсические явления. Клизмы во время голодания желательно делать ежедневно или не менее 3-х: в начале, середине и конце голодания. Полезны клизмы с добавлением отвара ромашки, шалфея, зверобоя.

Поев последний раз в 18 часов вечера, перед сном в 22-23 часа надо принять либо солевое слабительное (50-60 г магнезии в 300-400 мл воды), либо слабительный отвар из трав. Утром (после посещения туалета) нужно сделать клизму и принять контрастный душ. В течение всего дня надо периодически пить воду (столько, сколько вам хочется, но за день не менее 2 л).

ПЕРИОДЫ ГОЛОДАНИЯ

Весь лечебный процесс при лечебном голодании складывается из двух периодов, в каждом из которых выделяют 3 стадии.

Период воздержания от пищи

1-Я СТАДИЯ — ПИЩЕВОГО ВОЗБУЖДЕНИЯ. Эта стадия длится 2-3 дня. Это, наверное, самая сложная стадия, так как в это время характерно сильное чувство голода. Вид пищи, ее запах могут даже очень раздражать, вызывая нервозность. Со стороны желудочно-кишечного тракта могут появляться симптомы урчания в животе, слюнотечение. Сон часто ухудшается, обычно наблюдается учащение пульса.

Иногда может повышаться артериальное давление в результате активации симпатико-адреналовой системы, что даже в ряде случаев приводит к гипертоническому кризу у больных гипертонической болезнью. Поэтому и необходимо наблюдение врача в течение периода голодания. Для профилактики криза в первые дни голодания можно принимать гипотензивные средства. Хотя чаще артериальное давление самостоятельно снижается просто на фоне голодания.

В первые три дня голодания вес тела максимально уходит — в среднем 2 кг в сутки. Это происходит за счет выведения воды и расхода гликогена печени. Больше всего воды теряют больные с отеками, но жажды при этом не возникает. Количество выпиваемой жидкости, как правило, не превышает 600 мл/сутки. Суточный диурез уменьшается до 600-800 мл. Таким образом, водный баланс устанавливается отрицательный. Жидкость теряется также через кожу и легкие.

В связи с этим с первого дня голодания очень важны водные процедуры: обязательно нужен ежедневный прием душа, возможно в виде циркулярного душа, подводного душа-массажа, душа Шарко. Очень будет полезно, если вы будете 2 раза в неделю посещать русскую парную или сауну, хорошо применять массаж и лечебную физкультуру. Хочу обратить ваше внимание на то, что необходимо тщательно следить за чистотой не только кожи, но и языка. Язык нужно чистить мягкой зубной щеткой несколько раз в день для удаления налета, который чаще всего появляется на 3-й день воздержания от пищи. Ежедневные прогулки на свежем воздухе должны длиться не менее 3 ч. Больным с повышенной массой тела нужно стараться проходить в день по 15-20 км. Все перечисленные процедуры способствуют очищению организма от шлаков, кетоновых тел и улучшают общее состояние организма.

Не следует носить в период голодания синтетическую одежду и пользоваться косметикой, стиральными порошками. Во время лечения голоданием лучше воздержаться от курения в связи с раздражающим действием на слизистую оболочку желудка никотина, заглатываемого со слюной.

2-Я СТАДИЯ — НАРАСТАЮЩЕГО АЦИДОЗА. Она наступает на 4-6-й дни голодания. Характерен сильный запах ацетона изо рта, на языке появляется густой налет белого или серого цвета. Кожа и губы становятся сухими, зубы покрываются слизью. Часто этот период сопровождается головной болью, слабостью, головокружением, заторможенностью, тошнотой. Чувство голода на этой стадии практически исчезает. Содержание сахара в крови снижается до нижних границ нормы. В этот период больные потребляют большее количество воды, до 1,5 л в день, но вместе с тем нарастает и диурез. В ряде случаев развиваются кратковременные ортостатические коллапсы (при резком изменении положения тела или при длительном стоянии человек испытывает головокружение и у него темнеет в глазах), проходящие самостоятельно и не требующие медикаментозного вмешательства. Часто наблюдается обострение симптомов хронических соматических заболеваний. Суточная потеря массы тела составляет в среднем 0,3-0,5 кг.

3-Я СТАДИЯ — КОМПЕНСАЦИИ ИЛИ АДАПТАЦИИ. Это стадия ацидотического криза. Он наступает на 7-10-й день, а при повторных курсах голодания на 5-7-й день. После этого самочувствие голодающих резко улучшается. Это происходит быстро, в течение нескольких часов, чаще ночью. Больные вдруг становятся бодрыми, отмечается даже состояние эйфории. Запах ацетона изо рта и налет на языке уменьшаются, улучшается цвет лица, появляется блеск глаз, исчезают симптомы обострения заболевания. Водный баланс выравнивается. Длительность этой стадии индивидуальна, чаще — 20-25 дней. Она заканчивается очищением языка, нередко появлением «пищевых» снов и аппетита. Очищение языка и появление аппетита — сигнал к прекращению голодания. Однако восстановительный период можно начинать и раньше, не дожидаясь полного очищения языка и возникновения чувства голода. Обычно оптимальный срок голодания составляет 2-3 недели. При этом максимальная потеря массы тела наблюдается в первые 2 недели. При более длительном голодании восстановительный период переносится тяжелее, чаще наблюдаются осложнения.

Теперь переходим к не менее важному моменту во всем процессе лечебного голодания. Знаю по себе, мне всегда было легче ничего не есть, чем потом начать есть. Здесь очень важно удержаться и не «наломать дров».

Выход из голодания и восстановительный период после курса голодания

Выход из голодания требует очень серьезного отношения. В этот период человек, как правило, чувствует себя не вполне здоровым, поскольку в организме продолжают идти восстановительные процессы.

Выход из голодания продолжается столько же дней, сколько длилось само голодание. Желательно, чтобы первые дни выхода из голодания приходились на субботу и воскресенье.

В это время из питания исключаются соль, мясо, рыба, яйца, грибы. При 4-5-дневном голодании первый день выхода следует провести на соках, овощах, отварах трав. Очень важно есть не торопясь, тщательно пережевывая пищу.

Существуют 3 варианта восстановительного питания.

Особенности питания в восстановительном периоде после лечебного голодания определяются, в первую очередь, имевшими место заболеваниями.

1-Я СТАДИЯ — АСТЕНИЧЕСКАЯ. Длится 1-2 дня. Несмотря на то, что голодающие испытывали чувство голода, после первого приема 100-200 г сока появляется чувство насыщения, даже переедания, сопровождающееся слабостью и неустойчивым настроением. Пульс учащается, иногда понижается артериальное давление. Запах ацетона в этот период уменьшается или полностью исчезает. Чем дольше был период голодания, тем с большей вероятностью могут возникнуть диспепсические явления: тяжесть под ложечкой, отрыжка, изжога. В этот период происходит обратный переход от «эндогенного» к обычному экзогенному питанию, что создает существенную нагрузку для организма. В зависимости от имеющихся заболеваний назначается разбавленный наполовину водой фруктовый или овощной сок (яблочный, грушевый, персиковый, томатный, морковный и др.) либо крупяные отвары (рисовый, пшеничный) и каши на воде, без сахара и соли (гречневая, пшенная, рисовая). Вес в течение первых 2-3 суток восстановления продолжает снижаться и уменьшается в среднем на 100-200 г/сутки. На 3 сутки, как правило, появляется самостоятельный стул. В противном случае следует назначить очистительную клизму.

В начале восстановительного периода рекомендуют полупостельный режим, отменяют все процедуры и даже прогулки.

2-Я СТАДИЯ — ИНТЕНСИВНОГО ВОССТАНОВЛЕНИЯ наступает на 3-6-й день. В этот период улучшается настроение, повышается аппетит, исчезают диспепсические явления. Масса тела постепенно начинает нарастать. Характерна эйфория, даже более выраженная, чем в стадии компенсации, переоценка своих возможностей. Наблюдается повышенная работоспособность. С 5-7-го дня используют гречневую, овсяную, пшенную каши на молоке, овощные пюре, винегреты, хлеб, сливочное масло, кефир, творог, орехи, мед. Рекомендуется тщательно пережевывать твердую пищу. Не рекомендуется употреблять мясо, рыбу, яйца и грибы, а также поваренную соль, так как при нарушении диеты в этой стадии часто бывает задержка жидкости в организме, появляются отеки. Соль запрещается использовать даже в минимальных количествах.

В случае появления отеков, чаще под глазами, рекомендуется прием мочегонных трав (отвары листьев толокнянки, плодов можжевельника, листьев брусники, березы, почечный чай).

3-Я СТАДИЯ — НОРМАЛИЗАЦИИ. Нормализуется настроение, аппетит становится умеренным. Выравниваются биохимические показатели крови. При отсутствии ограничений по калорийности в восстановительной диете пациенты возвращаются к исходной массе тела, а при использовании диеты с пониженной калорийностью прибавка массы тела составляет в среднем у женщин 2 кг, у мужчин — 3 кг. Это происходит за счет содержимого кишечника, гликогена печени и воды.

Следует отметить, что у некоторых больных за весь курс голодания не возникает ни одной жалобы, если подготовка была проведена как положено.

Восстановительный период является очень ответственным этапом голодания, так как нарушение правил его проведения может привести к тяжелым осложнениям. Более того, описаны случаи смертельного исхода при неправильном выходе из голодания и без наблюдения врача.

Продолжительность восстановительного периода обычно равна периоду воздержания от пищи.

Для восстановительного периода разработаны различные варианты диет: с использованием соков, сыворотки из-под простокваши, каш.

При выходе из голодания на соках **предпочтительны** свежеприготовленные фруктовые или овощные соки. Чаще всего яблочный, реже — персиковый, абрикосовый, сливовый, грушевый.

➔ ОСНОВНЫЕ ПРАВИЛА проведения восстановительного периода — это постепенное расширение рациона, исключение мяса и мясопродуктов, рыбы, птицы и поваренной соли. Мясо в этот период не рекомендуется из-за наличия в нем гистамина — медиатора аллергических реакций. Рекомендуется растительно-молочная диета.

Не советую использовать богатый ионами натрия томатный сок, это часто вызывает задержку жидкости в организме, а также виноградный — из-за возможного развития метеоризма. Сок черноплодной рябины у многих больных провоцирует тошноту и рвоту, соки цитрусовых (лимонный, мандариновый, апельсиновый) не рекомендуют при наличии аллергических заболеваний.

В течение всего курса лечения, а особенно в восстановительном периоде, необходимо контролировать водно-солевой обмен. Для этого больные измеряют суточное количество выпитой воды и выделенной мочи, полученные данные записывают. В норме диурез на 400 мл меньше выпитой жидкости. При возникновении отеков количество выпиваемой жидкости регулируют так, чтобы оно было примерно равно диурезу предыдущего дня. Такое ограничение воды позволяет избавиться от отеков в течение 1-3 суток. Мочегонные препараты применять нельзя во избежание судорог, вызванных нарушением электролитного обмена. Отеки чаще бывают у женщин в предменструальном периоде, а также у лиц, длительно употребляющих салуретики (фуросемид).

Осложнения при лечебном голодании встречаются достаточно редко. При этом нужно решить — продолжать голодать или прекращать. Я приведу показания для прекращения голодания, но еще раз обращу внимание на то, что все этапы голодания надо проводить под наблюдением врача:

— тяжелое течение кетоацидоза, который не прекращается медикаментозно;

— повторные обмороки при смене положения лежа на положение стоя;

— стойкие нарушения сердечного ритма;

— нарастающая недостаточность кровообращения;

— стойкое учащение сердечного ритма (110-120 уд/мин и более);

— выраженное урежение пульса (50 уд/мин и менее);

— повторные приступы печеночной и почечной колики;

— обострение язвенной болезни желудка и 12-перстной кишки.

ОСНОВНЫЕ ПРИНЦИПЫ ВОССТАНОВЛЕНИЯ ПОСЛЕ КУРСА ГОЛОДАНИЯ

1. Весь период восстановления пищу солить нельзя, так как за время голодания организм обессолен и при попадании соли активно ее поглощает. Как известно, натрий тянет за собой воду, поэтому могут быть сильнейшие отеки и повышение артериального давления.

2. В начале восстановительного периода не допускается употребление жирных, белковых (мясопродуктов, яиц, рыбы, грибов) и богатых рафинированными углеводами продуктов (сахара, хлебобулочных и мучных продуктов). Это связано с тем, что во время голодания ферментативная активность поджелудочной железы, печени, желудка и тонкого кишечника снижается практически до нуля. При употреблении указанной пищи может произойти резкая активация этих органов и срыв их функции, в результате чего могут развиться панкреатит, диабет, язвенная болезнь желудка и двенадцатиперстной кишки; не исключены серьезные аллергические осложнения.

Недопустимо употребление жареных, копченых и острых продуктов, так как они могут вызвать раздражение слизистой оболочки желудочно-кишечного тракта, печени и поджелудочной железы.

В этот период запрещены также алкоголь и курение, крепкий чай и кофе.

3. При язвенной болезни желудка и двенадцатиперстной кишки восстановительный период надо начинать с жидкого процеженного слизистого отвара круп (овсянки, геркулеса, гречки), постепенно, день за днем, повышая густоту каши. Овощи использовать в основном отварные.

При указанных заболеваниях необходимо принимать пищу не реже 6 раз в сутки и небольшими порциями, тщательно ее пережевывая. Частые приемы пищи мешают накоплению желудочного сока, который раздражает слизистую оболочку желудка, вплоть до самопереваривания ее пораженных участков. Хорошо пережеванная, смоченная ферментами слюны пища уже частично, на 10-15%, переварена и не требует чрезмерного напряжения работы желудка и повышенного выделения желудочного сока.

Одновременно с первых дней восстановления следует использовать отвары из трав, благоприятно влияющих на состояние слизистой оболочки желудочно-кишечного тракта (тысячелистник, ромашка, подорожник и др.).

4. При аллергических заболеваниях (бронхиальной астме, экземе и др.) необходимо исключить сенсибилизирующие продукты на период восстановления, поскольку это может привести к обострениям. Такие люди могут начинать восстановление с сыворотки из-под свежей простокваши.

Рекомендуются: каши, в том числе протертые (рисовая, пшенная, гречневая, ячневая); овощные отвары, протертые овощные блюда; сливочное, топленое или растительное масла; запеканки (картофельные, рисовые, пшенные); пудинги с фаршем из отварного мяса; морковные и капустные котлеты; изредка оладьи, блины, пироги с капустой, рисом; винегрет, салат из свежей капусты и огурцов; кисели.

5. Почти при всех заболеваниях желательно придерживаться диеты с максимальным содержанием натуральных растительных продуктов. Животные белки, в том числе молочные, можно вводить в рацион со 2-й недели восстановления.

6. Рекомендации желающим похудеть.

В связи с тем, что наибольшая потеря массы тела при голодании происходит в первые 7-10 дней, голодание при ожирении следует проводить за 3-4 цикла: 7-10 дней — голодание, 5-7 дней — восстановление, затем снова голодание — 7-10 дней. Более длительные сроки не эффективны. Наилучшие результаты достигаются именно при таких цикловых курсах голодания с последующим регулярным еженедельным суточным голоданием и недопущением приема пищи после 18-19 часов. Для больных ожирением в восстановительном периоде следует примерно на 20-30% уменьшить количество рекомендуемых ниже продуктов.

Многие известные люди не только сами придерживались различных видов голодания, но смогли благодаря своим разработанными методикам голодания помочь большому числу людей излечиться от многих тяжелых заболеваний и прожить долгую и плодотворную жизнь. Хочу привести некоторые известные методики.

ГОЛОДАНИЕ ПО П. БРЭГГУ

Американский доктор-натуропат Поль Брэгг не просто рекомендовал своим пациентам лечить болезни голоданием, но и сам в течение жизни практиковал разные по длительности виды голоданий.

Он еженедельно отказывался от пищи на 24 или 36 часов, пил в это время лишь чистую воду. При выходе из голодания ел салаты из сырых овощей, заправленные вместо масла лимонным соком и без соли. После 4 месяцев таких голоданий согласно Брэггу можно приступать к 7-дневному голоданию, еще через несколько месяцев — к 10-дневному.

В начале года, в январе П. Брэгг советовал своим пациентам (и сам проводил) 7-9-дневное голодание.

Весной он воздерживался от пищи 10 дней, чтобы после зимы лучше очиститься от шлаков. Во время голодания, чтобы поддерживать себя в хорошей физической форме, Брэгг советует больше гулять на свежем воздухе. Что касается его, то в такие дни он даже специально уезжал из города.

Выходить из 7-10-дневного голодания он рекомендовал так: в последний день, примерно в 17 часов вечера, снять кожицу с 4-5 помидоров среднего размера, разрезать их, бросить в кипящую воду и снять с огня — остынет, и еда готова. Следующим утром можно съесть салат из тертой моркови, капусты и апельсина, а после — немного тушеной зелени с двумя подсушенными ломтиками хлеба из цельного зерна. На обед — салат из свежих овощей и отварные овощи. На завтрак в 10-й день можно съесть свежий фрукт с 2 ст. ложками проросшей пшеницы и медом. Затем необходимо перейти на обычный режим, но хорошо бы, чтобы он не слишком отличался от этого.

ГОЛОДАНИЕ ПО И. НЕУМЫВАКИНУ

Доктор медицинских наук, профессор, лауреат Государственной премии, действительный член Российской академии естественных наук Иван Павлович Неумывакин в течение 30 лет был неразрывно связан с космической медициной.

Согласно его методике проводить голодание следует только после очищения кишечника, печени и восходящего отдела толстой кишки, так как переработка организмом накопившихся в них «залежей» может на первых порах причинить вред. Начинать надо с 1-2-дневного голодания, постепенно увеличивая срок до 12-14 дней. В это время следует вести активный образ жизни: больше ходить, бегать трусцой, делать массаж, принимать контрастный душ.

ГОЛОДАНИЕ ПО ПОРФИРИЮ ИВАНОВУ (известный народный целитель).

Он советовал хоть раз в неделю полностью обходиться без пищи и воды: с 18-20 часов пятницы до 12 часов воскресенья: «Это твои заслуги и покой. Если тебе трудно, то выдержи хотя бы сутки... в воскресенье в 12 часов выйди на природу босиком и несколько раз подыши и помысли... после этого можешь кушать все, что тебе нравится».

ГОЛОДАНИЕ ПО Ю. АНДРЕЕВУ (создатель и руководитель одного из лучших в стране учебно-оздоровительных центров — «Храм здоровья»).

Юрий Андреевич считает, что голодание — потребность человеческого организма, только надо доверять себе: «...Поголодал 3 дня или 2 недели, а то и вовсе пошел на голод без ограниченного срока». Сигналом к окончанию голодания служит абсолютно алый, без следов налета язык. Для энергетической подпитки во время голодания нужно пить воду и ежедневно бегать (или быстро ходить) не менее чем по 40-50 минут.

Для более приятного вкуса воды и лучшего очищения организма от токсинов к суточной дозе 1,5-2 л Андреев рекомендует добавлять сок 1/4 лимона, а в стакан непосредственно перед приемом советует немного капать настоя мяты с медом. При выходе из голодания он не допускает поспешности. Даже после небольшого голодания в первый день можно позволить себе лишь употребление соков, разбавленных водой в 2 раза, на второй — неразбавленных, и лишь на третий день понемногу есть легкие кашки на воде (только не манную — она из «мертвой» крупы), тертые и вареные овощи, чернослив.

Чтобы не возникало обжорства спустя несколько дней после проведенного голодания (бывает, часто возникает чудовищный аппетит), полезно питаться продуктами, богатыми клетчаткой, «чтобы ощущение наполненного желудка успокаивало распаниковавшийся организм».

По мнению Андреева, выход из голодания должен продолжаться по времени столько же или во всяком случае 3/4 того периода, который заняло само голодание. Мясо может быть включено в рацион лишь спустя 2-3 недели после длительного голодания.

ГОЛОДАНИЕ ПО А. МИКУЛИНУ (советский конструктор авиационных двигателей, академик АН СССР, создал свою оздоровительную систему).

Методика А. А. Микулина предполагает проведение одного или двух 7-дневных голоданий в год. Накануне голодания сделать клизму, затем повторять ее каждое утро и вечер в течение всей недели. Если почувствовали слабость, снова сделать клизму. При чувстве голода пить кипяченую воду.

При соблюдении условий голодания через несколько дней желудочный сок прекратит выделяться, и организм начнет поедать свои клетки, в первую очередь больные. Вот вам и исцеление, и очищение.

В первый день после голодания Микулин рекомендует пить сок, свежую простоквашу, чай; на второй день добавить творог, вареные овощи, сухари, принимая их в малых дозах через 2-3 часа. На третий день в рацион можно ввести картофель, рис и далее питаться как обычно.

ГОЛОДАНИЕ ПО Е. К. ФРОЛОВУ

Будучи биологом, Фролов разработал систему подпорогового питания, исходя из которой человек употребляет чрезвычайно мало еды за день, но не голодает. Это может быть небольшой огурчик, яблоко, морковка, один орех, горсточка семечек. Здесь главное питаться живой растительной пищей, которая поможет легче переносить голод и не уходить с режима лечебного голодания. С помощью такого метода излечивались очень тяжелые болезни.

Варианты
восстановительного питания

Восстановительное питание
на соках и овощах

Этот вариант восстановительного питания подходит тем, кто не имеет воспалительных заболеваний желудочно-кишечного тракта и аллергии. Он особенно желателен тем, кто проводит лечебное голодание в целях похудения, лечения гипертонической болезни, а также нейроциркуляторной дистонии по смешанному типу, при атеросклерозе, неврозах, депрессивных состояниях и для лиц с заболеваниями сердечно-сосудистой системы и нарушением обмена веществ. Для них больше всего подходит соко-фруктово-овощная диета.

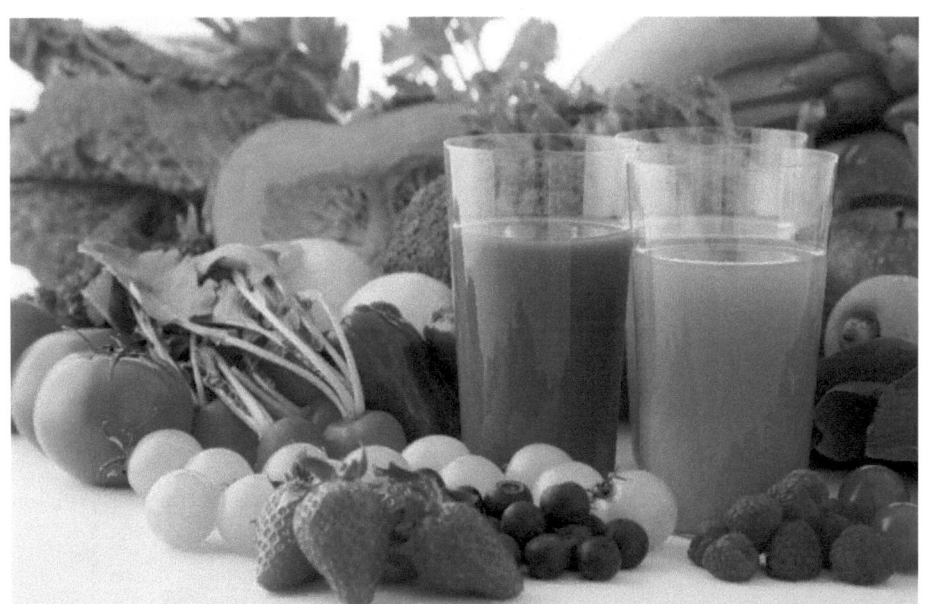

1-й день:

• 1 л натуральных соков на 5 приемов (на 1-й прием развести водой в 2 раза).

2-й день:

• соки — 1 л,

• фрукты протертые — 500 г равномерно

на 5 приемов.

3-4-й дни:

• соки — 0,5 л,

• фрукты протертые — 500 г,

• морковь тертая — 500 г,

• кефир — 0,5 л;

на 5 приемов.

5-6-й дни:

• соки — 0,4 л,

• фрукты протертые — 400 г,

• морковь тертая — 400 г,

• кефир — 1 л,

• хлеб серый — 400 г,

• мед — 40 г;

на 4 приема.

7-10-й дни:

• фрукты — 600 г,

• морковь тертая — 600 г,

• кефир — 1 л,

• хлеб серый — 600 г,

• мед — 60 г,

• винегрет со свежей капустой (без соленых огурцов) — 250 г.

Винегрет со свежей капустой

• *2 картофелины вареные,*

• *1 морковь сырая,*

• *2 свеклы вареные,*

• *60 г капусты сырой,*

• *масло растительное,*

• *½ небольшой луковицы.*

Все овощи нарезать, перемешать и заправить растительным маслом.

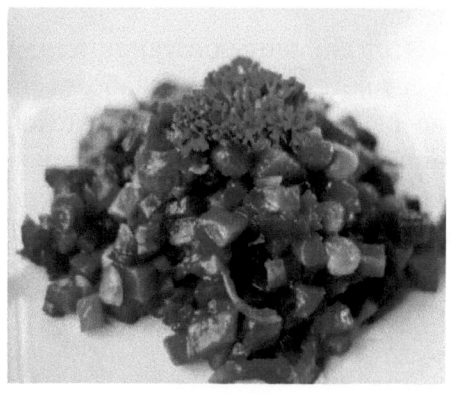

11-15-й дни:

• фрукты — 600 г,

• морковь тертая (150 г) со сметаной (50 г),

• кефир — 0,8 л,

• хлеб серый — 600 г,

• мед — 60 г,

• винегрет — 100 г,

• масло сливочное — 50 г,

• орехи — 90 г,

• каша с молоком (крупа — 80 г, молоко — 200 мл);

на 4 приема.

16–30-й дни:

- фрукты — 600 г,
- морковь тертая (150 г) со сметаной (50 г),
- кефир — 0,8 л,
- хлеб серый — 600 г,
- мед — 60 г,
- винегрет со свежими огурцами — 400 г,
- масло сливочное — 50 г,
- орехи — 90 г,
- каша с маслом сливочным — 400 г (крупа любая, кроме овсяной при аллергии) — 80 г,
- масло сливочное — 10 г из общего количества),
- пюре картофельное с помидорами или с зеленым горошком и сливочным маслом — 450 г, в том числе помидоры — 120 г;

на 4 приема.

Винегрет со свежими огурцами

- *1 вареная картофелина,*
- *1 сырая морковь,*
- *2 вареные свеклы,*
- *40 г сырой капусты,*
- *свежие огурцы,*
- *зеленый горошек,*
- *масло растительное,*
- *½ небольшой луковицы.*

Все овощи нарезать, перемешать и заправить растительным маслом.

Восстановительное питание на крупяных отварах

Пациентам, страдающим заболеваниями органов пищеварения и пищевой аллергией, назначают восстановительное питание с использованием слизистых отваров и каш. Соки им не рекомендуются, поскольку усиливают секрецию пищеварительных желез, к тому же слизистые отвары обволакивают и предотвращают эрозии.

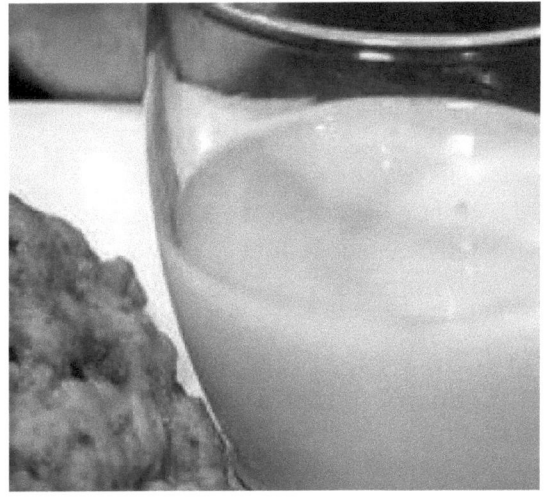

1-й день:

- отвар крупяной (1:15) — 1л **на 5 приемов.**

2-й день:

- отвар крупяной (1:10) — 1л **на 5 приемов.**

3-4-й дни:

- каша «размазня» — 1 кг (крупа — 150 г,
- масло сливочное — 25 г; **на 5 приемов.**

5-6-й дни:

каша рассыпчатая — 400 г (крупа — 80 г,
- масло сливочное — 10 г),
кефир — 0,4 л,
хлеб серый — 200 г; **на 4 приема.**

7-10-й дни:

- каша рассыпчатая с маслом — 400 г/10 г,
- пюре картофельное с молоком и сливочным маслом — 320 г/80 г/10 г,
- чай без сахара — 2 стакана,
- кефир — 2 стакана,
- хлеб серый — 200 г; **на 4 приема.**

11-12-й дни:

- каша рассыпчатая — 400 г/10 г,
- суп-пюре из овощей — 500 г,

434

- пюре картофельное с молоком и сливочным маслом — 320 г/80 мл/10 г,
- чай без сахара — 2 стакана,
- кефир — 2 стакана,
- хлеб серый — 400 г,
- овощи отварные — 250 г (картофель — 100 г,
- морковь — 150 г,
- масло растительное — 15 г); **на 4 приема.**

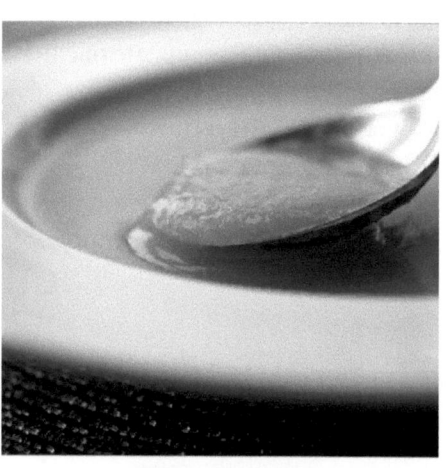

Суп-пюре из овощей

- *Картофель — 100 г,*
- *морковь — 50 г,*
- *молоко — 50 мл,*
- *масло сливочное — 10 г,*
- *1 ч. ложка пшеничной муки,*
- *1/2 ч. ложки сливочного масла,*
- *30 г серого хлеба на гренки,*
- *укроп,*
- *1 г соли.*

Морковь и картофель очистить, вымыть, мелко нарезать и довести до готовности в небольшом количестве воды под крышкой — каждый продукт отдельно. Затем отвар моркови и картофеля слить в кастрюлю, морковь и картофель протереть через сито или блендером, развести отваром, добавить белый соус, приготовленный на морковном отваре.

Полученный суп-пюре прогреть на плите, сдвинуть на край плиты, положить сливочное масло. При подаче к столу положить в тарелку гренки, посыпать рубленым укропом.

> ❑ *БЕЛЫЙ СОУС*
> *Прогретую белую муку развести овощным отваром.*

13-14-й дни:
• каша рассыпчатая с маслом — 200 г/5 г,
• винегрет — 300 г,
• сметана — 200 г,
• сухари — 100 г,
• суп из риса и кабачков с гренками — 500 г,
• пюре картофельное с молоком и сливочным маслом — 160 г/40 мл/5 г,
• чай без сахара — 2 стакана,
• кефир — 2 стакана,
• хлеб серый — 200 г;
на 4 приема.

Суп-пюре из риса и кабачков
• *2 ст. ложки риса,*
• *небольшой кабачок,*
• *1 стакан воды,*
• *1 стакан молока,*
• *1 ч. ложка сливочного масла,*
• *1/2 яйца,*
• *сахар и соль по вкусу.*

Рис хорошо промыть, опустить в кипящую воду и варить на медленном огне до полного его разваривания. Затем процедить и протереть рис через сито или блендером. Кабачки очистить и промыть, мелко нарезать, довести до готовности в небольшом количестве воды, протереть через сито или блендером, соединить с протертым рисом, заправить льезоном.

Льезон (яично-молочная смесь)

• *1/2 яйца,*
• *2 ст. ложки молока.*

Яйцо тщательно размешать с горячим кипяченым молоком. Молока может быть и больше, это зависит от рецепта, в котором используют льезон.

15-17-й дни:
• каша рассыпчатая с маслом — 200 г/5 г,
• винегрет — 300 г,
• сметана — 150 г,

- сухари — 100 г,
- суп-пюре перловый с овощами — 500 мл,
- чай без сахара — 1 стакан,
- макароны с творогом — 250 г,
- кисель молочный или овсяный — 1 стакан,
- компот из сухофруктов без сахара — 1 стакан,
- молоко — 1 стакан,
- хлеб серый — 200 г;
на 4 приема.

Суп-пюре перловый с овощами

- *1 ст. ложка перловой крупы,*
- *3 картофелины,*
- *1 морковь,*
- *1/2 стакана молока,*
- *2 стакана воды,*
- *2 г сахара,*
- *зелень укропа по вкусу,*
- *1 г соли.*

Перловую крупу перебрать, промыть в теплой воде, положить в посуду, залить горячей водой и варить до готовности. Морковь и картофель очистить и промыть, мелко нарезать и довести до готовности в небольшом количестве воды. Готовую перловую кашу и овощи протереть через сито, добавить соль, сахар, кипяченое молоко, перемешать, вскипятить и сдвинуть кастрюлю с огня. При подаче положить в тарелку с супом кусочек сливочного масла, посыпать рубленой зеленью.

Макароны с творогом

- *1/2 стакана вермишели или лапши,*
- *1/2 стакана творога,*
- *1 яйцо,*
- *1 ч. ложка сливочного масла,*
- *1 ст. ложка нежирной сметаны.*

Лапшу или вермишель отварить в воде, откинуть на сито, дать стечь отвару. Лапшу охладить, добавить в нее протертый творог, сырое яйцо, сахар и хорошо вымешать. Всю массу переложить в форму, смазанную сливочным маслом. Форму поставить в сотейник с небольшим количеством воды и варить на пару до полной готовности. Можно запечь в духовке. Готовый лапшевник переложить на тарелку и полить сметаной.

Кисель молочный

- *10 г картофельного крахмала,*
- *1 стакан молока,*
- *20 г сахара.*

Картофельный крахмал развести в небольшом количестве холодного молока, влить в кипящее молоко, добавить сахар, размешать, дать вскипеть и снять с огня. Готовый кисель разлить в стаканы и посыпать сахарной пудрой (чтобы не образовалась пленка, которую многие ненавидят еще с детства). Кисель овсяный — старинное русское блюдо, обладающее лечебными свойствами. Готовят его из овсяной крупы Геркулес самого грубого помола. Крупу заливают (1:1) чуть теплой кипяченой водой, кладут туда кусок ржаного хлеба и оставляют бродить 12-24 часа (по вкусу). Кастрюлю с киселем укрывают, чтобы сохранить тепло. Затем осторожно сливают жидкую часть, доводят ее до кипения и остужают. Он застывает в плотную массу.

Едят с растительным маслом, молоком, вареньем или жареным луком.

Протертый компот из сушеных фруктов

- *1,5 стакана воды,*
- *40 г сухих фруктов,*
- *20 г сахара.*

Сушеные фрукты перебрать, промыть в воде и варить 15-20 минут. Отваренные фрукты откинуть на дуршлаг, пропустить через мясорубку, опустить обратно в отвар, добавить сахар и довести до кипения.

18-21-й дни:

- морковь тертая сырая — 150 г,
- каша рассыпчатая с маслом — 200 г/5 г,
- винегрет — 300 г,
- сметана — 150 г,
- сухари — 100 г,
- суп-пюре из овощей с гренками — 500 мл/50 г,
- каша гречневая с творогом и маслом — 200 г,
- чай без сахара — 1 стакан,
- кисель молочный — 1 стакан,
- кефир — 1 стакан,
- молоко — 1 стакан,
- хлеб серый — 300 г;

на 4 приема.

Каша гречневая с творогом

- *Крупа гречневая — 40 г,*
- *творог — 80 г,*
- *масло сливочное — 5 г*

Сварить кашу гречневую рассыпчатую, добавить протертый творог и сливочное масло.

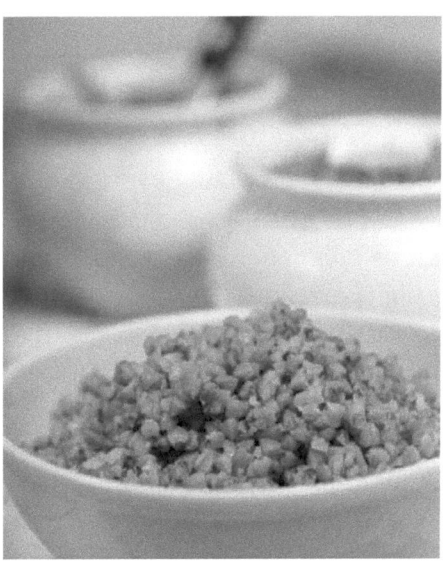

Восстановительное питание на кисломолочных продуктах

Этот вариант подходит тем, кто любит и хорошо переносит кисломолочные продукты. Они способствуют правильному восстановлению нормальной микрофлоры и хороши для тех, кто страдает желудочно-кишечными заболеваниями невоспалительного характера, особенно запорами, а также аллергическими заболеваниями, бронхиальной астмой.

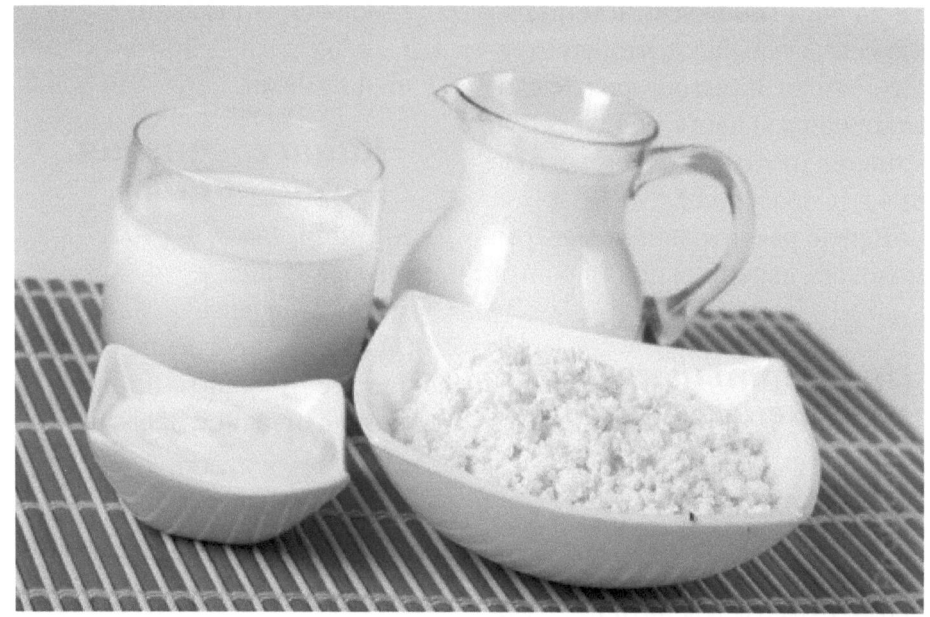

В 1-й день — 1,25 л сыворотки из-под простокваши на 5 приемов;

во 2-й день — 1 л кефира, разбавленного водой в 2 раза, на 5 приемов;

в 3-й день — 1 л кефира на 5 приемов;

4-й день и далее можно комбинировать из 1-го и 2-го вариантов восстановительного питания.

Очень хорошо, если вы будете готовить кефир дома, например, с помощью молочного тибетского гриба или аптечных заквасок (лакто- или бифидобактериями). В таком случае вы получите дополнительный лечебный эффект.

Рецепт приготовления молочного тибетского гриба

1. Налейте в чистую стеклянную банку 0,5 л пастеризованного молока (лучше даже цельного). Стерилизованное молоко не нравится грибу.

2. Положите в молоко 2 ст. ложки гриба. Банку с грибом желательно хранить при комнатной температуре. В холодильнике заквашивание происходит дольше, и лечебные свойства напитка снижаются. Банку необходимо накрыть марлей в несколько слоев (грибу необходимо дышать!) и оберегать от прямых солнечных лучей.

3. Кефир получается уже через 12-20 часов, поэтому его нужно слить, промыть чистой проточной водой гриб и снова залить его порцией молока.

Признаком полного сквашивания является появление сверху густого слоя, в котором находится грибок, отделение сквашенного молока на дне банки.

Кефир отделять от гриба нужно с помощью пластикового дуршлага или ситечка (нельзя металлический дуршлаг – гриб может погибнуть), перемешивать и выкладывать его так же надо деревянной ложкой.

Полученный кефир поможет вам легко выйти из голодания, восстановить силы, а при дальнейшем употреблении и справиться со многими застарелыми заболеваниями.

> ➡ **ВАЖНО! Если ежедневно молочный гриб не промывать и не заливать свежим молоком, то он не будет размножаться и станет кремовым, в нем не будет лечебных свойств, он может погибнуть. Здоровый грибок белого цвета.**

Если какое-то время вам не нужен кефир, то вы можете временно содержать тибетский молочный гриб в 5%-ном сладком растворе, разведя в 100 мл воды 1 ч. ложку сахара. Но и этот раствор надо тоже менять раз в 2-3 дня.

СОДЕРЖАНИЕ

ЧАСТЬ 1. ПИТАНИЕ, ПРОДЛЕВАЮЩЕЕ ЖИЗНЬ

Возрастные особенности пищеварительной системы 4

Белок в питании пожилых...6

Жиры полезные и вредные..11

Липотропные вещества 13

Потребление углеводов 24

Пищевые волокна 29

Минеральный обмен у пожилых..32

Образ жизни 45

Геропротекторы: тормозим старение..................................50

Минеральные вещества и микроэлементы 56

Продукты, нормализующие микрофлору кишечника 58

Разгрузочные диеты при избыточном весе, рекомендуемые
в пожилом и старческом возрасте 61

Состояние иммунной системы в пожилом возрасте.................63

ЧАСТЬ 2. ПИЩА, КОТОРАЯ ЛЕЧИТ

Еда, поднимающая настроение..67

Рыба для здорового питания 70

Пряности в домашней аптечке 73

Антитоксическое питание предотвратит опухоли 79

Кисели и морсы помогут организму 81

Плоды разные, но все — полезные! 86

Доктор картофель 89

Если хочешь быть здоров, ешь полезную морковь!................92

Что сможет сравниться с тыквой целебной? 95

Целебные свойства «золотых яблок» 99

Яблоко родное и очень полезное 101

Свекла: скромная, но такая незаменимая...........................104

Авокадо, или масло гардемаринов 107

Апельсины — королевские фрукты 108

Оливки — пища богов 110

Морская капуста — целебный дар Нептуна 111

Молочные продукты 113

Сыворотка — уникальный «бросовый» продукт 116

Творог — древнейший кисломолочный продукт 117

Козье молоко — лекарство от многих недугов 118

Сыр полезен всем 119

Тофу — универсальный белковый продукт 120
Мед — целебный дар природы 121

ЧАСТЬ 3. ПИТАНИЕ ПРОТИВ РАКА
Чтобы победить опухоль 130
Фрукты в питании онкологического больного 132
Помните об антиоксидантах! 139
Выбираем зерновые 147
Откуда брать белок? 150
Мясо — друг или враг? 150
Молочные продукты незаменимы 158
Какие жиры полезны? 161
Повышаем гемоглобин 162
Пряности в питании онкобольных 166
Грибы: еда или лекарство? 173
Кофе из чаги 178
Витамин D против рака 181
Пейте на здоровье! 182
Здоровье в чашке чая 183
При опухолях почек полезен цинк 184
Лечебные проростки 185
Профилактика по Кацудзо Ниши 188

ЧАСТЬ 4. ЦЕЛЕБНЫЕ НАПИТКИ
Напиток должен быть натуральным! 192
Рецепты домашних лимонадов 193
Компоты без сахара 196
Кисели, взвары, морсы 199
Рецепты разные, но все полезные 201
Грибные напитки 210
Чайный гриб — вкусный и целебный 211
Морской рис — чудо гриб 217
Тибетский целитель — молочный гриб 219
Напитки трутовичные 224
Чайные секреты 226
Когда алкоголь целебен 232
Старинные русские напитки 237
Жизнью правит вода 249

ЧАСТЬ 5. ОЧИЩАЮЩЕЕ ПИТАНИЕ
Очищение питанием от холестерина 256

Общее очищение для здоровья и похудения 269
Французская очищающая диета 269
Очищение суставов 284
Чистимся от камней 296
Очищение от паразитов 302
Очищение от радиации 309

ЧАСТЬ 6. ВЕЛИКИЙ ПОСТ ДЕНЬ ЗА ДНЕМ
Великий пост: день за днем... 318
Первая седмица Великого поста 322
Вторая седмица Великого поста.. 332
Третья седмица Великого поста 339
Четвертая седмица Великого поста 348
Пятая седмица Великого поста 357
Шестая седмица Великого поста 364
Страстная седмица 374

ЧАСТЬ 7. ЛЕЧЕБНОЕ ГОЛОДАНИЕ
Лечебное голодание 382
Период подготовки к голоданию 387
Сроки голодания..387
Методики очистительного голодания 387
Рецепты для подготовительного периода.................................388
Очищающие салаты 389
Горячие блюда из овощей 400
Каши 407
Методики различных видов голодания 417
Кратковременное голодание по И. Самойловой 417
Методика проведения полного голодания длительной и средней
продолжительности... 419
Периоды воздержания от пищи 420
Выход из голодания и восстановительный период после курса голодания...422
Основные принципы восстановления после курса голодания 425
Голодание по П. Брэггу 427
Голодание по И. Неумывакину...428
Голодание по Порфирию Иванову 428
Голодание по Ю. Андрееву 429
Голодание по А. Микулину 429
Голодание по Е. К. Фролову 430
Варианты восстановительного питания....................................431

НАШИ КОНСУЛЬТАНТЫ:

Татьяна Николаевна Королькова
заведующая кафедрой медицинской косметологии Санкт-Петербургской медицинской академии последипломного образования, профессор

Валентин Иванович Дубин
профессор, ведущий научный сотрудник Института натуропатии

Лидия Николаевна Дьяконова
провизор, потомственная травница, член Общества фитотерапевтов Санкт-Петербурга

Елена Николаевна Шестакова
врач-диетолог

Ирина Константиновна Свитенкова
врач-диетолог, натуропат

Ирина Александровна Филиппова
фунготерапевт, автор оздоровительной литературы, член международной ассоциации фунготерапевтов

Андрей Николаевич Алефиров
ученый секретарь секции фитотерапии Санкт-Петербургского Научного общества терапевтов им. С.П. Боткина

Александр Николаевич Герасименко
фитотерапевт, травник, специалист по нетрадиционным методам лечения, член Ассоциации гомеопатов Санкт-Петербурга, член Лондонского Королевского общества гомеопатов и фитотерапевтов

Владимир Николаевич Вишнев
врач-фитотерапевт, профессор

Инга Ивановна Заболотных
доктор медицинских наук, профессор, автор книги (в соавторстве с В.А.Заболотных) «Болезни суставов в пожилом возрасте»

Ирина Ивановна Чудаева
ведущий научный сотрудник Института натуропатии (г. Москва)

Ксения Валерьевна Альбицкая
кардиолог медицинского центра «Прима медика»

Алексий Мороз
православный священник, гранд-доктор психологии, профессор богословия, председатель Собора православной интеллигенции, член правления Союза писателей России (г. Санкт-Петербург)

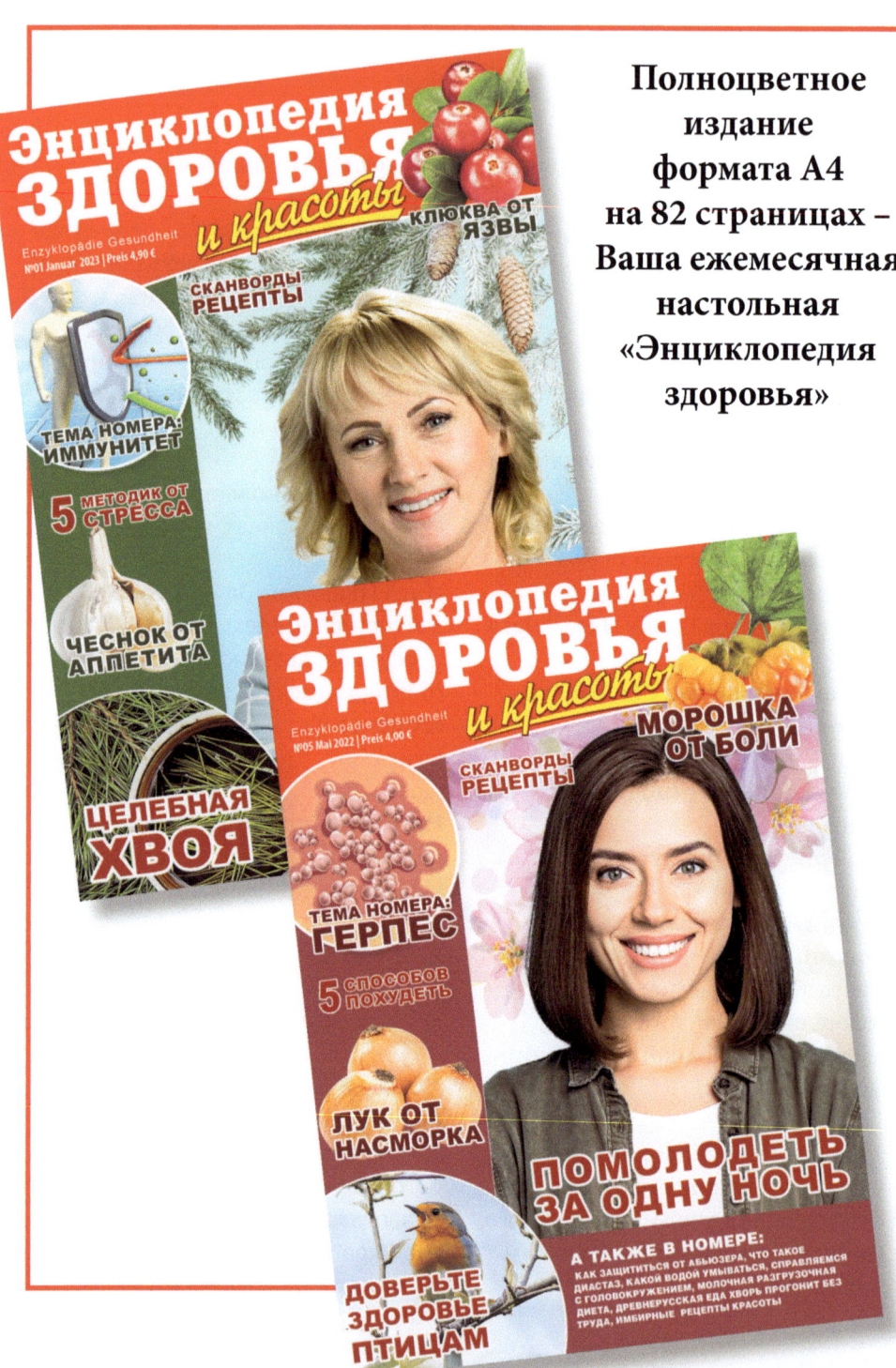

Полноцветное издание формата А4 на 82 страницах – Ваша ежемесячная настольная «Энциклопедия здоровья»

Энциклопедия здоровья

Все о профилактике и лечении болезней – от А до Я, на каждую букву алфавита.

Фитотерапия, гомеопатия, народная и традиционная медицина. Как отличить ветрянку, семейная йога, онемение мизинцев, какой тонометр лучше и как распознать тромбофлебит – ответы на все возможные вопросы вы найдете в нашей «Энциклопедии».

- В каждом выпуске – календарь здоровья на предстоящий месяц и лунный календарь. Как влияют климатические факторы на организм человека? Какие заболевания наиболее часты в этом месяце?

- «Секреты Афродиты» – все о красоте, советы косметологов и специалистов. Средства от выпадения волос, яблочный пилинг, травяные компрессы для ресниц – «Энциклопедия» поможет вам стать еще красивее!

- Кулинарные рецепты и описание полезных свойств продуктов. Как испечь хлеб дома, чем полезен салат из проростков и как правильно заваривать японский чай – подскажет «Энциклопедия».

- Также в каждом номере – 10 кроссвордов и сканвордов.

Подписка на журнал по телефону +49 (0) 341 68 70 60

ISBN 978-3-910741-13-3